Frührehabilitation nach Schädel-Hirn-Trauma
2. Auflage

Springer

Berlin
Heidelberg
New York
Barcelona
Hongkong
London
Mailand
Paris
Singapur
Tokio

Wolfgang Gobiet · Renate Gobiet

Frührehabilitation nach Schädel-Hirn-Trauma

Leitfaden zur ergebnisorientierten aktiven Therapie

2., erweiterte und völlig überarbeitete Auflage

Mit 99 Abbildungen in 157 Einzeldarstellungen und 3 Tabellen

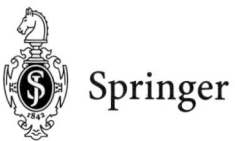 Springer

Dr. med. WOLFGANG GOBIET
RENATE GOBIET

Neurologische Klinik
Hessisch Oldendorf
Greitstraße 18–28
31840 Hessisch Oldendorf

ISBN 3-540-62992-0 2. Auflage
Springer-Verlag Berlin Heidelberg New York

ISBN 3-540-52704-4 1. Auflage Springer-Verlag Berlin Heidelberg New York

Die Deutsche Bibliothek – CIP-Einheitsaufnahme
Gobiet, Wolfgang: Frührehabilitation nach Schädel-Hirn-Trauma / Wolfgang Gobiet ;
Renate Gobiet. – 2., erw. und völlig überarb. Aufl. – Berlin ; Heidelberg ; New York ;
Barcelona ; Hongkong ; London ; Mailand ; Paris ; Singapur ; Tokio : Springer, 1999
ISBN 3-540-62992-0

Umschlaggestaltung: de 'blik, Berlin
Zeichnungen: P. Lübke, Wachenheim
Satz: Fotosatz-Service Köhler GmbH, Würzburg
SPIN: 10554378   21/3133-5 4 3 2 1 0 – Gedruckt auf säurefreiem Papier

Vorwort

Ein eigenständiges Leben mit den Möglichkeiten zur sozialen, schulischen und beruflichen Entfaltung sind Grundrechte jedes Menschen.

Damit sind auch die Ziele der Früh- und weiteren Rehabilitation von Patienten mit schweren Schädel-Hirn-Verletzungen definiert. Medizinische, therapeutische und organisatorische Inhalte haben sich an diesen Kriterien zu orientieren. Für den Betroffenen zählt ausschließlich das Endergebnis in bezug auf den Grad der erreichten Reintegration. Somit sollte weniger über die Philosophie der Behandlung als über deren *Effektivität* gesprochen werden.

In der 1. Auflage dieses Buchs ging es darum, die Erfahrungen der Autoren und die daraus abgeleiteten Behandlungsstrategien bei diesem Patientenkreis beschreibend darzulegen.

In der 2. Auflage können die Verfasser in inhaltlicher, formeller und organisatorischer Hinsicht auf die Behandlungsverläufe bei über 3000 Patienten zurückblicken.

Unter Berücksichtigung der sonderpädagogischen und medizinisch-therapeutischen Literatur wird ein gesichertes Behandlungskonzept dargestellt, das sich an den Notwendigkeiten und Bedürfnissen sowie dem zuvor beschriebenen Behandlungsziel dieses Patientenkreises orientiert und bei einem hohen Prozentsatz einen erfolgreichen Ablauf der Behandlung sicherstellt. Wir haben dieses Konzept *aktive multisensorische adaptierte Stimulation* genannt. Es beinhaltet die Anbahnung der Mobilität, der Selbstversorgung und der basalen pädagogischen und objektbezogenen Leistungen. Selbstverständlich muß die Behandlung im Gesamtablauf d.h. mit effektiver Akutversorgung und dem nahtlosen und gleitenden Übergang in die verschiedenen Rehabilitationsphasen gesehen werden, damit das notwendige Ergebnis erreicht werden kann.

Das Buch ist so keine Besprechung und Wertung der vorliegenden Literatur, sondern im wesentlichen die Darstellung der eigenen Erfahrungen, selbstverständlich unter Berücksichtigung des aktuellen Wissensstandes auf sonderpädagogischem und medizinisch-therapeutischem Gebiet. Ein solches Vorgehen ist notwendig, da ein Großteil der vorliegenden Ar-

beiten sich entweder auf zu geringe Fallzahlen oder auf die
Behandlung von Patienten in anderen Indikationsbereichen
stützt. Das gilt auch für die angelsächsische, vor allem für die
amerikanische Literatur. Für uns sind die dort gemachten Angaben nur bedingt brauchbar, da sowohl die rechtlichen Grundlagen als auch die notwendigen Rehabilitationsverfahren sich
grundlegend von denen im deutschsprachigen Raum unterscheiden.

Die Entwicklung der Therapiekonzepte wäre ohne den
engagierten Einsatz der Mitarbeiter unserer Klinik im ärztli-
chen und pflegerischen Bereich, besonders von Herrn Oberarzt
Dr. Al-Dhaher und Oberschwester Brigitte Wolff, der pädagogi-
schen Frühförderung unter Leitung von Frau Renate Gobiet, der
Krankengymnastik mit Herrn Kroll, der Ergotherapie mit Frau
Reimann, der klinischen Pädagogik mit Frau Schuchardt-
Dröger, der Sozialpädagogik mit Frau Hornbostel, der klini-
schen Psychologie mit Frau Adner, dem Sozialdienst mit Herrn
Allmann, der Logopädie und den verschiedenen Bereichen der
Arbeitstherapie nicht möglich gewesen. Es war nicht immer
leicht, konsequent den beschriebenen Weg zu gehen. An dieser
Stelle sei deshalb allen Mitarbeitern und vor allem den Abtei-
lungsleitern für ihre Bereitschaft gedankt, dieses Konzept im
Sinne der betroffenen Patienten zu vertreten.

Ferner gilt mein Dank dem Bund Deutscher Hirngeschädigter als dem Träger unserer Klinik, dem Landesverband ge-
werblicher Berufsgenossenschaften Nordwestdeutschlands mit
Herrn Direktor Förster, der den Modellversuch Norddeutsch-
land von seiten der Berufsgenossenschaft mit Herrn Wesche
organisatorisch und inhaltlich getragen hat, sowie den Ge-
schäftsführern, den Sachbearbeitern und den Berufshelfern
zahlreicher Berufsgenossenschaften. Sie haben die Notwendigkeit der gezielten, konsequenten Behandlung hirngeschädigter
Patienten vor allem nach kombinierten Verletzungen erkannt
und auch in schwierigen Zeiten unterstützt.

Mein Dank gilt ferner dem Kuratorium ZNS mit Frau Dr. h.c.
Hannelore Kohl als Präsidentin, Herrn Wiechers als Geschäfts-
führer und Herrn Professor Meyer als ärztlichem Vorstand, den
Vertretern der gesetzlichen und privaten Krankenkassen sowohl
im Land als auch regional, den Kollegen des MDK, dem Sozial-
ministerium des Landes Niedersachsen, vor allem Herrn Me-
dizinaldirektor Dr. Bruckenberger und den Mitarbeiterinnen
unseres Schreibdienstes mit Frau Riphaus als Leiterin der Abteilung und Frau Ragge, die das Manuskript mit großer Geduld er-
stellt hat.

Es ist zu hoffen, daß unser Konzept die Grundlage für eine
erfolgreiche Therapie sein wird. Nach anfänglichen kritischen
Stimmen zur aktiven Therapie bei hirnverletzten Patienten setzt

sich inzwischen die Einsicht durch, das dies der richtige und notwendige Weg ist. Die Verfasser gehen davon aus, daß die Urheberschaft der Methode und der konzeptionellen Grundlagen berücksichtigt und anerkannt wird.

Hessisch Oldendorf,   RENATE und WOLFGANG GOBIET
im März 1999

Inhaltsverzeichnis

1 Einleitung

Während die Akutversorgung hirnverletzter Patienten durch den Aufbau einer nahtlosen Rettungskette und die medizinischen Fortschritte einen hohen Standard erreicht hatte, waren bis vor wenigen Jahren die Ergebnisse in bezug auf die soziale, schulische oder berufliche Eingliederung äußerst unbefriedigend. Ein großer Teil der Patienten mit schwerem Schädel-Hirn-Trauma verblieb im apallischen Syndrom oder erreichte nur minimale Fortschritte mit bleibenden schwersten Defektzuständen der geistigen und körperlichen Leistungsfähigkeit.

Bei den wenigen Patienten, die nach einem schweren Schädel-Hirn-Trauma eine spontane Remission erreichten, war die Rate der erzielten sozialen, schulischen oder beruflichen Eingliederung so gering, daß insgesamt von einer unhaltbaren Situation ausgegangen werden mußte.

Genauere Analysen, wie sie von den gewerblichen Berufsgenossenschaften durchgeführt wurden, zeigten, daß *nur wenige Patienten* mit schwerem Schädel-Hirn-Trauma einer *gezielten neurotraumatologischen Nachsorge* zugeführt wurden. Dies wurde auch durch Untersuchungsergebnisse aus dem klinischen Bereich bestätigt. Hier wurde in der Regel der Ausgang am erzielten medizinischen und damit körperlich/funktionellen Ergebnis bei Verlegung oder Entlassung aus der Akutklinik gemessen und nicht an dem Wiedererwerb der gestörten Hirnfunktion in bezug auf Ausübung von Lebenspraxis, Schule und Beruf.

Der Erfolg einer neurotraumatologischen Rehabilitationsbehandlung kann jedoch ausschließlich an dem Wiedererwerb und der Fähigkeit zur Umsetzung und Anwendung der gestörten Hirnfunktionen im lebenspraktischen, schulischen und beruflichen Bereich gemessen werden. Therapeutische Ansätze, die diesen Faktor nicht berücksichtigen, müssen als wertlos für die Betroffenen angesehen werden. Wenn alle Möglichkeiten der medizinischen und rehabilitativen Behandlung ausgeschöpft sind, stellt bei bleibenden schwersten Defektsyndromen die gleichzeitig verbesserte Pflegemöglichkeit das endgültige Ziel der Rehabilitationsbehandlung dar. !

Die Durchführung der neurochirurgisch-neurologischen Rehabilitation erfordert ein umfassendes Konzept in einem multidisziplinären Behandlungsteam, um die Eingliederung sowohl in Familie und Gesellschaft, aber auch Schule und Beruf sicherzustellen.

Ziele der neurochirurgisch-neurologischen Rehabilitation sind somit:
- Restitution von:
  - Wahrnehmung–Reaktion–Handlung,
  - intellektuell/kognitiv Funktionen,
  - Motorik,
  - Verhalten;
- Reintegration:
  - sozial,
  - Schule,
  - Beruf.

■ Praxis-Tip

Nach genauer Durchsicht der Literatur ergab sich, daß *höchstens 20% der überlebenden Patienten* mit mittelschweren und schweren Hirnverletzungen die angeführten Kriterien ohne entsprechende Früh- und weiterführende Rehabilitationsmaßnahmen erreichten. Hierbei muß berücksichtigt werden, daß auch heute noch eine primäre Mortalität von etwa 30–50% bei diesem Patientenkreis erwartet werden muß.

Mit Unterstützung des *Bundes Deutscher Hirngeschädigter* als Träger der Klinik, des *Landes Niedersachsen* sowie der *zuständigen Kostenträger*, vor allem der *gewerblichen Berufsgenossenschaften Norddeutschlands*, wurde vor 20 Jahren die Neurologische Klinik Hessisch Oldendorf organisatorisch und personell umstrukturiert, um eine vorzeitige Übernahme von Patienten mit schwerstem Schädel-Hirn-Trauma zur Frührehabilitation und weiterführenden rehabilitativen Behandlung zu ermöglichen. Bei der Konzeption der Klinik konnte in medizinischer und therapeutischer Hinsicht auf Erfahrungen zurückgegriffen werden, die während der Tätigkeit der Autoren in der Neurochirurgischen Universitätsklinik Essen (Prof. Dr. med. Grote) und der Neurologischen Universitätsklinik Göttingen (Prof. Dr. med. Bauer) gewonnen wurden.

Inzwischen wurden diese Gedanken und Erfahrungen an verschiedenen Stellen aufgegriffen, so daß im deutschsprachigen Raum ein Netz von Stationen zur Durchführung frührehabilitativer Maßnahmen für diese Patientengruppe entstanden ist.

Ein Zusammenschluß von ärztlichen Kollegen erfolgte in der *Arbeitsgemeinschaft Frührehabilitation*, wo ein reger Gedankenaustausch, vor allem in bezug auf den formellen und organisatorischen Ablauf stattfindet.

■ Praxis-Tip

Zum jetzigen Zeitpunkt muß kritisch angemerkt werden, daß nicht alle entstandenen Einheiten den hohen medizinischen, therapeutischen und organisatorischen Anforderungen entsprechen, welche an die weiterführende Versorgung Schädel-Hirn-verletzter Patienten in der Frühphase gestellt werden.

Das vorliegende Buch hat es sich zur Aufgabe gemacht, die Erfahrungen der Autoren mit *über 3000 Patienten* zusammenzustellen und den heutigen Standard unter Berücksichtigung der Ergebnisse weiterer Zentren darzustellen.

2 Inhaltliche und organisatorische Grundlagen

Eine fundierte Beratung und Lenkung im Rahmen der medizinischen Rehabilitation, aber auch der späteren sozialen, schulischen und beruflichen Eingliederung bei Schädel-Hirn-Verletzungen kann in Kenntnis folgender Sachverhalte stattfinden:
- den zu erwartenden unfallbedingten Schädigungsfolgen,
- des Krankheitsverlaufes,
- des Ablaufs der Reha-Kette.

Das Ausmaß der Verletzungsfolgen ist durch den Grad der Gewalteinwirkung auf das knöcherne Gerüst des Schädels und das Gehirn bestimmt. Während funktionelle Schädigungen eine gute Möglichkeit zur Erholung bieten, muß nach Untergang der Hirnzellen oder Unterbrechung der verknüpfenden Bahnen von bleibenden Schäden ausgegangen werden. Die Differentialdiagnose ist nicht eindeutig zu erheben. Sowohl der klinische Befund als auch die Ergebnisse technischer Untersuchungen lassen Rückschlüsse auf das Ausmaß der Hirnverletzung, weniger auf die Erholungsmöglichkeit zu (Abb. 2.1).

Abb. 2.1. Diagnostik anhand klinische Befunde und Ergebnisse technischer Untersuchungen bei Hirnverletzungen

Hirnverletzung

Gewalteinwirkung ⟶ Schädel + Gehirn

Funktionelle oder substantielle Schädigung

Klinische Diagnose:
Bewußtseinslage
Fokale Störungen
Vegetative Dysfunktion
Motorik-Koordinaten
Hirnstammsymptome
Höhere Hirnfunktion
Polytrauma

Technische Untersuchungen:
EEG, CT,
MRT, evozierte Potentiale
Nativ-Röntgen

Die *Rehabilitation bzw. Versorgung* hirnverletzter Patienten wird *in verschiedenen Abschnitten* durchgeführt:
- Frührehabilitation,
- medizinisch-berufliche Rehabilitation,
- schulische und berufliche Rehabilitation,
- Dauerpflege,
- tagesklinische Behandlung.

2.1
Frührehabilitation (Phase I b, II a – B, C)

Ziel der Frührehabilitation ist die *Stabilisierung* und *Reaktivierung* der gestörten *zerebralen Basisfunktionen,* vor allem von *Bewußtseinslage, Wahrnehmungs-* und *Reaktionsfähigkeit* und der *intellektuellen, kognitiven, motorischen* und *verhaltensmäßigen Fähigkeiten* sowie des *vegetativen Status.*

! Unter Berücksichtigung der Schwere und Komplexität der zerebralen Funktionsstörungen mit Beteiligung weiterer Organsysteme muß die Frührehabilitation innerhalb der gesamten Behandlungskette besonders herausgestellt werden. Die Behandlung ist personal- und kostenintensiv und bedarf besonderer personeller, räumlicher und organisatorischer Voraussetzungen. *Wegen der Schwere des Krankheitsbild ist ausschließlich Krankenhausbehandlung möglich.*

Neben Patienten mit *tieferen Graden der Bewußtseinstrübung* bis hin zum *apallischen Syndrom (vegetativer Status)* gibt es eine weitere Gruppe Patienten mit *ausgeprägtem Durchgangssyndrom,* das gekennzeichnet ist durch starke Unruhe, örtliche, zeitliche und situative Desorientierung, teils mit depressiven und aggressiven Durchbrüchen verbunden.

Die Behandlung erfolgt in einem *multidisziplinären* Team unter Führung und Anleitung eines erfahrenen Arztes.

Kriterien für die Überleitung in die nächste Rehabilitationsphase sind:
- Teilmobilisation des Patienten (auch im Rollstuhl),
- zunehmende vegetative Stabilität,
- Vorhandensein von Kommunikations- und Interaktionsmöglichkeiten,
- verbesserte intellektuelle und kognitive Funktionen,
- Befolgen einfacher Aufforderungen,
- Möglichkeit, bei einfachen Tätigkeiten unter Anleitung mitzuarbeiten,
- Verhaltensstörungen sind durch therapeutische Maßnahmen nicht nur kurzfristig beeinflußbar,
- Kleingruppenfähigkeit und beginnendes geordnetes Sozialverhalten (Phase II – C),
- Beherrschung grundlegender lebenspraktischer Abläufe mit ausreichender Mobilität und Wiedererwerb basaler Fähigkeiten in Mathematik und Deutsch (mündlich, schriftlich, per Computer) sowie objektbezogene Handlungen (Werken und Hauswirtschaft).

Wenn die angegebenen Voraussetzungen erreicht sind, kann sich der Frührehabilitation nahtlos und gleitend die nächste Rehabilitationsstufe anschließen.

2.2
Medizinisch-berufliche Rehabilitation Phase II (C + D)

Der Frührehabilitation sollte sich nahtlos und gleitend die nächste Rehabilitationsstufe der Phase II anschließen. Da der Patient bei deutlich gebesserten intellektuellen, kognitiven und motorischen Fähigkeiten belastungsfähiger ist, können jetzt zunehmend weitere therapeutische Ansätze wie die *klinische* und *berufsbezogene Pädagogik, klinische Psychologie* und die *Arbeitstherapie* vor allem in den Bereichen Hauswirtschaft, Holz, Metall und Elektrotechnik sowie EDV durchgeführt werden.

Um den spezifischen Anforderungen des Krankheitsbildes gerecht zu werden, ist die intensive und begleitende Behandlung durch Ergotherapeuten, Krankengymnasten, Logopäden, aber auch die aktivierende Pflege notwendig.   **!**

Somit werden zusätzlich zu den notwendigen *medizinischen Maßnahmen berufliche Leistungen* der Rehabilitation erbracht. Innerhalb der medizinischen und beruflichen Rehabilitation werden im *medizinischen Bereich Belastungserprobungen* und *Arbeitstherapie* und im *beruflichen Bereich Berufsfindung* und *Arbeitserprobung* durchgeführt. Der Personenkreis umfaßt somit Patienten mit körperlichen, intellektuell-kognitiven und motorischen Einschränkungen, die auf die besonderen *umfassenden diagnostischen* und *therapeutischen* Leistungen von Einrichtungen der Phase II angewiesen sind. Ziel der *Belastungserprobung* sind die Ermittlung des arbeitsrelevanten Leistungsprofils und der sozialen Anpassungsfähigkeit sowie die Berücksichtigung von besonderer Gefährdung durch Einwirkung am Arbeitsplatz. Hierbei überwiegen *diagnostische Aspekte.* Die *Arbeitstherapie* umfaßt Steigerung der Belastbarkeit, Stabilisierung und Verbesserung der Arbeitsfähigkeit und spezielle Fähigkeiten für die beruflich/schulische Wiedereingliederung. Hierbei überwiegen *therapeutische Aspekte.*

2.3
Schulische und berufliche Rehabilitation Phase III (E)

Kann bei Beendigung der Phase II *nicht wieder Schul- und Berufsfähigkeit* auf dem freien Arbeitsmarkt erreicht werden, müssen sich gezielte diagnostische und therapeutische Schritte in dieser Richtung anschließen. Hier wird in enger Zusammenarbeit zwischen der *Rehabilitationsklinik,* der *Arbeitsverwaltung* und dem zuständigen *Kostenträger* geprüft, welche weiteren Möglichkeiten in Frage kommen.

Keinesfalls darf die Situation entstehen, daß durch *unzureichende Beratung* mit Abschluß der Phase II bei noch erreichbarer Schul- oder Berufsfähigkeit kritiklos Rentenanträge gestellt werden.   **!**

Vielmehr muß das gesamte zur Verfügung stehende Potential ausgelotet und gefördert werden. Wegen der ausgeprägten Komplexität der Störungsbilder wird zunächst nur stationäre Förderung in Frage kommen. Bevorzugt sollen Einrichtungen der Phase II gewählt werden, um deren diagnostisch und therapeutisch begleitende Hilfe zu nutzen. Es stehen eine Reihe qualifizierter Maßnahmen zur Verfügung, insbesondere *Förderlehrgänge, medizinisch-berufliche Trainingsmaßnahmen, Berufsfindungs-* und *Belastungserprobungen,* ferner *Anpassungsmaßnahmen* für junge Erwachsene, die über eine abgeschlossene Berufsausbildung und eine angemessene Berufserfahrung verfügen, jedoch wegen der Behinderungsfolgen nicht in der Lage sind, eine Umschulung aufzunehmen. Über die Inhalte sollte direkt mit dem jeweiligen Sozialdienst der Klinik und der die Klinik beratenden Arbeitsverwaltung gesprochen werden.

■ **Praxis-Tip**
   Innerhalb der Phase III muß entschieden werden, ob der Rehabilitand direkt entweder abgestuft oder voll schulisch oder beruflich eingegliedert werden kann, oder ob im Bereich der freien Wirtschaft oder in geeigneten Einrichtungen entsprechende Umschulungsmaßnahmen notwendig sind.

Falls die Unfallverletzungen zu diesem Zeitpunkt ein solches Vorgehen nicht erlauben, besteht die Möglichkeit, in *beschützenden Werkstätten* (WfB) durch berufliche Vorbereitungslehrgänge zwischen 6 und 24 Monaten eine weitere Förderung zu erreichen. Nach dieser Zeit kann dann entschieden werden, ob die weitere Eingliederung in den Werkstattbereich sinnvoll oder eine entsprechende qualifizierte Förderung notwendig ist.
   Noch einmal sei darauf hingewiesen, daß die schulische und berufliche Eingliederung hirnverletzter Patienten ein besonders schwieriger Bereich ist.

■ **Praxis-Tip**
   Die enge Zusammenarbeit zwischen der Rehabilitationsklinik, den berufsbildenden Einrichtungen und der WfB, dem Betroffenen und Angehörigen, der Arbeitsverwaltung und den Kostenträgern ist notwendig, um Fehlentwicklungen zu vermeiden.

! **Bei nahtloser und intensiver Behandlung über die Frührehabilitation und die Phasen II und III hat ein Großteil der hirnverletzten Patienten *(über 60 %)* eine gute Möglichkeit, wieder schulisch oder beruflich eingegliedert zu werden.**

In vielen Fällen sind vorzeitige Rentenanträge vor Ausschöpfen aller beschriebenen Möglichkeiten nicht sinnvoll und für die weitere Entwicklung des Betroffenen sogar schädlich.
   Bei Berufsunfällen stellt sich die Situation übersichtlicher dar, da normalerweise über die Berufsgenossenschaft eine sachliche und fachgerechte Information erfolgen wird und die Zuständigkeit eindeutig gegeben ist.

2.4
Dauerpflege

Bei einer Reihe von Betroffenen werden leider trotz aller Bemühungen Behinderungen bestehen bleiben, die es nicht erlauben, ein selbständiges und selbstbestimmtes Leben zu führen.

■ **Praxis-Tip**
Der Grad der Behinderung kann von bleibender Bewußtlosigkeit im sog. apallischen Syndrom (vegetativer Status) bis zu ausgeprägten Funktionsstörungen der geistigen und körperlichen Fähigkeiten reichen, die den Patienten hilflos bleiben lassen.

Es muß jetzt in enger Zusammenarbeit zwischen der Rehabilitationsklinik und den Angehörigen entschieden werden, ob eine Betreuung mit entsprechender pflegerischer und *therapeutischer Hilfestellung im häuslichen Bereich* oder in geeigneten Einrichtungen der sog. *aktivierenden Pflege* möglich ist.
Da mit Eintritt des sog. Pflegefalles *erhebliche leistungsrechtliche Veränderungen* zu erwarten sind, ist eine genaue und sorgfältige Prüfung der Versorgungssituation unumgänglich. Erleichtert wird diese schwere Aufgabe in Zukunft durch die Pflegeversicherung, die zumindest einen Teil der materiellen Aufwendungen abdeckt. Selbstverständlich wird der extreme seelische und körperliche Einsatz der betreuenden Angehörigen hierdurch nicht ausgeglichen werden können.

2.5
Tagesklinische Behandlung

Seit kurzem gibt es vor allem in Ballungsgebieten die Möglichkeit, im Anschluß an die stationäre Rehabilitationsbehandlung *in Tageskliniken* die Therapie fortzusetzen. Allerdings müssen diese *das volle Spektrum der Förderung* auch in *pädagogischer* und *Arbeitstherapie* sowie *begleitenden Hilfen* vorhalten, um dem besonderen Personenkreis Schädel-Hirn-verletzter Patienten gerecht zu werden.

Tabelle 2.1. Phasen der Rehabilitation

Phase/Stufe	Befund	Kostenträger
Frührehabilitation I b (B) II a (C)	Apallisches Syndrom Remission Schweres Durchgangssyndrom	Krankenhausbehandlung
Medizinisch/beruflich II (C, D)	Mobilisiert Intellektuelle/kognitive/ motorische Defizite	Krankenhaus/AHB
Beruflich III (D, E)	Leichte bis ausgeprägte Residuen	Rentenversicherung Unfallversicherung Arbeitsverwaltung

Die Rehabilitation hirnverletzter Patienten erfolgt in einem gegliederten System (Tabelle 2.1). Der klinische Befund liefert Hinweise zur Einstufung des Patienten in die verschiedenen Phasen (Stufen).

Die Übergänge zwischen den einzelnen Bereichen sind fließend und müssen individuell auf die Situation des Patienten abgestimmt werden. Nach der geltenden Rechtslage ist ein Wechsel des Kostenträgers bei Patienten, die nicht das berufsgenossenschaftliche Heilverfahren durchlaufen, unumgänglich.

3 Personeller und organisatorischer Aufbau der Frührehabilitation

Grundlage konzeptioneller Überlegungen muß zunächst die Situation des Patienten bei der Verlegung aus der Akutklinik in die Einheit zur Frührehabilitation sein.

Eine wesentliche Forderung ist, die Verlegung möglichst frühzeitig nach dem Trauma durchzuführen, um gezielte diagnostische und therapeutische Maßnahmen beginnen zu können. **!**

Führende Symptome nach schwerem Schädel-Hirn-Trauma sind:
- ausgeprägte Bewußtseinsstörung bis hin zur Bewußtlosigkeit,
- zentrale oder peripher ausgelöste Ventilationsstörungen,
- Symptome der primären oder sekundären Schädigung des Hirnstamms mit vegetativen Dysfunktionen in bezug auf Blutdruckregulation, Herzrhythmus, Endokrinologie,
- gestörte bis aufgehobene Schutzreflexe des Hirnstamms wie Korneal-, Würg-, Husten- und Schluckreflex,
- motorische Dysfunktionen mit Verlust der physiologischen Halte- und Stellreflexe,
- Tonuserhöhungen oder Tonusverlust der peripheren Muskulatur.

Gleichzeitig bieten 82 % der Patienten Kombinationsverletzungen der Extremitäten, der Wirbelsäule, der Sinnesorgane aber auch der großen Körperhöhlen.

Frührehabilitation von Patienten nach schwerem Schädel-Hirn-Trauma ist Therapie von organisch schwerstkranken Patienten. **!**

Alle medizinischen, therapeutischen und organisatorischen Überlegungen müssen von dieser Tatsache ausgehen.

Bei der Aufnahme zur Frührehabilitation bieten die Patienten ein schwerstes Krankheitsbild, das die Betreuung auf Intensiveinheiten notwendig macht. Keinesfalls darf das Krankheitsbild als psychogene Reaktion verkannt werden.

Wichtige Befunde bei der Verlegung zur Frührehabilitation sind:
- Bewußtseinstrübung,
- abklingendes Mittelhirnsyndrom,
- pathologisches Reflexverhalten,
- vegetative Dysfunktion,

- Trachealkanüle, Magensonde, Blasenkatheter,
- Kontrakturen,
- Frakturen,
- Dekubiti.

■ **Praxis-Tip**

Nur aus der genauen Kenntnis und umfassenden Erfahrung mit der medizinischen Akutversorgung Schädel-Hirn-verletzter Patienten sowie grundlegender rehabilitativer Kenntnis kann ein schlüssiges und sinnvolles Konzept zur Frührehabilitation aufgebaut werden. Diese Tatsache wurde bei der konzeptionellen und inhaltlichen Planung einiger Zentren nicht ausreichend berücksichtigt.

Folgende Punkte müssen bedacht werden:
- Im Stadium der Bewußtseinstrübung, der tiefen Bewußtlosigkeit oder des ausgeprägten Durchgangssyndroms sind die Betroffenen nicht in der Lage, negative Folgen der medizinischen oder therapeutischen Behandlung zu signalisieren.
- Das traumatisierte Gehirn ist extrem empfindlich gegenüber pathologischen Einflüssen.

Akut oder chronisch auftretende pathologische Zustände wie kurz- oder mittelfristiger Abfall der Sauerstoff-(O_2-)Versorgung führen, losgelöst von der Ursache, zu Funktionsstörungen, deren Auswirkungen normalerweise nicht von den unfallbedingten Symptomen unterschieden werden können.

Das apparative Monitoring beschränkt sich auch heute noch im wesentlichen auf die periphere Situation des Patienten mit Monitoring von Herzfunktion, Blutdruck, Atemfrequenz sowie peripherem O_2. Trotz der Möglichkeiten des Neuromonitorings ist eine verläßliche Überwachung der zerebralen Situation – vor allem Bewußtseinslage und Hirnstammfunktion – nur bedingt möglich. Sowohl die elektrophysiologischen Verfahren wie EEG und evozierte Potentiale, die bildgebenden Verfahren, aber auch die dopplersonographischen Untersuchungen lassen nur mittelbare Rückschlüsse auf die Hirnfunktionen zu und erlauben keine Aussage über Art, Form und Dynamik des Schädigungsbildes.

Bei den komplexen und sich gegenseitig beeinflussenden zentralen und peripheren Verletzungsformen erlauben auch die vorhandenen Scoring-Systeme keine sichere Beurteilung über Art und Schwere der Hirnverletzung sowie den Verlauf.

! **Nur die umfassende klinische Erfahrung aller Beteiligten mit dem Krankheitsbild sichert die verläßliche Beurteilung der Schwere der Verletzungsfolgen, des Verlaufs, der Auswirkung eingetretener Sekundärkomplikationen sowie Art, Umfang und Erfolg der therapeutischen und medikamentösen Ansätze.**

3.1
Personelle Anforderung

Der *leitende und verantwortliche Arzt* muß langjährige Erfahrung in der neuro-chirurgischen Intensivmedizin mit dem *Schwerpunkt der Neurotraumatologie* auf-weisen. Da nicht alle Neurochirurgischen Kliniken schwerpunktmäßig den Bereich der Neurotraumatologie abdecken und nicht über eigene Intensivstationen verfü-gen, muß auf diese persönliche Vorbildung und Erfahrung besonders hingewiesen werden. Grundlegende *neurologische* und *psychiatrische* Kenntnisse sind ebenfalls unumgänglich, um Art und Ausmaß der zentralen und peripheren Störungsbilder, aber auch die psychiatrische Situation des Patienten mit schwerem Durchgangs-syndrom oder reaktive depressive Entwicklungen zu erkennen und therapeutisch zu beeinflussen. Unter Berücksichtigung des *niedrigen Durchschnittsalters* hirnver-letzter Patienten sind *pädiatrische* Erfahrungen ebenfalls notwendig.

■ **Praxis-Tip**

Wegen der engen Verzahnung der ärztlichen und pflegerischen Tätigkeiten ist es unumgänglich, daß der leitende Arzt ausreichende persönliche Kenntnisse der Grund-, Behandlungs- und rehabilitativen Pflege besitzt. Notwendig ist ferner Einsicht in die gängigen therapeutischen Behandlungsverfahren, um ihren ge-zielten Einsatz, aber auch ihre kritische Würdigung zu ermöglichen.

Von seiten des *Pflegepersonals* sind Erfahrungen in der *neurochirurgischen/neuro-logischen Grund- und Behandlungspflege* sinnvoll. Bei ausreichender Erfahrung des leitenden Arztes spielt hier jedoch mehr die Bereitschaft, sich auf die pflegerischen und rehabilitativen Besonderheiten der Patienten einzustellen, eine Rolle als eine entsprechende Vorbildung, die vielleicht ungezielt und damit uneffektiv angewandt wird.

Besondere Anforderungen werden auch an die *therapeutischen Mitarbeiter* ge-stellt. Wie unten ausgeführt, ist es ausgeschlossen, die *verschiedenen Behandlungs-methoden* im therapeutischen Bereich wie die kinästhetisch taktile oder orofaziale Stimulation, sonderpädagogische Verfahren nach Fröhlich oder Affolter, Prinzipien der multisensorischen Stimulation, aber auch motorische Therapiemethoden nach Bobath oder Voijta *isoliert* und *kritiklos* an den Patienten heranzubringen. Ferner fehlen den therapeutischen Mitarbeitern in der Regel die ausreichenden *medizini-schen Grundlagen* über die Pathophysiologie der Schädel-Hirn-Verletzung sowie der Erholungsmöglichkeiten des geschädigten Gehirns.

Es ist unabdingbar, daß durch den leitenden und verantwortlichen Arzt in Abstim-mung mit den übrigen Mitarbeitern Art und Umfang der Therapie individuell für die Situation des jeweiligen Patienten festgelegt wird.   **!**

Wegen der engen Verzahnung und gegenseitigen Wechselwirkung der medizini-schen und therapeutischen Behandlung sind therapeutische Ansätze, die ohne ärzt-liche Absprache und Unterweisung erfolgen, nicht sinnvoll.

Im wesentlichen werden es *Krankengymnasten, Ergotherapeuten, Neuropädago-gen* sowie *Logopäden* sein, die das medizinische Team ergänzen. Zu den inhaltlichen, fachlichen und organisatorischen Anforderungen wird in den jeweiligen Kapiteln Bezug genommen.

3.2
Bauliche Voraussetzungen

Um eine *sichere Überwachung, gezielte Therapie* und *fachgerechte Pflege* zu gewährleisten, sind bei Patienten nach akuten Hirnfunktionsstörungen im Gegensatz zu Intensivpatienten anderer Indikationsgebiete eine Reihe *baulicher Voraussetzungen* notwendig.

Wie ausgeführt, können Bewußtseinslage, Pupillenreaktion sowie ein großer Teil der vegetativen Reaktionen des Patienten nur bedingt apparativ überwacht und interpretiert werden (Signalverhalten).

Das bedeutet, daß ein Teil des Pflegepersonals sich permanent innerhalb des eigentlichen Patientenraumes aufhalten muß, um den dauernden *persönlichen Kontakt zum Patienten* zu gewährleisten – selbstverständlich auch während der Nachtstunden. Diese Forderung kann weder durch ein zentrales Monitoring noch durch die Überwachung durch Videoeinrichtungen ersetzt werden.

■ Praxis-Tip
Um diesen Anforderungen gerecht werden zu können, kommen zur Frührehabilitation von Patienten nach erworbenen Hirnfunktionsstörungen nur offene oder halboffene Einheiten in Betracht. Von einem zentralen Überwachungsplatz muß die direkte Möglichkeit zum *blickmäßigen,* aber auch *ungestörten akustischen* Patientenkontakt bestehen (Abb. 3.1). Wegen der Übersichtlichkeit sollten 2 Betten pro Zimmer und 12 Betten pro Einheit nicht überschritten werden. Bei größerem Bedarf kann eine zweite Einheit parallel, jedoch baulich und organisatorisch getrennt, eingerichtet werden.

Der Nachteil der ungünstigeren hygienischen Verhältnisse bei offenen oder halboffenen Einheiten muß bei diesen Patienten zugunsten der Sicherheit in Kauf genommen werden.

Um die *Mobilisierung* des Patienten durch Lifter und Rollstuhl zu erlauben, ist pro Patient eine Grundfläche von 20 m^2 vorzusehen. Da ein Teil der pflegerischen Tätigkeit, nämlich die aktivierende oder rehabilitative Pflege, außerhalb des Patientenzimmers erfolgt, ist ein zusätzlicher Raum von mindestens 5 m^2/Patient außerhalb der Patientenzimmer, aber innerhalb der Einheit mit Sichtkontakt zu dem zentralen Überwachungsplatz und den anderen Zimmern notwendig. Die Zahl und Größe der Nebenräume entspricht den Anhaltszahlen der neurotraumatologischen Intensivpflege. Da jedoch Dauerbeatmung nur bedingt notwendig ist, wird der sterile und saubere Arbeitsbereich etwas kleiner gehalten werden können. Unter Berücksichtigung des notwendigen Lagermaterials, der Stellplätze für Rollstühle, aber auch des häufigeren Bettens am Tage und der erweiterten Logistik ist eine *Grundfläche der Nebenräume* von etwa 10 m^2/Patient anzusetzen. Hinzu kommen pro Einheit mindestens 1 *ausreichend bemessenes Bad* mit einer *Hubbadewanne,* 1 behindertengerecht ausgestatteter *Duschraum* sowie mindestens 2 *Toiletten.* Es ist

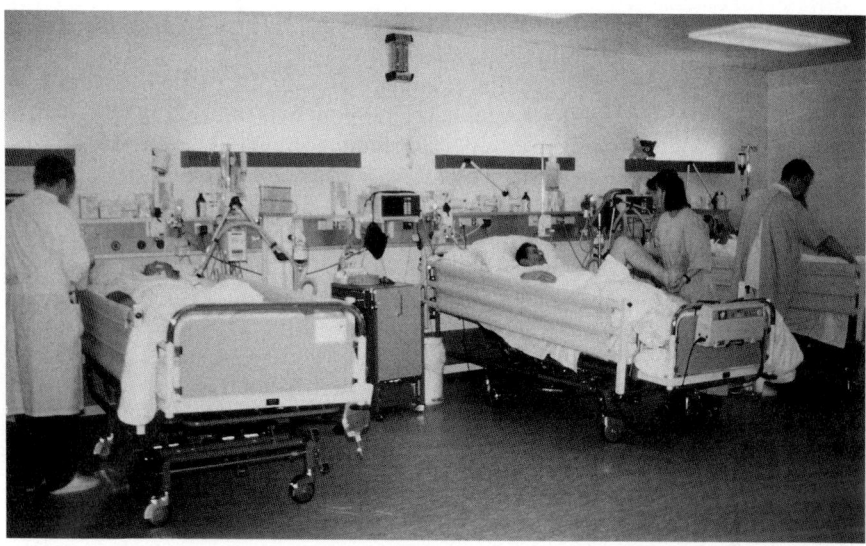

Abb. 3.1. Wegen des stark ausgeprägten Gefährdungsgrades kommen für Patienten im Bereich der neurotraumatologischen Frührehabilitation nur Intensivstationen im halboffenen System in Frage. Der direkte blickmäßige und akustische Kontakt muß jederzeit gewährleistet sein

nicht notwendig, daß jedes Patientenzimmer mit einer eigenen Toilette ausgestattet ist, da die Patienten sie in diesem Stadium nicht benutzen können.

■ Praxis-Tip
   Eine Schleusenverbindung zu den übrigen Stationen ist nur in einfacher Form notwendig, da ein großer Teil der Therapien und andere Betreuung außerhalb der Intensiveinheit stattfindet, um die psychische Isolation der Patienten zu verhindern.

Hierzu zählen auch regelmäßige und ausführliche *Besuche* der Angehörigen. Somit ergibt sich ein hygienischer Schnittpunkt zwischen Intensivstation–Normalstation–Therapiebereich. Das *hygienische Problem* liegt jedoch darin begründet, daß die Patienten bei der Verlegung aus den Akutkliniken Keime verschiedener Stämme und Resistenz mit sich bringen. Somit besteht die überwiegende Gefährdung durch Kreuzinfektionen und nicht durch externe Keime. Aus Gründen der Therapie kann jedoch die Intensivtherapie nicht abgeschlossen vom übrigen Bereich betrieben werden. Hier sei auf das Kapitel „Hygienische Voraussetzungen" (s. S. 16) verwiesen.

3.3
Apparative Voraussetzungen

Bei der Einheit für neurotraumatologische/neurologische Frührehabilitation sind im wesentlichen die *gebräuchlichen intensivmedizinischen Geräte* notwendig. Dies bedeutet in jedem Zimmer eine Medienleiste mit entsprechenden Anschlüssen für Druckluft und O_2 sowie eine ausreichende Zahl von elektrischen Anschlüssen. Pro Zimmer ist mindestens ein *Telefon* notwendig. Für jedes Bett ist ein *Monitor* zur Überwachung der Vitalfunktion (Atmung, Herzfrequenz, Temperatur) vorzusehen. Für 3 Betten empfiehlt sich ein erweiterter Monitor zur Blutdruckmessung, peripheren O_2-Messung, evtl. 2–3 EEG-Anschlüsse. Für die gesamte Einheit sind 2 Beatmungsgeräte zur volumen- bzw. druckgesteuerten Beatmung vorzusehen, ferner ein Beatmungsgerät für Therapie und Notfall (Oxyloc); pro Bett mindestens 2 Vernebler, 2 Absaugeinheiten, 2 Ernährungs- und eine Infusionspumpe. Für die gesamte Einheit sollte ein fahrbares EEG, möglichst mit computergesteuerter Auswertung, ein fahrbares Röntgengerät sowie die Möglichkeit zur Notfalldiagnostik in bezug auf Blutgase, Elektrolyte und Blutzucker zur Verfügung stehen. Pro Bett ist ein Liegerollstuhl und ein Normalrollstuhl bereitzustellen; für die gesamte Einheit 3 fahrbare Lifte sowie unabhängig von der stationären Badewanne 2 Duschtragen.

! **Baulich muß ein ungehinderter kurzer Zugang zu den Therapieräumen, den Normalstationen sowie ein Ausgang in den Außenbereich ermöglicht werden.**

Weiterhin sollte es einen ausreichend groß bemessenen Aufenthaltsraum für die Angehörigen sowie die Patienten geben. Dieser sollte ebenfalls *blickmäßig überwacht* werden können.

Ein besonderes Problem stellen die *Beleuchtungen* dar. Eine ausreichende blendfreie, dabei aber schattenfreie Raumausleuchtung ist notwendig, um die *pflegerischen Arbeiten* zu erleichtern, aber auch um durch genügende Raumhelligkeit einen zusätzlichen *Weckreiz* für den Patienten zu setzen. Für die Nacht muß eine permanente *Notbeleuchtung* vorgesehen werden, welche dem Patienten zu schlafen erlaubt, jedoch ausreichende Helligkeit abgibt, um die Überwachung des Patienten zu gewährleisten.

Bezüglich der *bildgebenden Verfahren* wie Computertomogramm und Kernspintomographie muß ein direkter ungehinderter kontinuierlicher Zugang gegeben sein. Denkbar ist eine Kooperation mit benachbarten Einrichtungen, da wahrscheinlich für die Reha-Einrichtung ein wirtschaftlicher Betrieb nicht gesichert ist. Notwendig ist ein leistungsfähiges *Labor* mit umfassenden Untersuchungsmöglichkeiten auch des endokrinologischen Status sowie der Bakteriologie.

3.4
Anbindung der Frührehabilitation

3.4.1
Erweiterung der Intensivstation

Hierbei wird vorausgesetzt, daß die Frührehabilitation durch *Erweiterung der intensivmedizinischen Kapazität* an der Akutklinik sowohl personell als auch bettenmäßig sichergestellt wird. Ausgehend von den jetzt bestehenden Anhaltszahlen muß die Anzahlen der pflegerischen Mitarbeiter etwa verdoppelt werden. Hierzu kommen für 3 Patienten ein Krankengymnast und Ergotherapeut. Die gesamte Station sollte mit je einem Logopäden und Pädagogen besetzt sein. Die Einheit ist sinnvollerweise zwar räumlich getrennt, jedoch in räumlicher Anbindung an die Akut-Intensivmedizin. Die Größe sollte nicht unter 12 Betten betragen. Die notwendige Qualifikation des leitenden Arztes und der Mitarbeiter wurde bereits beschrieben.

3.4.2
Sonderstation für neurologische und neurochirurgische Patienten

Ein weiteres Modell ist die Schaffung von entsprechenden *autonomen Sondereinheiten* an der Akutklinik, losgelöst von der eigentlichen Intensivstation. Mit einer Bettengröße von 15–20 Betten bietet dieses Modell den Vorteil, die rehabilitativen Bemühungen konzentriert und losgelöst von der eigentlichen Intensivmedizin durchführen zu können.

Die autonomen Sondereinheiten an der Akutklinik sollten ausschließlich dem neurologisch-neurochirurgischen Patientengut vorbehalten bleiben. !

Gemischte Einheiten sind weder von der fachlichen, inhaltlichen noch von der organisatorischen Form her verantwortlich. Es besteht die große Gefahr, daß Patienten mit Schädigung des ZNS und den hieraus resultierenden besonderen Anforderungen gegenüber dem übrigen Klientel nicht entsprechend berücksichtigt werden.
   Notwendig sind *ausreichende Raumgrößen* mit entsprechenden therapeutischen und logistischen Nebenräumen. Der pflegerische und therapeutische Schlüssel wird mit etwa 1:3 in diesem Bereich anzusetzen sein. Der große Vorteil einer solchen Lösung liegt in dem direkten *Zugriff auf die Möglichkeiten der Akutklinik.* Ein erheblicher Nachteil besteht darin, daß Einheiten dieser Größe nicht entsprechend inhaltliche und fachliche Kapazitäten vorhalten können. Vor allem fehlt hier der notwendige *gleitende Übergang in den übrigen rehabilitativen Bereich.*

Sonderstation an einer Rehabilitationsklinik

■ **Praxis-Tip**
   Das Modell einer Sonderstation an einer Rehabilitationsklinik bietet den großen Vorteil, daß die Patienten frühzeitig und parallel zur Frührehabilitation die diagnostischen und therapeutischen Möglichkeiten des gesamten Rehabilitationszentrums in Anspruch nehmen können.

Die Sonderstationen müssen jedoch von der Ausstattung her den beschriebenen *intensivmedizinischen Charakter* tragen, um eine frühzeitige Übernahme der Patienten zu gewährleisten. Weiterhin muß der Übergang innerhalb der Rehabilitationsklinik möglich sein. Es sind zusätzlich Stationen der Maximal- und Normalversorgung im Krankenhausbereich der Reha-Klinik vorgehalten. Keinesfalls dürfen die Stationen zur Frührehabilitation an der Reha-Klinik *völlig abgetrennt* von den übrigen Bereichen betrieben werden. Hierzu wird noch ausführlich in den jeweiligen Kapiteln Stellung genommen.

Für die Einrichtung einer Station zur Frührehabilitation sind mehrere organisatorische Modelle vorstellbar:
- Akutklinik + personell verstärkt,
- Akutklinik + Sonderstation,
- Reha-Klinik + Sonderstation,
- Krankenhaus + Sonderstation + Reha-Klinik.

Als günstigste Lösung hat sich die Einrichtung als Sonderstation im Krankenhausbereich einer Rehabilitationsklinik erwiesen. Hier können schon während der Frührehabilitation nahtlos und gleitend die vollen Möglichkeiten der Rehabilitationsklinik ausgeschöpft werden, wobei die Einrichtung des Krankenhauses die medizinische Sicherheit des Patienten gewährleistet.

3.5
Hygienische Voraussetzungen

Selbstverständlich müssen die notwendigen hygienischen Anforderungen sowohl von seiten der Mitarbeiter als auch der Ausstattung gewährleistet sein. Allerdings wird hier ein *Kompromiß zwischen den medizinischen und therapeutischen Notwendigkeiten* getroffen werden müssen. Die Frührehabilitation hirnverletzter Patienten erfordert zwingend den *Besuch* der Angehörigen sowie die *Therapie* und den *Aufenthalt außerhalb der Intensiveinheit*.

■ **Praxis-Tip**
Völlig abgetrennte Stationen, die nur mit Kittel und Mundschutz betreten werden und Bewegungen des Patienten außerhalb der Einheit nicht zulassen, sind strikt abzulehnen.

! **Ein wesentlicher Inhalt der Therapie ist die Integration des schwerkranken Menschen in den Ablauf der Klinik und nicht ihre Isolation. Das beinhaltet, daß die therapeutische Behandlung nur in Sonderfällen auf der Frührehabilitationsstation durchgeführt wird.**

Wie angegeben, entsteht eine *Schnittstellenproblematik*, einmal innerhalb der Station in dem Sinne, daß Patienten verschiedener Schwerpunktkliniken mit differentem Keimspektrum an der Reha-Klinik zusammengeführt werden. Eine weitere Überlappung entsteht durch den Kontakt mit Angehörigen und Freunden sowie mit anderen Patienten und Therapeuten außerhalb der Einheit.

Regelmäßige bakteriologische Untersuchungen des Sputums aus dem Nasen-Rachen-Raum, den Kanülen, von bestehenden Dekubiti sowie aus dem Katheter sind durchzuführen. Hiermit ist es möglich, das *aktuelle Keimspektrum* sowie die *Resistenzlage* zu überschauen und bei aufgetretenen Infektionen gezielt zu behandeln. Mit der antibiotischen Behandlung streng nach den vorliegenden Befunden war es in unserer Klinik möglich, über 18 Jahre die beschriebene offene Form ohne

Gefährdung der Patienten durchzuführen. Vor allem traten keine nicht überschau-
baren und unbeherrschbaren Resistenzentwicklungen sind. Selbstverständlich
müssen die Grundelemente der Hygiene bei der Versorgung der Patienten, der
Trachealkanülen, Magensonden sowie Urinkathetern beachtet werden.

■ **Praxis-Tip**

Die mehrmals tägliche Durchführung der Körperhygiene sowie mindestens alle
2 Tage ein Vollbad (nicht auf der Badetrage, sondern in der Badewanne) vermindern die Keimbesiedlung signifikant.

Einer Keimbesiedlung vorbeugend wirken der *konsequente Einsatz von Einmalartikeln* (Abb. 3.2), die Verwendung von verschlossenen und fabrikmäßig hergestellten sowie *steril verpackten Sonden und Infusionslösungen, Vermeidung von Stamm-
lösungen*, die nach einmaliger Herstellung über den Tag verteilt eingesetzt werden,
das *regelmäßige Reinigen* der Betten und der Fußböden sowie der Zimmerwände
mit desinfizierenden Lösungen.

■ **Praxis-Tip**

Die verwendeten Rollstühle und Liegerollstühle müssen ebenfalls regelmäßig einer intensiven Reinigung unterzogen werden, da sie ein oft nicht beachtetes, aber
extrem wichtiges Glied in der Verbreitung von Infektionen darstellen. Hier sind
Hochdruckreiniger wegen der ungünstigen konstruktiven Voraussetzungen notwendig.

Das *Problem resistenter Stämme* ist teilweise überbewertet worden. Bei akuten und
schweren Infekten sollte entsprechend antibiotisch behandelt werden. Eine primäre
antibiotische Behandlung scheint jedoch nicht notwendig, ebenso wie eine Isolie-
rung der Patienten nur bei ausgeprägter, florider und nachgewiesener Infektion erforderlich ist. Dies gilt auch bei Besiedlung mit: MRSA-Stämmen.

Abb. 3.2. Der weitgehende
Einsatz von Einmalartikeln –
wie die dargestellte Urin-
ableitung im geschlossenen
System – gewährleistet
höchstmöglichen Infektions-
schutz und damit die beste
Sicherheit für den Patienten

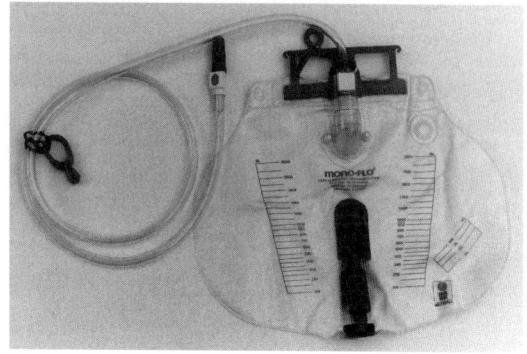

3.6
Personalbedarf

Die Abteilung sollte einen *verantwortlichen ärztlichen Leiter* haben, der Arzt für Neurologie und Neurochirurgie ist und eine entsprechende Fortbildung in der Intensivmedizin sowie der Neurotraumatologie besitzt.

Für 20 Betten der neurologischen Frührehabilitation werden einschließlich Ausgleich und Fehlzeiten, Urlaub und Weiterbildung weiterhin mindestens benötigt:

- 1 Oberarzt als Vertreter des leitenden Arztes sowie 4 Assistenzärzte,
- der pflegerische Bereich sollte in einem Schlüssel von 1:0,4 besetzt sein (einschließlich Nachtdienst),
- die Krankengymnastik wird mit 1:3,
- die Ergotherapie mit 1:3,
- die neuropädagogische Frühförderung mit 1:4,
- die Logopädie mit 1:7 Stellen angesetzt.

Abhängig von der Konzeption der Klinik können sich diese Zahlen in der Relation verschieben, wobei die Absolutbesetzung erhalten bleiben muß. Ferner ist ein Mitarbeiter im Sozialdienst für 12 Patienten vorzusehen. Als weitere Therapeuten können Musiktherapeuten, Heilerziehungspfleger und Sozialpädagogen notwendig werden, zusätzlich eine MTA für die elektrophysiologisch und röntgenologische Diagnostik, eine Schreibkraft sowie 1,5 Stationshilfen. Ebenfalls müssen die erhöhten Personal- und Sachkosten im Bereich der Instandhaltung berücksichtigt werden.

Die *extrem hohe Dichte der konsiliarischen Untersuchungen* im röntgenologischen Bereich (CT, MRT) in der Unfallchirurgie, der Inneren Medizin, der Augen- und HNO-Heilkunde, Kieferchirurgie sowie die umfassenden labortechnischen Untersuchungen einschließlich der Bakteriologie erfordern ebenfalls einen hohen finanziellen Aufwand.

■ **Praxis-Tip**

Es ist davon auszugehen, daß ein Pflegesatz von 750,– bis 900,– DM pro Patient und Tag notwendig wird.

4 Schädigungsformen und Akutversorgung

■ Praxis-Tip

Das Schicksal des Patienten nach schweren Schädel-Hirn-Verletzungen wird sowohl durch das Ausmaß der primären Gewalteinwirkung auf den knöchernen Schädel und das Gehirn und die damit verbundene direkte Schädigung der Hirnzellen sowie das Ausmaß der sekundären Schädigungsfolgen entschieden.

Wie dargelegt, bestimmt das Ausmaß der Gewalteinwirkung über das knöcherne Gerüst des Schädels auf das Gehirn den Grad der Hirnverletzung (Abb. 4.1). Während die primären Verletzungsfolgen mit direkter Traumatisierung der Hirnzellen (Diffuse Axon injury) mit intrakranieller Blutung, Impressionsfrakturen sowie O_2-Mangelzuständen normalerweise nicht vermeidbar sind, ist es Aufgabe der nahtlosen Rettungskette, Sekundärschäden, vor allem eine zerebrale Hypoxie zu vermeiden oder zu minimieren.

Bei einer Reihe von Patienten hat diese Zerstörung ein solches Ausmaß angenommen, daß eine Erholung leider nicht möglich ist. Bei der Mehrzahl der Fälle entscheidet jedoch die *rasche und effektive Akutversorgung* am Unfallort und die nachfolgende nahtlose Überleitung in eine entsprechend ausgerüstete *Akutklinik* mit den dort durchzuführenden diagnostischen operativen und intensivmedizinischen Maßnahmen über das Schicksal des Patienten.

Ziel aller Bemühungen in der Akutphase ist es, eine sekundäre Schädigung der Hirnzellen zu vermeiden. !

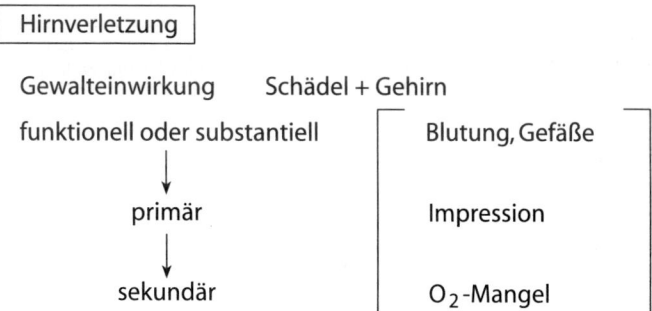

Abb. 4.1. Das Ausmaß der Gewalteinwirkung über das knöcherne Gerüst des Schädels auf das Gehirn bestimmt den Grad der Hirnverletzung

Bei der *ausgeprägten Empfindlichkeit* des Gehirns für O_2-Mangel steht deswegen die Aufrechterhaltung der kontinuierlichen ausreichenden O_2-Versorgung im Vordergrund. Eine *Unterversorgung mit O_2* wird direkt bewirkt durch Störungen der zentralen oder peripheren Atmung oder Minderung der Hirndurchblutung bei Blutdruckabfällen, Verschluß zuführender Gefäße oder ausgedehnten Blutverlusten (arterielle Hypoxie oder ischämische Hypoxie).

■ Praxis-Tip

Aufgrund klinischer oder experimenteller Erfahrung sollte ein arterielles PO_2 von 80 mmHg sowie ein arterieller Mitteldruck von 90 mmHg nicht unterschritten werden.

Weitere Ursachen des zentralen O_2-Mangels können direkter Druck auf das Gehirn bei Blutungen im Schädelinnern oder ausgeprägten Hirnschwellungen mit Verlegung der versorgenden Gefäße im prä- oder kapillären Bereich sein, ferner Verschluß der zuführenden Hirngefäße (Abb. 4.2).

Deswegen kommt bei Patienten nach schwerem Schädel-Hirn-Trauma der Sicherung und Stabilisierung von Atmung und Kreislauf eine entscheidende Bedeutung zu.

! Sicherung und Stabilisierung von Atmung und Kreislauf verlangt Intubation am Unfallort und künstliche Beatmung bis zur Versorgung in der Klinik mit ausreichender O_2-Zufuhr, effektive und rasche Schockversorgung auch während des Transportes und operativer Maßnahmen sowie frühzeitige Durchführung von neuroradiologischen Maßnahmen, um intrakranielle Raumforderungen frühzeitig zu erkennen und einer evtl. notwendigen Therapie zuzuführen.

Hirnverletzte Patienten müssen frühzeitig intubiert und beatmet werden, da eine Reihe von pathologischen unfallbedingten Zuständen ohne diese Maßnahme in kurzer Zeit zu einem zerebralen O_2-Mangel und damit einer sekundären Hirnschädigung führt.

Abb. 4.2. Die zerebrale Hypoxie (O_2-Mangel) wird durch Anstieg des intrakraniellen Drucks (ICP) oder Abfall des zerebralen Perfusionsdrucks (CPP) bewirkt. Vegetative Dysfunktionen können ebenfalls die zentrale O_2-Versorgung gefährden

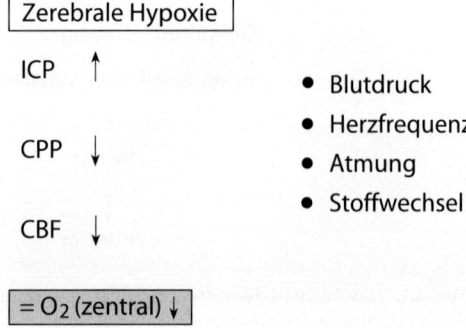

Die *Notwendigkeit einer Intubation und Tracheotomie* und einer frühzeitigen Beatmung, besteht bei:
- verstärkter Speichel- und Sekretproduktion,
- zentraler/peripherer Atemstörung,
- Lungendiffusionsstörung,
- gestörten Schutzreflexen und
- wegen der Empfindlichkeit der Hirnzellen auf O_2-Mangel.

Die *Intubation* muß durchgeführt werden bei:
- klinischen Zeichen der Ventilationsstörung wie Unruhe, periphere Zyanose, pathologische Atemformen wie Cheyne-Stokes-Atmung, Maschinenatmung, Zwerchfell, Thorax und Antagonismus, Apnoe oder Hyperventilation,
- bei drohender Aspirationsgefahr bei Gesichtsschädelverletzungen oder zu erwartenden Ventilationsstörungen infolge von Thoraxkontusion oder anderen Verletzungen,
- bei Unterschreiten der arteriellen O_2-Spannung von 80 mmHg, wobei kein Unterschied besteht, ob diese Abfälle durch Störungen im Bereich der Luftwege pulmonal oder zentral ausgelöst sind.

Die Intubation sollte auch ohne *erkennbare Atemstörungen* und bei *normalen Blutgaswerten* bei *bewußtlosen Patienten mit Zeichen der Hirnstammschädigung* durchgeführt werden. Hier kann jederzeit durch Dysfunktion vegetativer Zentren eine zentrale Atemlähmung eintreten.

Unfallbedingte pathologische Prozesse wie *Blutungen (Hämatom im Schädelinneren)* sind durch die radiologischen bildgebenden Verfahren wie Computertomographie und Kernspintomographie eindeutig nachzuweisen und zu identifizieren.

Anatomisch wird unterschieden zwischen:
- epiduralen,
- subduralen und
- intrazerebralen Hämatomen (Blutungen).

Impressionsfrakturen des Schädels führen häufig zu neurologischen Ausfällen, bedingt durch direkte Druckwirkung der Knochenfragmente auf die Großhirnzentren oder den Hirnstamm. Sie werden im Röntgenbild des Schädels oder den bildgebenden Verfahren dargestellt.

Das Risiko der *offenen Hirnverletzung* liegt einmal in der oft ausgedehnten Gewebszerstörung mit Beteiligung großer Gefäße, zum anderen besteht bei eröffneten Liquorräumen eine erhebliche *Infektionsgefahr* (Meningitiden oder Enzephalitiden).

Patienten mit operationsbedürftigen Hirnblutungen, Impressionsfrakturen oder offenen Hirnverletzungen werden zur Versorgung einem *Neurochirurgischen Zentrum* zugeführt (Abb. 4.3). Dies gilt auch für Patienten, die zwar keine operationsbedürftigen Hirnverletzungen erlitten haben, jedoch *Bewußtseinsstörungen und schwerste vegetative Entgleisungen aufweisen.*

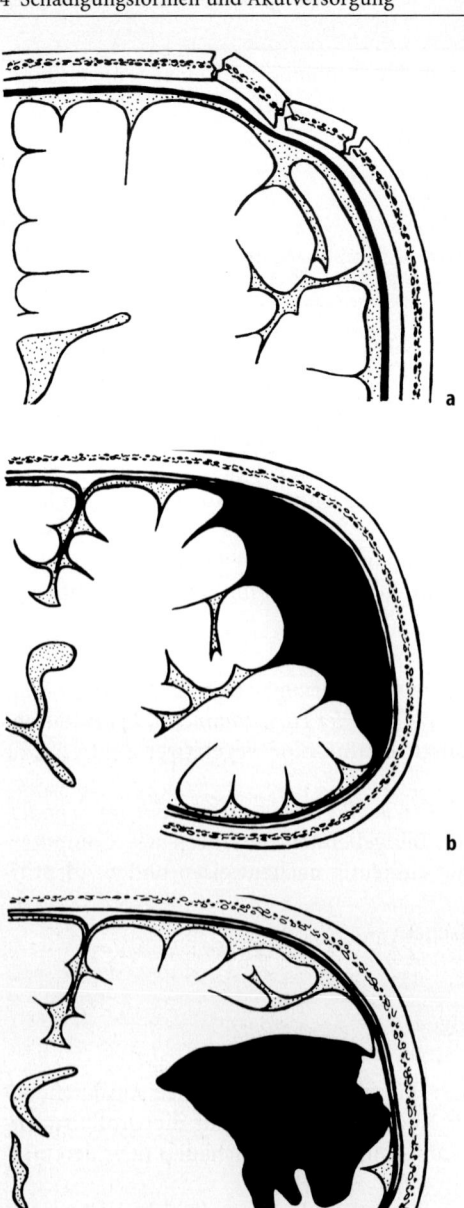

Abb. 4.3a – c. Als wichtigste Verletzungsformen werden Impressionsfrakturen des Schädeldaches mit nachfolgender Schädigung der benachbarten Hirnsubstanz angesehen (**a**), ferner Blutungen zwischen Schädelkalotte und Hirn (epidurales oder subdurales Hämatom – **b**) und weiterhin Blutungen in die Hirnsubstanz (intrazerebrales Hämatom – **c**)

Durch die Möglichkeit der *Bildübertragung* von der erstversorgenden Klinik an das Neurochirurgische Zentrum kann in einigen Fällen wertvolle Zeit bei der Indikation einer Entlastungsoperation gewonnen werden.

■ **Praxis-Tip**

Zu bedenken ist, daß es für die neurochirurgisch tätigen Ärzte schwierig ist, ohne direkte Beurteilung des Patienten, nämlich seiner Bewußtseinslage der zentralen und peripheren motorischen Situation sowie des vegetativen Status, nur aufgrund der Röntgenbefunde eine verläßliche Indikation zu stellen (Abb. 4.4).

Weiterhin muß berücksichtigt werden, daß neben den Verletzungen des Gehirns und des Schädels bei über 80% der Patienten auch noch Schädigungen anderer Organe vorliegen, so daß eine Mitversorgung durch die entsprechenden spezialisierten Fachärzte unumgänglich ist.

Bei einem *Polytrauma* können folgende Verletzungen auftreten:
- Schädel-Hirn-Trauma,
- Frakturen an:
  - Extremitäten, Becken und Wirbelsäule,
  - Gesichtsschädel (s. Abb. 4.7),
  - Augen, HNO-Bereich und Körperhöhlen.

Unter Berücksichtigung dieser Ausführung kann deswegen die Erst- und weiterführende Versorgung von Patienten nach schwerem Schädel-Hirn-Trauma nur in optimal ausgestatteten *Schwerpunktkliniken* der Maximalversorgung durchgeführt werden (Abb. 4.5).

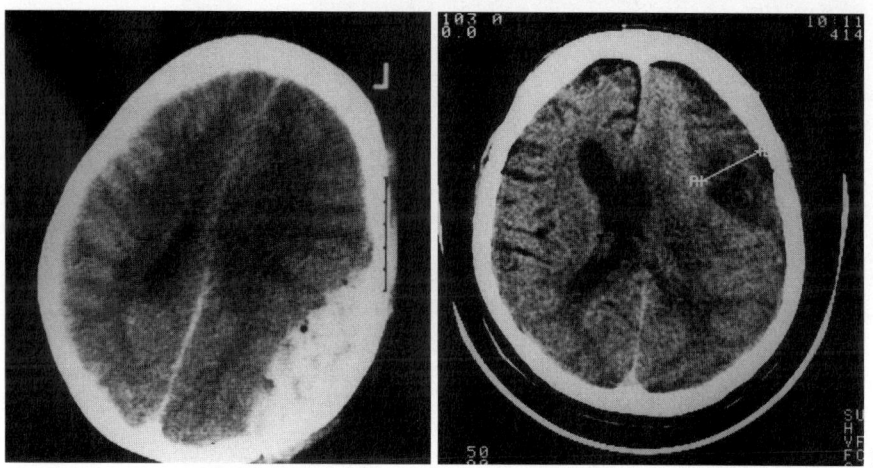

a   b

Abb. 4.4a, b. Die modernen bildgebenden Verfahren erlauben eine schnelle und risikolose Untersuchung des schwerverletzten Patienten. **a** Darstellung eines ausgedehnten epiduralen Hämatoms, **b** schwere Hirnsubstanzschädigungen mit einem ausgedehnten subduralen Hämatom über der vorderen linken Hemisphäre

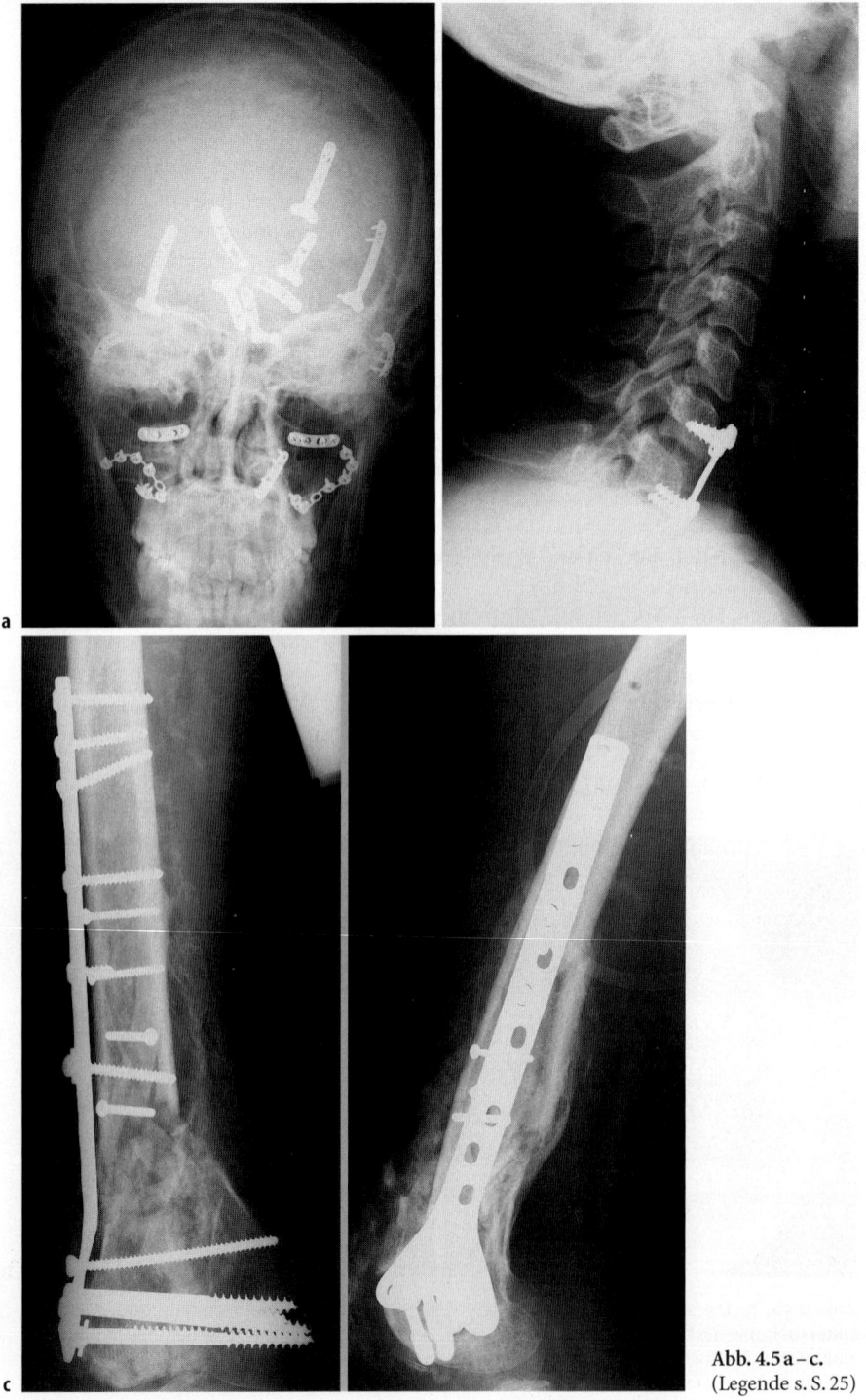

Abb. 4.5 a – c.
(Legende s. S. 25)

Abb. 4.6. Die Kernspintomographie zeigt eine ausgedehnte Blutung im Bereich des Mittelhirns, die zu schwersten vegetativen Störungen geführt hat

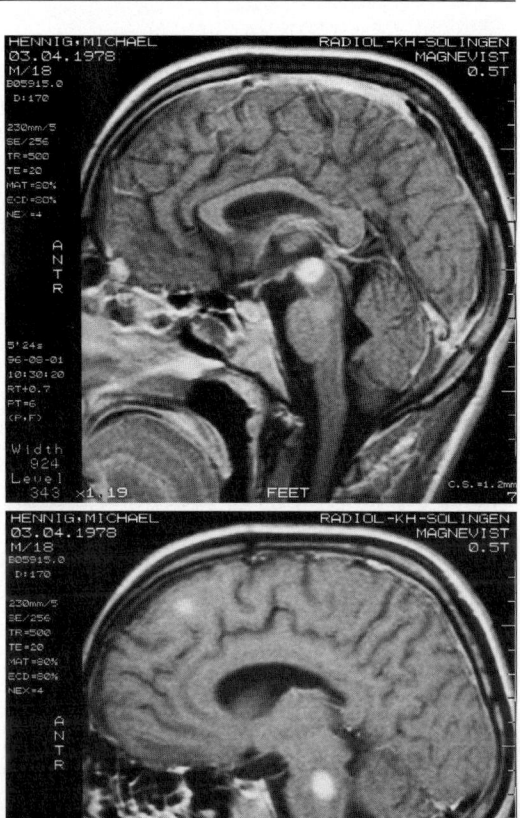

Um die neurochirurgische Akutbehandlung zu gewährleisten, muß eine genügende Anzahl neurochirurgisch/neurotraumatologisch betreuter Betten mit einem großen Anteil von Intensivbetten (etwa 1/3) flächendeckend zur Verfügung gestellt werden.

■ **Praxis-Tip**

Einen besonderen Problemkreis bieten Patienten mit Kombinationsverletzungen des Gehirns und der Wirbelsäule. Hier addieren sich oft die zentralen und spinalen Dysfunktionen.

Abb. 4.5 a–c. 85 % der hirnverletzten Patienten erleiden gleichzeitig noch schwere Begleitverletzungen des Gesichtsschädels (**a**), der Halswirbelsäule (**b**) sowie der Extremitäten (**c**). Die moderne unfallchirurgische Behandlung mit Stabilisierung der Frakturbereiche sichert eine frühzeitige Mobilisierung und legt damit den Grundstein für eine erfolgreiche Rehabilitation

Den Maßnahmen der operativ und konservativen Akutversorgung schließt sich die intensivmedizinische Behandlung der Patienten an. Normalerweise wird die künstliche Beatmung fortgesetzt werden.

Im Vordergrund der Behandlung in der Akutklinik steht das Neuromonitoring und die hieran orientierte Therapie: Hierzu gehört jederzeit verzögerungsfreie mögliche *Computertomographie* und/oder *Kernspintomographie,* die *intrakranielle Druckmessung* mit *zentraler Perfusionsdruckmessung, zellulärer* O_2*-Messung* einschließlich Computerauswertung, die *transkranielle Dopplersonographie* und *Elektrophysiologie* mit evozierten Potentialen (Abb. 4.6).

■ Praxis-Tip
Durch lückenlose direkte und persönliche Überwachung der Vitalfunktion, der Bewußtseins-, Wahrnehmungs- und Reaktionsfähigkeit des Patienten wird deren Sicherheit gewährleistet und der klinische Verlauf überwacht.

! **Es muß betont werden, daß auch heute noch die persönliche Erfahrung der ärztlichen und pflegerischen Betreuer in der Behandlung des Krankheitsbildes und der zu erwartenden Symptome eine wesentliche Rolle für einen positiven Heilungsverlauf spielt.**

Neben Erkennen und Korrektur der *vegetativen Dysfunktion* und Prophylaxe von O_2*-Mangelzuständen* ist die ausreichend *kalorische, künstliche Ernährung* erforderlich mit Substitution der notwendigen Nährstoffe wie Eiweiß, Fett, Kohlenhydrate sowie den essentiellen Spurenelementen und Vitaminen. Sie schützt vor Ernährungsmangelzuständen und bietet Grundlagen der Remission des schwerverletzten Patienten.

Patienten im Stadium der Bewußtseinsstörung benötigen nach Durchführung der Akutversorgung eine angemessene *Basistherapie,* um Sekundärschäden zu vermeiden. Dazu gehören:
- frühzeitige Tracheotomie,
- geeignete Kanüle (Lumen – Totraum),
- vegetative Dämpfung,
- bilanzierte Ernährung (enteral – parenteral – kalorisch – adaptiert),
- Bakteriologie.

! **Durch eine enge Verzahnung von initialer Versorgung, Transport und Akutklinik mit der dargestellten optimalen Versorgung ist heute eine signifikant bessere Überlebensrate der Patienten mit schweren kombinierten Schädel-Hirn-Verletzungen möglich, als noch vor wenigen Jahren.**

4.1
Großhirn und Hirnstamm

Zum Verständnis der Funktionsabläufe nach Schädel-Hirn-Verletzungen sind einige grundlegende Kenntnisse des Normalzustandes notwendig.

4.1.1
Großhirn

Das Groß- oder Endhirn dient im wesentlichen der bewußten Verarbeitung und der bewußten Steuerung der höheren Hirnfunktionen. **!**

Für diese Abläufe sind neben den zentralen *Aufnahme-, Verarbeitungs-* und *Speichermöglichkeiten* eine Vielzahl von *Verbindungssystemen* notwendig, welche die einzelnen Zentren miteinander verbinden und so erst die höheren Hirnfunktionen ermöglichen.

Enge Verbindungen zum Hirnstamm und dem Rückenmark stellen die Kopplung zu den vegetativen und peripheren Zentren sicher.

Ein Rückschluß zwischen Schädigungsort und den zu erwartenden Ausfällen ist im Bereich des Großhirnes schwierig und nicht mit letzter Sicherheit vorzunehmen. Allerdings gibt es *definierte Zentren*, bei deren Ausfall *charakteristische Störungen* erwartet werden können. Dies trifft vor allem die Bereiche der Willkürmotorik, der Sensibilität, der Sprache, der Verarbeitung des Sehens, aber auch des Verhaltens.

■ **Praxis-Tip**
Unfallbedingte Schädigungen im Bereich des Großhirns werden sich überwiegend in Funktionsstörungen der höheren Hirnfunktionen widerspiegeln (Abb. 4.7).

Abb. 4.7. Schematischer Längsschnitt durch das Gehirn des Menschen mit Großhirn und Hirnstamm. Bei Schädigung in der Schnittebene 1 sind Symptome des akuten Mittelhirnsyndroms zu erwarten. Tiefer gelegene Schädigungen in der Schnittebene 2 führen zu Symptomen des Bulbärhirnsyndroms

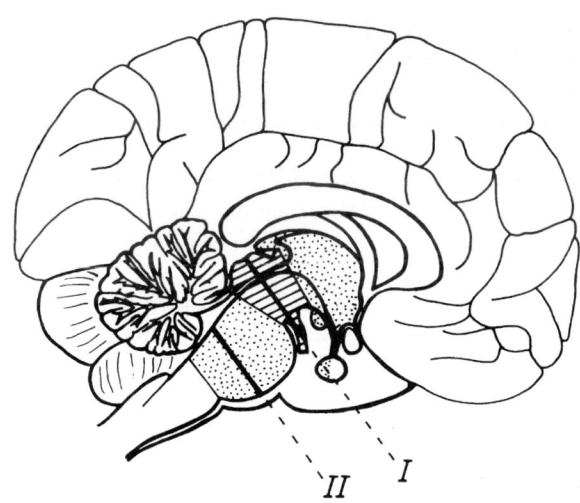

Hierzu gehört besonders die Senkung des intellektuellen Niveaus, aber auch der sog. kognitiven Funktionen, wie Konzentration, Neu-, mittelfristiges- und Altgedächtnis, Umstellungsfähigkeit, Aufmerksamkeit, Auffassungsgabe, Denkvermögen, Störungen der Willkürmotorik der bewußten Sensibilität des optischen und akustischen Auffassungsvermögens, des Sprachverständnisses und der Sprachwiedergabe, des Verhaltens sowie Verknüpfung dieser Fähigkeiten untereinander.

4.1.2
Hirnstamm

Im Hirnstamm befinden sich wichtige Zentren zur Steuerung der sog. *unbewußten Funktionsabläufe (vegetatives System)* wie Atmung, Blutdruck, Herzrhythmus, Temperaturregulation, des Stoffwechsels und *lebenswichtiger Reflexe (Schutzreflexe)*. Er ist Durchgangsstation von ableitenden und zum Großhirn führenden Bahnen. In ihm sind *grundlegende Aktivierungssysteme* zur Steuerung der Bewußtseinslage lokalisiert (Formatio reticularis).

Somit geben Symptome der direkten Hirnschädigung einen entscheidenden Hinweis auf die Gefährdung des Patienten. Im Folgenden wird unter Hirnstamm das Gebiet von Mittelhirn, Pons und Medulla oblongata verstanden wird.

! **Funktionsstörungen der Hirnstammzentren zeigen sich an tiefen Graden der Bewußtseinsstörungen, im pathologischen Ablauf von Hirnstammreflexen sowie an Einschränkungen von Funktionen, die durch die Hirnstammstrukturen aufrechterhalten werden.**

Hirnstammreflexe
Ein Großteil der pathologischen Reflexe ist erst nachweisbar, wenn ein *Ausfall von Großhirnfunktionen* vorliegt. Sie sind deswegen erst nach einer ausgedehnten diffusen Großhirnschädigung zu finden.

Folgende *Hirnstammreflexe* sind nach *Störungen der Großhirnfunktionen* zu beobachten:
- Greif-Handschluß-Reflex,
- orale Schnapp-, Schnauz- und Sperreflexe,
- Palmomentalreflex,
- Zephalookular- und Vestibulookularreflex.

Ein weiterer Teil der Reflexe ist in ihrer Funktion unabhängig vom Großhirn, setzt aber einen intakten Hirnstamm voraus und zeigt pathologische Abläufe, wenn durch Störungen im Hirnstamm der Reflexbogen unterbrochen wurde.

! **Eine direkte Hirnstammschädigung wird durch hirnstammabhängige Störungen der Motorik oder durch teilweisen bis völligen Ausfall von Hirnstammreflexen angezeigt.**

Dies sind im besonderen Störungen von:
- Okulo- und Pupillomotorik,
- Lidschluß und Kornealreflex,

- Schluck- und Würgreflex,
- Ziliospinal- und Trigeminofazialreflex.

Einige dieser Reflexe werden auch als *Schutzreflexe* bezeichnet. Hierzu zählen besonders der Lidschluß- und Kornealreflex, der Schluck-, Würg- und Hustenreflex. Diese verhindern, daß es beim bewußtlosen Patienten zur Schädigung der Hornhaut oder ungesteuerten Aspiration von Nahrung und Schleim kommt.

Großhirnabhängige Reflexe

Zu der Gruppe der Reflexe, welche erst bei einer *ausgedehnten Großhirnschädigung* auftreten gehören:

- *Greif- und Handschlußreflexe:* Es kommt zu einem automatischen reflektorischen Hand- und Fingerschluß auf oft nur leichte sensible oder taktile Reize. Der automatische Handschluß ist meist nur einseitig vorhanden. Dem Kranken gelingt es nicht, den einmal von der Hand umklammerten Gegenstand wieder loszulassen. Weiterhin kommt es zu Greifphänomenen, die als Zwangsgreifen, Nachgreifen und Nachtasten zu beobachten sind.
- *Orale Schnapp-, Kau- und Sperreflexe:* Diese Reflexe entsprechen im oralen Bereich den Greifautomatismen. Bei der Berührung der Lippen und des Gaumens oder beim Beklopfen der Zahnreihe kommt es reflektorisch zu einem Lippen- oder Kiefernschluß. Vielfach werden diese begleitet von Leck-, Saug- oder Schlürfbewegungen, die bis zum Schluckakt gehen können.
  Die geschilderten Phänomene beziehen sich aber nicht alleine auf Hand und Mund. Es kommt häufig gleichzeitig und isoliert zur Wendung des Kopfes und des Körpers.
- Der *Palmomentalreflex* wird durch Bestreichen der Handinnenfläche mit einem spitzen Gegenstand ausgelöst. Er führt zu einem unwillkürlichen Hochschieben des Kinns durch Kontraktion des gleichgradigen M. mentalis.
- Der *Zephalookularreflex*, auch Puppenaugenphänomen genannt, äußert sich in einer Wendebewegung der Augen entgegen der Drehrichtung des Kopfes. Normalerweise behalten die Bulbi bei Kopfdrehung und -wendung des Kopfes ihre Form bei eingenommener Stellung bei.
- Beim *Vestibulookularreflex* bewirkt eine Eiswasserspülung im äußeren Gehörgang eine tonische Blickbewegung zur Seite des gespülten Ohres. Normalerweise sollte ein rhythmisch konjugierter Nystagmus mit langsamer Schlagfolge zum gespülten und schnellerer Schlagfolge zum ungespülten Ohr ausgelöst werden.

Noch einmal muß darauf hingewiesen werden, daß diese Reflexe normalerweise erst bei einer *ausgedehnten Großhirnschädigung* auftreten oder auslösbar sind. Sie sind deswegen erst beim *tief bewußtseinsgestörten Patienten* mit entsprechendem Schädigungsmuster zu beobachten. In der Regel sind sie beim apallischen Patienten im sog. vegetativen Status teilweise oder gänzlich auszulösen und nachzuweisen.

Im Umkehrschluß ist zu sagen, daß das Vorhandensein der beschriebenen Reflexe auch klinisch auf eine ausgedehnte diffuse Großhirnschädigung hinweist, wie sie nach primären oder sekundärem O_2-Mangel des Gehirns eintritt.

Hirnstammabhängige Reflexe sowie Okulo- und Pupillomotorik

Wichtige Hinweise für eine direkte Hirnstammschädigung gibt die Prüfung der Pupillenweite, der Lichtreaktion sowie der Bulbusstellung.

Es handelt sich um *großhirnunabhängige Reflexe*, die jedoch einen *intakten Hirnstamm* voraussetzen.

Okulo- und Pupillomotorik

Ausgehend von der Normalweite der *Pupillen* mit prompter Lichtreaktion und achsengleicher Bulbusstellung sind folgende *pathologische Zustände* zu unterscheiden:

- Die Pupillenweite kann maximal eng, eng, mittelweit und maximal weit sein.
- Die Pupillenform ist normal oder entrundet.
- Der Lichtreflex bringt bei plötzlicher Belichtung einer Pupille keine prompte Reaktion, sondern diese ist träge oder sogar ausgefallen.

Voraussetzung ist, daß die Sehbahn auf der geprüften Seite und auch die Funktion des N. oculomotorius erhalten sind. Während die klinische Prüfung der intakten Sehbahn bei bewußtseinsgetrübten, bewußtlosen oder nicht kooperationsfähigen Patienten schwierig ist, kann die Funktion des N. oculomotorius auch in dieser Situation sicherer beurteilt werden.

! **Mittelhirnläsionen führen zu mittelweiten bis weiten und zunehmend lichtstarren Pupillen, während tiefer gelegene Läsionen in der Pons enge, träge und nicht mehr reagierende Pupillen bewirken.**

Einen wichtigen Hinweis bieten Störungen der *Okulomotorik*. Ausgehend von der physiologischen Bulbusstellung in der Mitte bei beidseits achsengerechten Bulbi sind spontane Blickabweichungen nach seitlich, oben und unten mit Divergenz der Bulbi im Sinne einer abweichenden Achsenstellung sowie schwimmenden divergierenden Bulbusbewegungen zu beobachten. Die *Blickzentren im Mittelhirn* koordinieren die Augenbewegungen nach oben oder unten, so daß bei Störungen dort die entsprechenden Blickbewegungen oder Blickrichtungen nicht mehr durchgeführt werden können.

Schädigungen im Bereich der *Pons* führen zu horizontalen Blicklähmungen, wobei spontane oder gezielte Blickbewegungen nach rechts oder links nicht mehr möglich sind.

■ Praxis-Tip

Eine sichere Unterscheidung der großhirnbedingten Störung der Blickbewegungen von Schädigungen im Hirnstamm sind bei bewußtlosen Patienten nicht oder nur sehr schwer zu treffen.

Am häufigsten wird wohl die *einseitige komplette Ophthalmoplegie* als Schädigung der vom N. oculomotorius versorgten Augenmuskeln zu beobachten sein: Das Oberlid hängt herab, der Augapfel steht seitlich nach unten mit erweiterter Pupille und absoluter Pupillenstarre. Bei Stimulierung oder Aktivierung kein Heben des Oberlides. Weiter werden auch spontane konjugierte oder dyskonjugierte Bulbus-

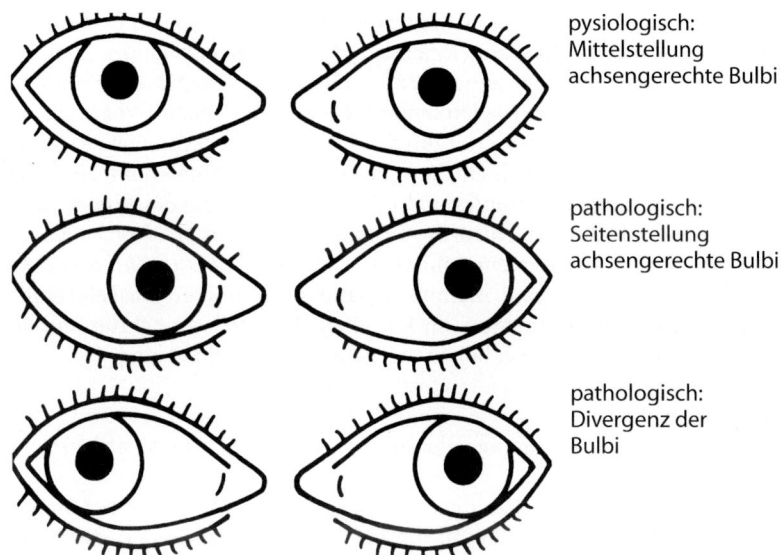

pysiologisch:
Mittelstellung
achsengerechte Bulbi

pathologisch:
Seitenstellung
achsengerechte Bulbi

pathologisch:
Divergenz der
Bulbi

Abb. 4.8. Störung im Bereich der Pupillomotorik deuten auf Schädigungen im Bereich der Blickzentren hin

bewegungen beim bewußtlosen Patienten auf Schädigung im Bereich des Mittelhirns hinweisen (Abb. 4.8).

Hirnstammreflexe

Weitere Hirnstammreflexe, die den N. trigeminus, N. glossopharyngeus und N. vagus betreffen, sind der *Lidschluß* oder *Kornealreflex.* Mechanische, thermische und chemische Reizung der Corneae lösen physiologischerweise einen spontanen Lidschluß aus. Somit weist ein fehlender Lidschluß bei Korneareizung auf einen gestörten Reflexbogen hin.

- Erhaltene Schluck- und Würgreflexe geben den intakten Reflexbogen über dem *N. glossopharyngeus* und *N. vagus* an.
- Beim *Ziliar-spinal-Reflex* lösen Schmerzreize am Oberkörper, im Gesicht und am Hals eine gleichseitige Pupillenerweiterung aus.
- Beim *Trigeminofazialreflex* zeigt ein Ausfall der ersten Reflexantwort mit Kontraktion des M. orbicularis oculi eine Läsion im unteren Teil der Brücke, der Ausfall der zweiten Reflexantwort mit Kontraktion im kontralateralen M. orbicularis oculi eine Mittelhirnschädigung an.
- *Ausgeprägte Kontinuitätsunterbrechungen* der aufsteigenden Bahnsysteme im Bereich des Hirnstammes spiegeln sich in einer *generalisierten Muskeltonuserhöhung* wieder. Es kommt zu einer erheblichen Streckhaltung des Rumpfes mit teilweiser Überstreckung, Beugestellung der Unterarme und der Hände sowie durchgehender Streck- und Innenrotationshaltung der Beine. Diese Situation wird auch als *obere Enthirnungsstarre* (Dezerebration) bezeichnet, obgleich dies anatomisch nicht zutreffend ist. Geht die Beugestellung der Arme in eine ausge-

prägten Streckhaltung über, wird von der *unteren Enthirnungsstarre* gesprochen. Sie ist Ausdruck einer zunehmenden Störung der Formatio reticularis des Mittelhirns und mit einer zunehmend schlechteren Prognose verbunden. Als Ausdruck einer bestehenden *Enthemmung von dämpfenden Strukturen* reagiert der Patient auf äußere Reize mit durchgehenden Streckkrämpfen. Es kommt plötzlich zu Streckmechanismen aller Extremitäten, verbunden mit einer erheblichen Überstreckung des Rumpfes und Rückwärtsbewegung des Kopfes (Abb. 4.9).

- Zunehmende Bulbärhirnstörungen gehen häufig mit *Myoklonien* als Zeichen der Enthemmungsphänomene einher. Diese sind *spontane Zuckungen* der Zunge oder der Schlund- und Atemmuskulatur und anderer Muskelgruppen, welche generalisiert und synchron, im Einzelfall aber auch asynchron und lateralisiert sowohl in Ruhe als auch bei Aktivierung zu beobachten sind.

■ **Praxis-Tip**
Häufig werden Myoklonien als *„Erschrecken des Patienten"* gedeutet.

! Als Ausdruck der gleichzeitigen Beteiligung der aktivierenden Bahnen gehen Schädigungen des Hirnstamms immer mit tieferen Graden der Bewußtseinsstörung einher.

■ **Praxis-Tip**
Zusammenfassend ist zu sagen, daß der Nachweis der großhirnabhängigen pathologischen Reflexe auf eine ausgedehnte Schädigung im Großhirn hinweist.
Abschwächung, bzw. Fehlen der Hirnstammreflexe deutet auf eine Schädigung im Mittel- oder Endhirn hin.

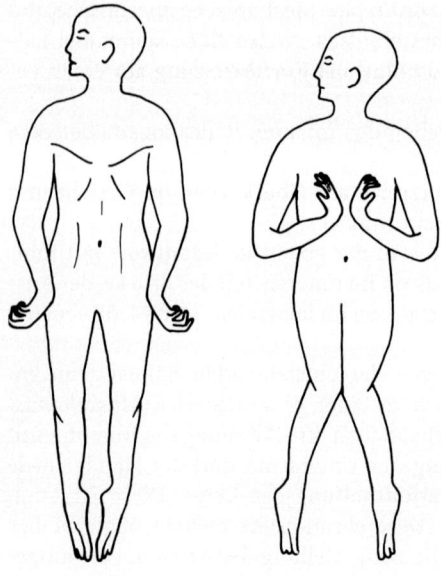

Abb. 4.9. Schematische Darstellung der Symptome nach tiefer gelegenen Hirnstammschädigungen mit Streckmechanismen der unteren und oberen Extremitäten sowie obere Hirnstammschädigung mit Beugehaltung der Arme und Streckstellung der Beine

Selbstverständlich müssen diese Symptome im Rahmen der Gesamtbeobachtung gesehen werden. So wird der Ausfall des N. oculomotorius bei erhaltener Bewußtseinslage mit Sicherheit auf eine periphere Läsion und nicht auf eine primäre Schädigung des Hirnstammes hinweisen.

Vegetative Funktionen
Der Hirnstamm ist eines der wichtigsten vegetativen Steuerungszentren des Menschen.

Die vegetativen Abläufe haben gerade bei bewußtseinsgestörten Patienten extreme Bedeutung, da es sich hierbei um die unbewußte Aufrechterhaltung von lebenserhaltenden Funktionen handelt, deren Störung oder Ausfall zu einer direkten Gefährdung des Patienten führt. **!**

■ Praxis-Tip
Eine besondere Gefährdung stellen die Enthemmungen oder der Ausfall der *Atemtätigkeit* mit pathologischen Atmungsformen, Zu- oder Abnahme der Atemfrequenz, aber auch eine flache, nicht ausreichende Spontanatmung dar.

Zentrale Atemstörungen sind in der Akut- aber auch Subakutphase die häufigsten Komplikationen und bewirken eine ausgeprägte Gefährdung des Patienten.

Von seiten des Kreislaufes sind *hypertone oder hypotone Blutdruckwerte,* ferner *tachykarde oder bradykarde Rhythmusstörungen* zu beobachten. Als obere Grenze gilt ein systolischer Blutdruckwert von über 150 mmHg. Nach unten sollte ein diastolischer Wert von unter 60 mmHg nicht unterschritten werden. Für die *Herzfrequenz* ist der obere Wert bei 120/min, der untere bei unter 60/min anzusetzen.

Ausgeprägte *Schweißproduktion,* vor allem im Bereich des Kopfes und des Rumpfes, deutet ebenfalls auf eine Schädigung im Bereich des Hirnstammes hin.

Die *Temperaturabweichungen* können ebenfalls Hinweise auf eine Störung im Bereich des Hirnstammes bieten. Allerdings sind hier pathologische Werte eher im Bereich unter der normalen Körpertemperatur bei Beteiligung des Bulbärhirns zu erwarten.

Endokrine Entgleisungen wie Blutzucker oder Elektrolytstörungen können ebenfalls Ausdruck einer zentralen Schädigung sein. Allerdings kann häufig nicht unterschieden werden, ob die Verbindung Hirn – Hypothalamus oder die peripheren Organe (Schilddrüse, Nebennieren) betroffen sind. Die häufigste Form dürfte der *Diabetes insipidus* sein mit ungesteuertem Ausscheiden großer Mengen unkonzentrierten Urins.

5 Bewußtseinslage und Hirnstammfunktionen

Trotz der Weiterentwicklung der apparativen und biochemischen Diagnostik liefert auch heute noch die *Beobachtung* des Patienten sowie die *klinisch neurologische Untersuchung* entscheidende Informationen, um die Situation des Patienten nach schwerem Schädel-Hirn-Trauma beurteilen und einordnen zu können.

! Führendes Symptom der akuten Hirnfunktionsstörung ist die Einschränkung der Bewußtseinslage bis hin zur Bewußtlosigkeit.

Eine große Schwierigkeit besteht darin, daß sich Bewußtsein nicht sicher definieren läßt. Angenommen wird, daß jede Abweichung von der Norm „des Bewußtseins" ein neurophysiologisches oder neurochemisches Korrelat hat. Nach Übereinkunft in der Literatur sollte man von *Bewußtseinsstörungen* nur sprechen, wenn als Ursache ein *organisch pathologischer Prozeß* nachweisbar oder zumindest vermutet werden muß. Anderenfalls wäre *Bewußtseinsveränderung* der geeignete Begriff. Im medizinischen Sprachgebrauch wird Bewußtsein zur Definition der Bewußtseinslage gebraucht, zum anderen werden auch Bewußtseinsinhalte beschrieben.

! Ausgehend vom Begriff der Bewußtseinshelligkeit oder Wachheit wird Bewußtseinstrübung als Minderung der Bewußtseinshelligkeit bis hinab zur Bewußtlosigkeit verstanden.

Entsprechend wird nachfolgend unter Bewußtseinslage die Tiefe der Bewußtseinstrübung bis hin zur Bewußtlosigkeit bezeichnet.
Es werden 3 *Schweregrade der Bewußtseinsstörung* unterschieden:
- *Somnolenz:* abnorme Schlafneigung, der Patient kann jedoch durch Anrufen, Beklopfen oder andere Aktivierung jederzeit erweckt und zu bestimmten Reaktionen veranlaßt werden.
- *Sopor:* der Patient ist in einem schlafähnlichen Zustand, aus dem er durch starke Stimuli wie Schmerzreize erweckt werden kann, jedoch meist nicht zur vollen Aktivität.
- *Koma:* unerweckbare Bewußtlosigkeit.

Klinische Merkmale der *Bewußtseinstrübung* sind:
- Verlangsamung aller psychischen und motorischen Abläufe,
- Einschränkung der Fähigkeit zu verbaler, mimischer und gestischer Kommunikation,
- verminderte Fähigkeit, zwischen Reizalternativen zu entscheiden,

- Störung der zeitlich kalendarischen, örtlich geographischen, situativen und Personalorientierung,
- verminderte Beachtung und verzögerte Reaktion auf externe Reize,
- Abnahme der Personal- und der Körperkontrolle,
- Reduktion intellektueller/kognitiver Fähigkeiten.

Klinische Merkmale der *produktiv ausgestatteten Bewußtseinstrübung* sind:
- *veränderter Affekt:* labile widersprüchliche Gefühle, ängstlich erregte Hilfe- und Ratlosigkeit aber auch apathische Teilnahmslosigkeit;
- *formale Denkstörungen:* Verfall der Gedankenkette in beziehungslose Bruchstücke, Nichtbeachtung logischer Widersprüche, vorwiegend produktive Konfabulationen;
- *Trugwahrnehmungen:* bevorzugt Halluzinationen;
- *veränderte Zeitwahrnehmung:* die Zeit läuft scheinbar zu schnell oder zu langsam ab;
- *vermehrte Suggestivität:* Gedanken, Gefühle, Motivationen sind leicht zu beeinflussen;
- *gesteigerte Ablenkbarkeit:* bis zur Schreckhaftigkeit gesteigerte Reaktion auf schwache unbedeutende Reize.

Bei der qualitativ ausgestatteten Bewußtseinstrübung kann man mehrere ineinander übergehende Prägnanztypen unterscheiden: Verwirrtheit – Delier – Dämmerzustand.   !

■ **Praxis-Tip**
Vereinfacht ausgedrückt kann die Beschreibung des Grades der Bewußtseinsstörung die Folgen der organischen Hirnschädigung direkt ausdrücken, während die Symptome der Einengung der Bewußtseinsinhalte den hierdurch ausgelösten und bewirkten psychischen Befund angeben.

Nach schweren Schädel-Hirn-Verletzungen sind die Übergänge fließend und oft nicht sicher abzugrenzen. Auch ist die Definition des Begriffes der Bewußtseinsstörung in der Literatur nicht eindeutig.

Aufgrund *unserer Erfahrung* gehen wir davon aus, daß von einer Bewußtseinsstörung gesprochen wird, wenn gezielte Reaktionen spontan oder auf Stimulation über alle sensiblen Kanäle nicht mehr prompt und folgerichtig durchgeführt werden.

Mit zunehmender Tiefe der Bewußtseinsstörung werden Reize nur noch entsprechend ihrer physikalischen Intensität und nicht mehr aufgrund ihrer Bedeutungsinhalte beantwortet. Das Stadium der Bewußtlosigkeit (Koma) ist erreicht, wenn auf intensive äußere Reize über alle sensiblen Kanäle keine willentlichen und damit gezielten Reaktionen erfolgen.   !

Der Patient reagiert dann entweder nur noch mit vegetativen Symptomen oder mit angedeuteten und ungezielten verbalen oder motorischen Äußerungen. Auf der Beobachtung der noch auslösbaren verbalen und motorischen Verhaltensreaktionen basieren eine Reihe von *Scoring-Systemen* zur Messung des Schweregrades der Bewußtseinsstörung (GCS).

■ **Praxis-Tip**

Bei akut endogenen Psychosen muß man zwischen solchen mit und ohne Bewußtseinstrübung differenzieren. Die Bewußtseinstrübung ist quantitativ erfaßt, wobei der schwerste Grad die Bewußtlosigkeit (Koma) ist. Das Durchgangssyndrom nimmt im Verlauf einer Hirnerkrankung allmählich an Schwere zu und geht fließend in die Bewußtseinstrübung über, während die Rückbildung in umgekehrter Reihenfolge abläuft.

In der Frühphase nach schwerer Schädel-Hirn-Verletzung werden mit zunehmender Bewußtseinsaufhellung überwiegend schwere *Durchgangssyndrome* im Sinne des akuten „Korsakow-Syndroms" zu beobachten sein mit Unruhe, Desorientiertheit, Konfabulation und Merkfähigkeitsstörung und häufig delirant halluzinatorischen Zügen.

Wie die Erfahrung gezeigt hat, bereitet jedoch die *Erhebung oder Wertung der Befunde* sowohl dem Anfänger als auch dem Fortgeschrittenen erhebliche Schwierigkeiten. Gebräuchliche *Scoring-Systeme* basieren auf *subjektiven Erhebungen* und lassen eine verläßliche Beurteilung nur in Verbindung mit den Ergebnissen der subtilen klinischen, aber auch der apparativen Untersuchungen zu. Weiterhin erfordert das Erkennen sowie die Beurteilung der aufgetretenen, aber auch zu erwartenden Symptome eine große Erfahrung mit diesem Krankheitsbild und kann nur bedingt in theoretischer Fortbildung vermittelt werden.

■ **Praxis-Tip**

Unabdingbar für die *Erhebung oder Wertung der Befunde* ist die persönliche Beobachtung und Zuwendung zu den Patienten, die Beurteilung der Genesungsverläufe sowie der Auswirkungen von Komplikationen aber auch der therapeutischen Aktivität auf die Hirnfunktionen, vor allem der Wahrnehmungs-, Reaktions- und Handlungsfähigkeit.

5.1
Bewußtseinslage

■ **Praxis-Tip**

Die zunehmende Bewußtseinstrübung bringt in Verbindung mit den Funktionsstörungen der Großhirn- und Hirnstammfunktion wie Aufhebung der bewußten Wahrnehmung und Reaktionsfähigkeit, Entgleisung der Steuerung vegetativer Funktionen sowie gestörten Schutzreflexen den Patient damit in eine für ihn extrem bedrohliche und vital gefährdende Situation.

Diese Gefährdung nimmt mit zunehmender Bewußtseinstrübung und ausgeprägten Störungen der Hirnstammfunktion sprunghaft zu. Der Patient wird somit *hilflos äußeren Einflüssen* gegenüber und ist nicht mehr in der Lage, für ihn schädigende Einwirkungen mit gezielten oder sichtbaren Reaktionen zu signalisieren oder diese abzuwehren. *Wie kann die Bewußtseinslage durch die Untersuchung des Patienten beurteilt und eingeordnet werden?*

Wie bei jedem physiologischen Reiz ist es auch hierbei notwendig, die *Reiz-intensität* und -art entsprechend dem *aufnehmenden und dem Erfolgsorgan* zu wählen, um sicherzustellen, daß der gesetzte Reiz mit großer Wahrscheinlichkeit tatsächlich das Erfolgsorgan erreicht und dort die gewünschte Reaktion hervorruft.

Welche Möglichkeiten der Stimulation und des externen Reizes stehen nun zur Verfügung?

Sinnvollerweise wird man die *physiologisch sensiblen* Perzeptionen, nämlich das akustische, das optische, das sensible und das motorische System, benutzen, um einen Zugang zu dem *bewußtseinsgetrübten* Patienten zu finden.

Nach extremer Gewalteinwirkung kann jedoch zunächst nicht sicher entschieden werden, welche dieser *physiologischen Perzeptionsmöglichkeiten* noch intakt sind, um die Reizaufnahme zu erlauben. So können Okulomotoriusparesen, Blutungen in den Glaskörper, direkte Schädigungen des N. opticus aber auch substantielle Schäden im Bereich der Sehzentren den optischen Zugang aufheben, ohne daß dies zunächst in der klinischen Situation erkannt wird. Ähnliches gilt für die übrigen sensorischen und sensiblen Systeme.

■ Praxis-Tip

Der Zugang zu dem bewußtseinsgetrübten Patienten muß parallel über alle sensiblen Perzeptionsmöglichkeiten gesucht werden, um dem Untersucher die Sicherheit zu geben, tatsächlich einen Stimulus für die Reaktion des Betroffenen zu setzen.

Weiterhin ist es notwendig, die Intensität des gesetzten Reizes mit ausreichender Stärke vorzunehmen.

In der Praxis wird sich die Situation so darstellen, daß zunächst geprüft wird, wie der Verletzte auf *verbale Aufforderung* reagiert. Solange er auf Ansprache reagiert, ist er definitionsgemäß nicht als bewußtlos einzustufen. Allerdings ist auch hier eine feinere Graduierung möglich und notwendig, wie folgende Auflistung zeigt:

- klar, voll orientiert:
  - der Patient gibt prompt adäquate Antworten und führt Befehle fehlerfrei aus;
- ansprechbar, verlangsamt, gezielte Reaktion:
  - situationsgerechte Antworten und Handlungen erfolgen erst nach energischer oder mehrmaliger Aufforderung;
- ansprechbar, stark verlangsamt, ungezielte Reaktion:
  - Antworten und Handlungen erfolgen auf energische Aufforderung,
  - Störungen im Ablauf sind erkennbar,
  - kein situationsgerechtes Verhalten.

Wenn der Verletzte auf *verbale Aufforderung* diese Reaktionen nicht bietet, werden parallel *taktile Reize* verschiedener Intensität zu setzen sein. Dies kann durch leichte Schmerzen im Bereich des Gesichtes bzw. der Oberarme, aber auch durch Bewegen der Extremitäten erfolgen. Die Reaktionen können jetzt analog dem Vorhergehenden beobachtet werden. Das heißt:

- klar, voll orientiert,
- verlangsamt – gezielte Reaktion,
- stark verlangsamt – ungezielte Reaktionen.

Wenn auf *akustische und taktile Reize* keine sichere Reaktion hervorgerufen wird, sollte eine *optische Stimulation* durch Lichtreize im Bereich beider Augen durchgeführt werden. Allerdings muß hier beachtet werden, daß es zu keiner Verletzung der Netzhaut oder des N. opticus durch zu hohe Lichtintensität kommt.

Ist es nicht möglich, den Patienten durch die dargelegte Stimulation, nämlich akustisch, somatosensorisch oder optisch, zu gezielten Reaktionen und Handlungen zu bringen, und erfolgen auf diese Reize nur ungezielte, nicht gerichtete Reaktionen, ist er definitionsgemäß als bewußtlos einzustufen.

! *Bewußtlosigkeit* **bedeutet: Keine gezielte Reaktion nach Stimulation über alle sensiblen Perzeptionskanäle, also keine verbalen Antworten, kein Öffnen der Augen, kein Befolgen von Aufforderungen – weder spontan noch auf Hinwendung (WHO).**

Weitere diagnostische Untersuchungen zur Abstufung der Bewußtseinsstörung sind möglich:
- *Ungezielte Reaktion auf äußere Reize* wie energische Ansprache, optische oder sensible Stimulation:
  – Der Patient antwortet verbal unverständlich oder motorisch ungezielt, teilweise nur mit Massen- oder Wälzbewegungen.
- *Streck- und Beugemechanismen:*
  – Verbale oder motorische Antworten sind nicht mehr erkennbar. Der Patient geht abrupt in eine Streck- oder Beugestarre, oder er zeigt symmetrisch motorische Entladungen im Sinne von Myoklonien und Zunahme der vegetativen Dysregulation;
  – Die letzte und ungünstigste Stufe ist dann erreicht, wenn auch durch intensive Stimulation *keine sichtbaren Reaktionen* mehr erfolgen.

Allerdings muß einschränkend darauf hingewiesen werden, daß *hohe Halsmarkschädigungen* selbstverständlich die Aktivierungsmöglichkeiten über die Peripherie aufheben. Deswegen ist es notwendig, Schmerzreize sowohl im Bereich des Gesichtes als auch der Extremitäten zusetzen.

■ Praxis-Tip
Durch die Beobachtung von spontanen Abläufen des Patienten, aber auch nach Setzen von gezielten und angemessenen Stimuli über alle sensiblen Perzeptionskanäle, nämlich akustisch, optisch, visuell und sensibel, wird ein wichtiger Hinweis auf den Grad einer vorhandenen Bewußtseinsstörung gewonnen werden können. Hierzu ist jedoch eine große Erfahrung des Untersuchers mit Patienten dieser Schädigungsform sowie eine subtile Beobachtung der Reaktion notwendig, um tatsächlich eine sichere Beurteilung zu erreichen.

Unter Berücksichtigung dieser Beobachtungen werden in der Neurotraumatologie verschiedene *Scoring-Systeme* zur Beurteilung des *Grades der Bewußtseinsstörung* genutzt. In der internationalen Literatur hat sich die sog. *Glasgow-Coma-Einteilung* nach Jannet durchgesetzt.

Hier werden *einfache motorische Antworten* des Patienten wie Augenöffnen, motorische oder verbale Reaktionen spontan, nach Aufforderung oder auf Schmerzreize geprüft und in ein entsprechendes Wertungssystem gebracht. Diese Einteilung erlaubt eine gute klinische Aussage über die Situation des Patienten. Allerdings muß einschränkend darauf hingewiesen werden, daß hiermit die Hirnstammfunktionen und auch ein Teil der Großhirntätigkeit nicht erfaßt werden.

■ **Praxis-Tip**

Es ist unumgänglich, zur genaueren Beurteilung der Situation des Patienten zu der Glasgow-Coma-Einteilung eine differenzierte Untersuchung und Dokumentation der beschriebenen Großhirn- und Hirnstammfunktionen und deren Ausfall vorzunehmen.

5.2
Hirnstammsyndrome

Wie angeführt, muß bedacht werden, daß die beschriebenen Symptome in ihrer *Kombination* betrachtet und bewertet werden müssen. *Leitsymptom ist immer die Störung der Bewußtseinslage.* So kann eine Okulomotoriusparese beim wachen Patienten ohne weitere neurologische Ausfälle nicht als Ausdruck einer Schädigung der Kerngebiete im Hirnstamm gewertet werden. Sie ist normalerweise Hinweis einer peripheren Verletzung dieses Nervs im Verlauf an der Hirnbasis.

Abhängig vom Schädigungsort können nach der *Lokalisation der Verletzung* folgende *Unterteilungen* vorgenommen werden, wobei die Erfahrung gezeigt hat, daß die Prognose bei anatomisch gesehen tieferen Hirnstammverletzungen ungünstiger ist als bei Schädigung im Bereich des oberen Mittelhirns.

Eine *direkte Schädigung des Mittelhirns* bewirkt:
- tiefere Stadien der Bewußtseinstrübung,
- Beugemechanismus in den oberen, Streckmechanismen in den unteren Extremitäten,
- Enthemmung vegetativer Funktionen,
- Divergens der Bulbi mit spontan divergierenden Bewegungen,
- Pupillenstörung mit wechselnder Weite, einseitig entrundet, träge Reaktion auf Licht,
- Fehlen von einzelnen oder Gruppen von Hirnstammreflexen.

Ein *akutes Bulbärhirnsyndrom* bewirkt:
- tiefste Bewußtseinstrübung,
- Verschwinden der Streckkrämpfe,
- Herabsetzen des Muskeltonus,
- schwerste Dysregulation bis Ausfall vegetativer Funktionen,
- pathologische Bulbusstellung,
- anfangs maximal enge, dann zunehmend weite entrundete lichtstarre Pupillen,
- Hirnstammreflexe im ganzen oder in größeren Gruppen nicht mehr auszulösen.

Die aufgeführten Symptome werden in der Literatur noch weiter unterteilt. Für die Praxis genügt jedoch die beschriebene Form (s. Abb. 4.7, S. 27).

■ **Praxis-Tip**

Zusammenfassend kann gesagt werden, daß für die Einordnung des Patienten nach akuter traumatischer Hirnschädigung die Beurteilung der Bewußtseinslage sowie die Funktion von Großhirn und Hirnstamm entscheidende Informationen für das Ausmaß des Schweregrades der Verletzung und der Gefährdung des Patienten bieten. Ohne größeren apparativen Aufwand kann der erfahrene Untersucher entscheidende Hinweise gewinnen und sie in Verbindung zu den Ergebnissen der technischen Untersuchung zu setzen.

Warum bedeuten tiefere Grade der Bewußtseinsstörung in Verbindung mit Einschränkungen der Schutzreflexe des Hirnstamms eine extreme Gefährdung des Patienten?

■ **Praxis-Tip**

Die zunehmende Bewußtseinsstörung verhindert, daß der Patient sich nach außen mitteilt. Durch Einschränkung der Wahrnehmungs- und Reaktionsfähigkeit ist er schädigenden Ereignissen gegenüber hilflos ausgeliefert.

Dies gilt für alle Handlungen, die wir am Patienten vornehmen, aber auch für Auswirkungen nicht angepaßter Therapie oder medizinischer Eingriffe ohne ausreichende Narkose oder ohne Kontrolle der vegetativen Funktionen.

Somit müssen Patienten mit Einschränkungen der Wahrnehmungs- und Reaktionsfähigkeit entweder im Stadium der Bewußtseinstrübung ober in der Phase der Bewußtlosigkeit wegen der Unfähigkeit, schädigende Ereignisse zu werten und mitzuteilen, als *direkt lebensbedroht* angesehen werden. *Zusätzliche Nachweise von Hirnstammdysfunktionen* – wie sie im bereits worden beschrieben sind – erhöhen selbstverständlich den *Gefährdungsgrad*. Gestörte oder aufgehobene Schutzreflexe, aber auch Enthemmung der vegetativen Funktionen sind immer bei tieferen Graden der Bewußtseinsstörung zu erwarten, unabhängig, ob der Hirnstamm direkt durch den Unfall oder als Spätfolge des Ereignisses geschädigt wurde.

Deshalb kann *die Behandlung* von Patienten in diesem Schädigungsstadium nur auf *Intensivstationen* mit lückenloser ärztlicher und pflegerischer Betreuung durchgeführt werden.

! **Keinesfalls dürfen Handlungen oder Eingriffe am bewußtseinsgetrübten oder bewußtlosen Patienten unter dem Gedanken durchgeführt werden: *„Der Patient ist bewußtlos, er merkt es ja doch nicht."***

Die *Sicherheit* des Patienten kann nur durch *ausreichende persönliche Erfahrung* aller Betreuer sowie deren ständige Unterweisung gewährleistet werden. Gefährdende Situationen müssen aufgrund der Reaktion des Patienten erkannt und beseitigt werden.

■ **Praxis-Tip**

Bei kleineren Abweichungen von der Norm sollte nicht sofort extrem reagiert werden in dem Sinne, daß die Therapie abgebrochen und der Patient wieder in das Bett gelegt wird. Die Grenzsituationen ist oft nicht einfach zu entscheiden, und es bedarf einer sachkundigen ärztlichen Aufsicht und Anleitung.

6 Medizinische Behandlung

6.1
Intensivtherapie

■ Praxis-Tip
Patienten im Stadium der Bewußtseinstrübung oder der Bewußtlosigkeit müssen als extrem vital gefährdet angesehen werden. Die Kombination von eingeschränkter Reaktionsfähigkeit mit aufgehobener direkter Signalmöglichkeit auf schädigende Reize und der Gefahr einer sekundären Hirnschädigung bei gestörten Schutzreflexen des Hirnstamms bildet ein *maximales Gefährdungspotential.*

Bei Patienten mit ausgeprägtem *Durchgangssyndrom* besteht zusätzlich noch die Gefahr der *Eigen- oder Fremdgefährdung* im Stadium der Orientierungsstörung.

Es muß eindringlich darauf hingewiesen werden, daß Patienten mit diesen Symptomen als schwerst erkrankt im medizinischen/organischen Sinne einzustufen sind. !

Leider wird häufig das Krankheitsbild dahingehend verkannt, daß es als *überwiegend psychologisch/psychiatrisch* gesehen wird. Dies ist inhaltlich nicht zu vertreten und führt in vielen Fällen zu einer *extremen sekundären Gefährdung* des Patienten durch die angegebenen Faktoren wie gestörte Schutzreflexe und vegetative Dysfunktion. Selbstverständlich darf die seelische Situation des Patienten nicht vernachlässigt werden. Oberstes Gebot ist jedoch, die *medizinische Sicherheit* zu gewährleisten.

Im Bereich der Frührehabilitation von Patienten nach akuten Hirnfunktionsstörungen kann die Behandlung nur auf Intensivstationen durchgeführt werden, die organisatorisch und personell dem Schädigungsbild entsprechend ausgestattet sind. !

Nach dem heutigen Wissensstand ist es nicht vertretbar, Patienten im Stadium der *Bewußtseinstrübung* oder der *Bewußtlosigkeit,* verbunden mit deutlichen *vegetativen Dysfunktionen, tracheotomierte* Patienten aber auch Patienten mit *schweren Durchgangssyndromen* nicht in *Intensiveinheiten,* sondern in *normalen Krankenzimmern* zu behandeln. Es wird nötig sein, im Übergang von der Frührehabilitation zur weiterführenden Rehabilitation, also von der Intensivpflege auf die Normalstation, *Intermediärpflege* zu ermöglichen, wobei hier durchaus Normalzimmer benutzt werden können. Dies hängt jedoch ausschließlich von der Situation des Patienten in bezug auf Bewußtseinsstörung und seine vitale Gefährdung sowie die medizinisch/pflegerische Überwachungsmöglichkeit ab. *Patienten mit ausgeprägtem Durchgangssyndrom* müssen ähnlich betrachtet werden. Leider wird dieser Punkt in vielen Fällen nicht ausreichend berücksichtigt.

Dies liegt an:

- der mangelnden Erfahrung der Behandler,
- den fehlenden Reaktionsmöglichkeiten des Patienten,
- der nicht ausreichenden Aufklärung der Angehörigen; diese können natürlich die Gefährdung des Patienten nicht erkennen, wenn in einem Normalzimmer im Stadium der Intensivpflege behandelt wird.

! **Frührehabilitation bedingt die medizinische Notwendigkeit zur Intensivtherapie (Abb. 6.1).**

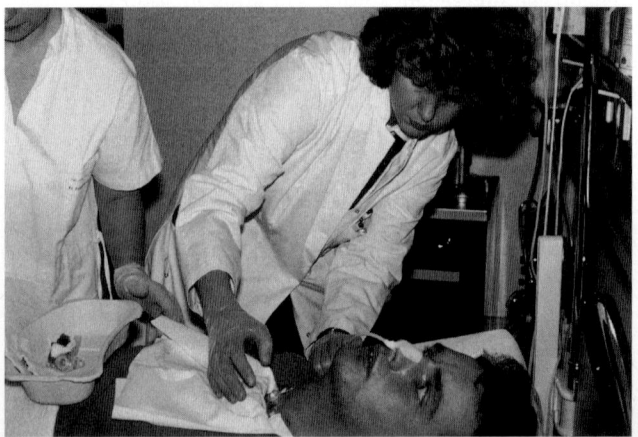

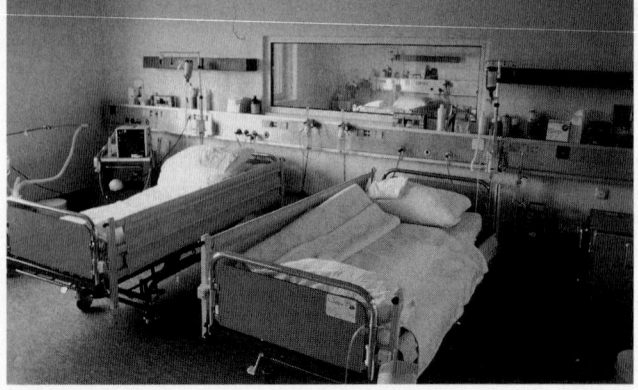

Abb. 6.1. a Die Arbeiten auf der Intensivstation müssen unter weitgehend sterilen Bedingungen durchgeführt werden. Der notwendige Kanülenwechsel erfolgt zügig und sicher, um den Patienten nicht durch eine sekundäre Hypoxie zu gefährden. **b** Die Intensivstation der Neurologischen Klinik Hessisch Oldendorf: Ein blickmäßiger Kontakt zwischen den Patientenzimmern ist unumgänglich

6.1.1
Pflegebereich

Überwachung und Behandlung bewußtseinsgestörter und damit extrem gefährdeter Patienten stellen *höchste menschliche* und *fachliche Ansprüche* an die ärztlichen und *pflegerischen Mitarbeiter*. Neben den Regeln der allgemeinen Intensivüberwachung und Pflege ist die *Beurteilung der Bewußtseinslage und der Hirnstammfunktion kontinuierlich notwendig, um eine Gefährdung des Patienten zu vermeiden* und schnellste therapeutische Maßnahmen einzuleiten. Deshalb müssen pro Schicht ausreichend *erfahrene Schwestern* und *Pfleger* unter ärztlicher Leitung und Aufsicht tätig sein. *Jüngere pflegerische Mitarbeiter* müssen gründlich eingewiesen werden, wobei die Erfahrung durch die Zusammenarbeit mit den erfahrenen Mitarbeitern wächst. Zu den intensivmedizinisch/pflegerischen Maßnahmen kommen noch die später dargestellten rehabilitativ aktivierenden Aufgaben, so daß der angegebene Pflegeschlüssel von 3 pflegerischen Mitarbeitern pro Patient keinesfalls unterschritten werden darf.

Die *Aufgaben auf der Einheit für Frührehabilitation* gliedern sich in 3 Gruppen:
- die intensivmedizinische,
- die pflegerisch-medizinische (Grund-/Behandlungspflege),
- die pflegerisch-aktivierende Tätigkeit.

Diese Bereiche lassen sich naturgemäß nicht voneinander trennen und müssen auch im Verbund und in gegenseitiger Ergänzung durchgeführt werden.

Die eigentlichen *intensivmedizinischen Maßnahmen* erstrecken sich auf Beobachtung und Behandlung folgender Parameter:
- Vitalfunktion (Atmung, Kreislauf, Temperatur),
- Bewußtseinslage,
- vegetativer Status,
- Hirnstammfunktion (Pupillenreaktion, Schutzreflexe),
- Infusionsbilanz,
- enterale/parenterale Ernährung,
- Ausscheidung,
- Labor,
- Erkennen von Sekundärkomplikationen,
- Tracheostoma.

Dem *pflegerisch/medizinischen Bereich* sind zuzuordnen:
- Verabreichen von Medikamenten, Sonden, Infusionen,
- Versorgung von Urin- und Venenkatheter,
- Überwachung von Stuhl- und Urinfunktion,
- Beatmungsführung.

Der *pflegerisch rehabilitativen Therapie* entspricht:
- Stimulation und Aktivierung zur Besserung von Wahrnehmungs-, Reaktions- und Handlungsfähigkeit,
- Anbahnung der Willkürmotorik,
- Übungen zur Lebenspraxis, Orientierung und Sprache,

- Mobilisierung,
- seelische Zuwendung,
- Steuerung von Affektivität und Verhalten,
- Kontakt zu den Angehörigen.

Erkennen von Komplikationen

! **Es ist notwendig, Zustände zu definieren, die ein sofortiges Eingreifen mit Alarmierung des zuständigen Arztes erfordern. Hierzu gehören:**
- **zunehmende Unruhe,**
- **rasche Verschlechterung der Reaktionslage,**
- **Blutdruckabfall,**
- **Brady- oder Tachykardie/Herzstillstand,**
- **Fehllage der Magensonde oder des Blasenkatheters,**
- **fokaler oder generalisierter Krampfanfall,**
- **Erbrechen,**
- **Aspiration,**
- **Verlegung des Trachealtubus oder artefizielle Extubation durch den Patienten oder bei pflegerischen Tätigkeiten,**
- **akutes Abdomen,**
- **Änderung der Körpertemperatur,**
- **übermäßige Sekretion,**
- **Thrombose.**

Vitalgrößen wie Atmung, Herzfrequenz, Blutdruck und Temperatur sind mindestens stündlich zu erfassen und zu protokollieren. Besonderheiten der Bewußtseinslage, der vegetativen Funktionen aber auch die geschilderten Komplikationen müssen ebenfalls gesondert aufgeführt werden.

Protokolliert werden ferner Art und Einfuhr sowie Mengen der enteralen und parenteralen Ernährung sowie Menge, Frequenz und Konsistenz der Urinausscheidung.

Lagerung

■ **Praxis-Tip**
Art und Form der Lagerung des Patienten in bezug auf die Aktivierung, die Verringerung der Spastik sowie den rehabilitativen Ablauf werden in der Literatur extrem überbewertet.

Sinn der Lagerung ist:
- die Vermeidung von Dekubitalulzera,
- die möglichst freie physiologische Atmung,
- die Hirndurchblutung durch Vermeiden erhöhten intrakraniellen und intrathorakalen Drucks im Normalbereich zu halten,
- durch Entlastung belastender Körperteile dem nicht reaktionsfähigen Patienten unnötige Schmerzempfindungen zu ersparen.

Der eigentliche rehabilitative Ansatz erfolgt während der Mobilisierung und der gezielten aktiven Therapie und nicht bei der Lagerung im Bett.   **!**

Für die zweckmäßige *Lagerung* ist das Bett mit einer *dicken durchgehenden Schaumstoffmatratze* belegt. Der Kopf liegt in einem *mittelweichen Kissen.* Während des Tages werden nicht mobilisierte Patienten mindestens alle 1–2 h umgelagert. Dabei wird bei erhöhtem *Schwitzen* der Patient trocken gerieben und/oder abgewaschen, durchnäßte oder verschmutzte *Bettwäsche* und *Kleidung* werden gewechselt, Rücken und Arme abgeklopft sowie mit einem hautschützenden Spray oder einer Creme versehen.

Bei der *Umlagerung* wird von der 30°-Lage links auf die Rückenlage, dann wieder auf die 30°-Lage rechts gedreht. Wenn dies der Patient toleriert, kann auch die reine Seitenlage angeschlossen werden. Oft bewirkt die *reine Seitenlage* jedoch erfahrungsgemäß erheblich *negative Auswirkungen* auf die Lungenfunktion und damit die Hirndurchblutung. Dies gilt auch für *Bauchlagerung*, die zu *unkontrollierter Verlegung der Atemwege* auch bei tracheotomierten Patienten und zu massiv verschlechterten hämodynamischen Verhältnissen durch Behinderung der zuführenden und abführenden Hirngefäße sowie Erhöhung des abdominellen und intrathorakalen Druckes führt.

■ **Praxis-Tip**
Wichtig ist, daß bei Drehbewegungen und beim Lagern eine möglichst durchgehende gerade Körperhaltung eingenommen wird. Deswegen darf die Umlagerung des Patienten nur durch mindestens 2 Pflegekräfte vorgenommen werden (Abb. 6.2).

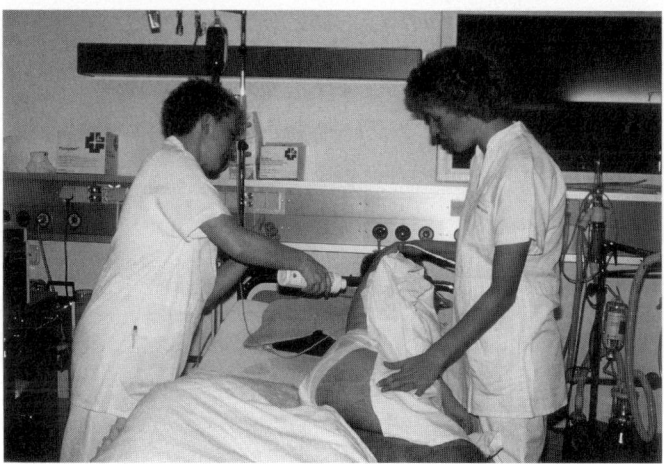

Abb. 6.2. Regelmäßige Umlagerung des Patienten sowie Abklopfen des Rückens mit hautschonenden Salben verhindern das Wundliegen. Patienten dieser Krankheitsstufe dürfen nur durch mindestens 2 Pflegekräfte betreut werden. Die pflegerische Grund- und Behandlungspflege ist gleichzeitig eine wichtige multisensorische Aktivierung, wenn die Prinzipien des Sichtkontaktes und der gleichzeitigen Ansprache beachtet werden

Der *Kopf* befindet sich in der Achse des Rumpfes und ist weder nach vorn noch zur Seite gekippt. Durch entsprechende Kissen oder Unterlagen – wie 30°-Keile – wird eine möglichst entspannte Haltung herbeigeführt. Die *Beine* liegen ebenfalls möglichst gerade in bezug auf den Rumpf. Die Seitenlagerung wird erleichtert durch entsprechende Keile, die seitlich unter die Matratze geschoben werden.

Die *Arme* liegen in einer möglichst entspannten Haltung, etwa 45–60° im Ellenbogen flektiert mit leichter Streckung der Finger bei Außenstellung des Daumens und leichter Außenrotation der Hand. Der Arm sollte nicht direkt am Körper anliegen. Erreicht wird diese Haltung durch entsprechende weiche bis mittelharte Lagerungskissen sowie Schaumstoffschienen für die Hand.

■ **Praxis-Tip**
Eine entspannte Körperhaltung hat Vorrang vor den in der Literatur angegebenen Optimalforderungen zur Lagerung (Abb. 6.3).

Um einen *stabiles Gleichgewicht* in der *Seitenlagerung* zu erreichen, sollte der jeweils unten liegende Arm nach vorn gebeugt werden, ebenso das jeweils oben liegende Bein.

■ **Praxis-Tip**
Die jeweils günstigste Position wird individuell gefunden. Erfahrene Mitarbeiter erkennen diese an der Minimierung von Unruhe, vegetativen Entgleisungen und Spastik des Rumpfes und der Extremitäten. Andererseits signalisiert der Patient für ihn ungünstige Lagerungsformen oder zeitlich zu ausgedehnte Lagerungen in der gleichen Stellung durch pathologische Antworten der unwillkürlichen körperlichen Reaktionen und der vegetativen Funktionen wie zunehmende Un-

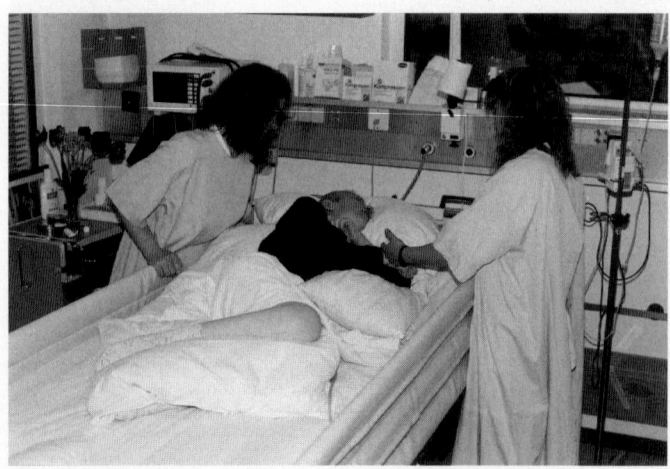

Abb. 6.3. Bei weiter bestehender erheblich erhöhter spastischer Tonuslage der Muskulatur ist eine entsprechende Lagerung mit den notwendigen Lagerungshilfen wie Kissen und Schaumstoffrollen unumgänglich. Ziel ist, den Patienten in eine möglichst entspannte Haltung zu bringen. Allerdings muß der Grundsatz beachtet werden: „Mobilität geht vor Lagerung"

ruhe, Anstieg des Herzrhythmus, des Blutdrucks, zunehmendes Schwitzen und Speichelbildung.

Ähnliche Reaktionen können bei *unklaren Schmerzzuständen* (geblähtes Abdomen, Verlegung des Tubus oder des Urinkatheters) beobachtet werden.

Bei Beachtung dieser Hinweise sowie ausreichender Erfahrung der Betreuer ist normalerweise eine Spezialmatratze oder ein Spezialbett nicht notwendig. Dies wird jedoch erforderlich sein bei

- zusätzlicher Querschnittslähmung,
- extrem kachektischen Patienten,
- schon eingetretenen Dekubitalulzera in den abhängigen Partien.

In unserer Klinik hat sich vor allem die „Nimbus-Matratze" bewährt. Diese bewirkt durch regelmäßige Luftwälzung eine Entlastung der abhängigen Partien, ohne daß bei stauender Nässe die Gefahr von Ulzera besteht.

Die wichtigste Dekubitusprophylaxe ist die regelmäßige und intensive Körper-hygiene (Ganzkörperwäsche und Vollbäder) und frühe Mobilisierung des Patienten, wobei gleichzeitig die gezielte Stimulierung und Aktivierung erfolgt (Abb. 6.4). !

Mit dem beschriebenen Vorgehen, vor allem der zügigen *Mobilisierung*, nimmt die Zahl der *behandlungsbedürftigen Dekubiti* aber auch Art und Ausmaß der *Kontrakturen* in den Gelenken signifikant ab.

Wie wichtig andererseits das regelmäßige Drehen zur Entlastung der abhängenden Partien in liegender Position, aber auch das häufige *Entlasten des Gesäßes,* der

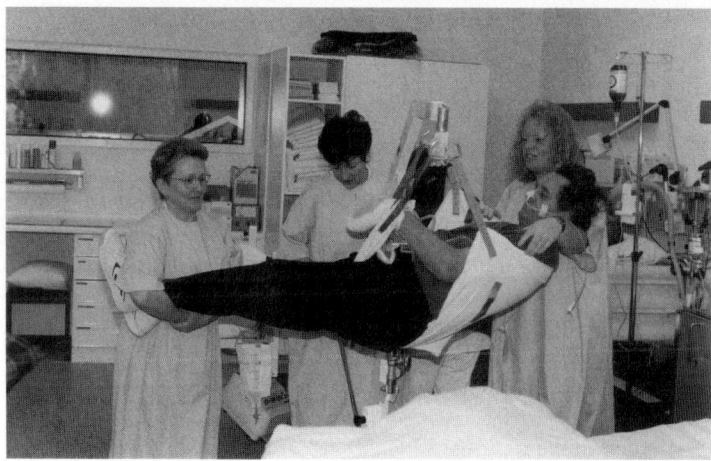

Abb. 6.4. Bei weitgehend immobilen Patienten erleichtern entsprechende Lifter die pflegerischen Tätigkeiten, so daß der Patient mehrmals am Tag zur Mobilisierung und Aktivierung aus dem Bett genommen werden kann. Für einen gefahrlosen Transport sind bei fehlenden Stell- und Haltereflexen mindestens 3 pflegerische Mitarbeiter notwendig

abhängigen Teile im Bereich der Oberschenkel, des Rückens und der Arme sowie das Einnehmen *veränderter Gelenkstellungen* für den nicht reaktionsfähigen Patienten ist, kann leicht in einem *Selbstversuch* geprüft werden.

■ Praxis-Tip

Normalerweise erfolgt beim Gesunden durch unwillkürliche Änderung der Sitzposition und der Gelenkstellung im wachen Zustand sowie durch Drehen im Schlaf eine Änderung und Entlastung. Diese Änderung wird durch den einsetzenden Schmerzreiz bewirkt. Wenn in einer beliebigen Position (sitzend oder liegend) diese Reaktionen willkürlich unterdrückt werden, kommt es rasch und in unvermutet kurzer Zeit zu erheblichen Verspannungen, Schmerzzuständen, aber auch Durchblutungsstörungen in den betroffenen Gebieten.

! **Der Behandler muß sich eindringlich vor Augen halten, daß der bewußtseinsgetrübte Patient auf den einsetzenden Schmerzreiz nicht angemessen reagieren kann und intensiv auf die noch bestehende Signalmöglichkeit achten, um schädigenden Zustände zu vermeiden oder zu ändern.**

Infusionstherapie und Ernährung

Neuere Arbeiten zeigen sowohl in der Akut- als auch der Subakutphase einen deutlich *niedrigeren Energieverbrauch* für Patienten nach akuten Hirnschädigungen, als dies in früheren Berichten beschrieben wurde. Allerdings ist eine *adaptierte Nahrung* sowohl in der Relation *Eiweiß*, Fett und *Kohlehydrate* als auch den *Vitaminen* und *Spurenelementen* in Verbindung mit *ausreichender Flüssigkeitszufuhr* notwendig.

■ Praxis-Tip

Für den Patienten der Frührehabilitation gilt der Grundsatz einer ausreichenden kalorischen, bilanzierten und ausgewogenen Ernährung.

Bei *frühzeitigen Verlegungen* wird der Patient überwiegend *intravenös* ernährt werden. Aufgrund der bestehenden Störung der Schutzreflexe und mangelnder Kooperation kann ein rascher Übergang in die orale Ernährung nicht erfolgen, so daß die Methode der Wahl die *Ernährung über eine Magensonde* darstellt. Es ist von einem *kalorischen Erhaltungsbedarf* von etwa 1500–2000 kcal/Tag auszugehen (etwa 25–30 kcal/kg KG). Dies entspricht für einen Patienten von 75 kg Körpergewicht etwa 1500 ml einer adaptierten Sondennahrung mit 1.000 ml zusätzlicher Flüssigkeit in 24 h (etwa 35 ml/kg KG). Bei *Wasserverlust* durch starkes *Schwitzen* oder erhöhte *Körpertemperatur* werden noch zusätzlich etwa 500 bis 1000 ml einer *halbadaptierten Aminosäurelösung* intravenös benötigt. Die Sondenmenge von 2500–3000 ml/24 h sollte wegen Überlastung des Magen-Darm-Systems nicht überschritten werden.

Für neu aufgenommene Patienten wird unabhängig von der vorherigen Nahrungssituation zunächst eine *Aufbaunahrung* empfohlen. Diese beginnt mit 1500 ml Humana Heilnahrung pro 24 h plus 1000 ml Flüssigkeit. Bei guter Verträglichkeit werden dann jeweils 500 ml einer *volladaptierten Sondennahrung* mit einer normalen Relation von Eiweiß, Fett und Kohlehydraten ausgetauscht. Die Flüssigkeitszufuhr erfolgt durch portionsweise Gabe von *kohlesäurefreiem handelsüblichen Tafelwasser.*

■ **Praxis-Tip**
Die frühere Empfehlung, die Flüssigkeitszufuhr über Gabe von Tee zu regeln, entbehrt jeder ernährungsphysiologischen Grundlage.

Die Sondennahrung sowie die Flüssigkeit sollten die *Raumtemperatur* nicht unterschreiten.

Die Nahrungszufuhr erfolgt *kontinuierlich* über *Sondenpumpen* mit vorgegebenen Werte, wobei in der Nacht zwischen 22.00 Uhr und 5.00 Uhr möglichst eine Nahrungspause erfolgen sollte. Die *Flüssigkeit* wird zusätzlich portionsweise etwa in der Größenordnung von 5×200 ml verabreicht. *Medikamente* werden mit kleinen Flüssigkeitsportionen durch die Sonde gegeben, so daß die tatsächliche Flüssigkeitszufuhr etwas über dem beschriebenen Wert von 2500 ml liegt.

Energiedefizite können bei hohen Temperaturen, bei ausgeprägten vegetativen Entgleisungen, spastischen Zuständen sowie erheblichen Unruhezuständen beobachtet werden. Es kommt dann unter der beschriebenen Nahrungsform zu einer Abnahme des Körpergewichts und Verschiebung der Eiweißfraktion in den pathologischen Bereich. Eine Erhöhung der oralen oder enteralen Eiweiß- oder Energiezufuhr ist nur bedingt ratsam, da schnell *Unverträglichkeiten* durch Hyperosmose oder erhöhte Volumenbelastung mit Durchfällen oder Erbrechen auftreten. Sinnvoller ist die zusätzliche intravenöse Gabe von *halbadaptierten Aminosäurelösungen.* Wegen der Infektionsgefahr sind zentrale Zugänge möglichst zu vermeiden, wobei am günstigsten der periphere intravenöse Weg ist.

■ **Praxis-Tip**
Das Mischen von Infusionslösungen oder Sondennahrung für 24 h oder längere Zeiträume ist wegen der raschen Keimbesiedlung für den Patienten extrem gefährlich und damit abzulehnen. Die vermeintliche Kostenersparnis wird durch den verzögerten Heilungsverlauf sowie die vermeidbare Belastung des Patienten mehr als aufgehoben.

Bei Verwendung von industriell hergestellter, in Einzelportionen steril verpackter Sondennahrung ist das Auftreten von Unverträglichkeiten, vor allem gastrointestinalen Störungen, extrem selten.   **!**

■ **Praxis-Tip**
Bei Kindern müssen Nahrungsmenge, Kalorien- und Flüssigkeitsbedarf entsprechend dem Körpergewicht berechnet werden.

Zunächst wird in allen Fällen der *transnasale Weg* für die Sonde sinnvoll sein. Bei längerer Bewußtseinsstörung oder verbleibendem Ausfall des Schluckreflexes sowie bei traumatischen Gesichtsschädelverletzungen sollte etwa nach 2–4 Wochen eine *perkutane Magensonde* gelegt werden (Abb. 6.5).

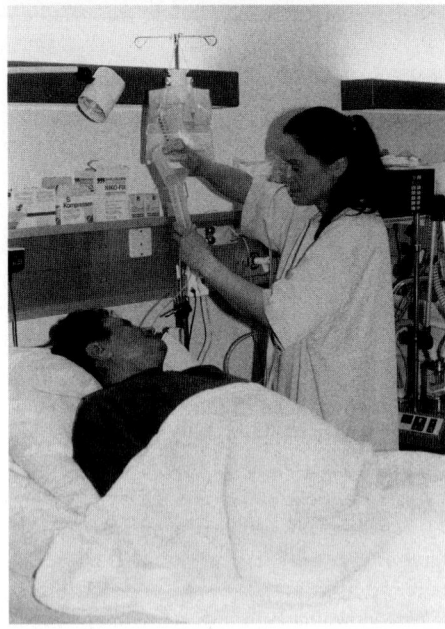

Abb. 6.5. Bei bewußtlosen Patienten mit gestörten Schluckreflexen werden Nahrung, aber auch Medikamente in flüssiger Form über die Magensonde portionsweise verabreicht

Weitere pflegerische Behandlungen

■ Praxis-Tip

Veränderung der Bewußtseinslage, Verlegung der Trachealkanüle sowie zunehmende vegetative Entgleisungen müssen von den pflegerischen Mitarbeitern zuverlässig und rechtzeitig erkannt, mitgeteilt und behandelt werden.

Das regelmäßige *Absaugen* unter weitgehend sterilen Bedingungen sowie der not-
fallmäßige *Wechsel der Trachealkanülen* muß ebenfalls von Schwestern und Pfle-
gern fachgerecht durchgeführt werden. Die *transnasale Magensonde* wird normalerweise ohne Röntgenkontrolle, aber mit Überwachung der korrekten Lage durch
Insufflation von Luft und Auskultation durch die pflegerischen Mitarbeiter erfolgen. Bei sorgfältiger Durchführung der Überwachung sollte es ernsthafte Zwi-
schenfälle durch eine Fehllage der Sonde im Nasen-Rachen-Raum oder in der Trachea mit nachfolgender Aspiration nicht geben.

Steriles Legen von *Blasenkathetern*, Erkennen von Komplikationen in diesem
Bereich wie Verlegung des Systems oder entzündliche Veränderungen durch Änderung von Geruch und Konsistenz des Urins sowie die Pflege des ableitenden Systems sind ein weiterer wichtiger Punkt der pflegerischen Behandlung.

Zu welchen Zeiten eine *suprapubische Ableitung* gewählt wird, hängt von der Situation des Patienten ab. Obgleich der Eingriff für den Patienten eine Belastung
darstellt, ist die pflegerische Betreuung einfacher sowie die Infektionsprophylaxe
beim suprapubischen Katheter günstiger.

■ **Praxis-Tip**
Da der bewußtlose Patient keine Angaben über den Füllungszustand der Blase machen kann, wird der Urinkatheter keinesfalls abgeklemmt. Es kann zu einer extremen Gefährdung des Patienten bei Überfüllung der Blase kommen, wobei das Abklemmen die Ausbildung einer Schrumpfblase nicht verhindert.

Die Erfahrung hat gezeigt, daß bei den meisten Patienten schon frühzeitig die Sphinkterfunktion wieder einsetzt, so daß die Patienten vom Blasenkatheter auf ein *Urinar* umgesetzt werden können. Allerdings ist durch regelmäßige *Restharnbestimmung* sicherzustellen, daß nicht übergroße Restharnmengen (über 250 ml) bestehen bleiben. Durch die *perkutane Ultraschalluntersuchung* kann der Füllungszustand der Blase risikolos und häufig überwacht werden, so daß eine Gefährdung des Patienten vermieden wird.

Die bestehende *Stuhlinkontinenz* bedingt die Versorgung des Patienten mit selbstaufsaugenden Windeln (Pampers). Allerdings muß spätestens am 3. Tag ein ausreichendes Abführen erfolgen.

■ **Praxis-Tip**
Zur pflegerischen Grundversorgung bewußtloser und bewußtseinsgetrübter Patienten gehört die mindestens 2mal tägliche Ganzkörperwäsche und Mundpflege sowie Säuberung von Augen, Nasenöffnungen und Ohren, das *Vollbad* mindestens alle 2 Tage in einer normalen Badewanne und nicht auf der Trage. Bei bestehenden entzündlichen Hautinfektionen können dem Badewasser desinfizierende Lösungen zugesetzt werden. Das Vollbad bietet einen nahezu optimalen taktilen Reiz durch Stimulation einer großen Körperfläche und ist gleichzeitig notwendiges Komfortverhalten.

Entscheidend wichtig ist auch der regelmäßige, mindestens tägliche *Wechsel aller Verbände*, auch wenn dies nicht unbedingt chirurgischen Regeln entspricht. Der Patient kann keinesfalls entzündliche Veränderungen unter Verbänden mitteilen, so daß hier die *optische Kontrolle* notwendig ist. Auf entzündliche Veränderungen überwacht werden müssen 2mal täglich Eintrittsstellen von Kathetern und Sonden, Hautfalten, Vaginal- und Analöffnungen sowie Achselhöhlen.

■ **Praxis-Tip**
Der Patient wird mindestens 2mal täglich voll entkleidet in allen Körperbereichen pflegerisch beobachtet und betreut.

6.2
Rehabilitative pflegerische Therapie

■ **Praxis-Tip**
Entgegen verschiedener Veröffentlichungen ist es nicht möglich, den Patienten nach akuten Hirnfunktionsstörungen im Rahmen der Frührehabilitation nach einem einheitlichen und vorgegebenen Schema zu aktivieren. Deswegen haben

auch isolierte pflegerisch-therapeutische Zugänge wie Affolter, Fröhlich Bobath oder Wood nur einen begrenzten Stellenwert, weil deren Inhalt nur bedingt den Anforderungen des akut hirnverletzten Patienten entsprecht.

Über Art und Umfang der pflegerisch-rehabilitativen Therapie wird in dem Kapitel über den therapeutischen Ablauf (s. S. 104 u. 137) ausführlich eingegangen.

! **Die pflegerisch-rehabilitative Therapie besteht in der Stimulierung und Aktivierung gleichzeitig über alle Perzeptionsmöglichkeiten zur Anbahnung von Reaktions- und Handlungsfähigkeit, der Mobilisierung über das Herz-Bett und die Bettkante in den Rollstuhl, Prophylaxe von Atrophien und Kontrakturen, Abbau der pathologischen Stell- und Haltereflexe sowie Anbahnung der Willkürmotorik, weiterhin im Aufbau von Sprache, Lebenspraxis und Orientierung und Stabilisierung des seelischen Zustandes unter Einbeziehung der Angehörigen.**

6.3
Besonderheiten des Krankheitsbildes

6.3.1
Extubation

! **Die _verfrühte Extubation_ hat bei bewußtseinsgetrübten oder nicht voll kooperationsfähigen Patienten mit gestörten Schutzreflexen sowie vegetativen Dysfunktionen in der Regel äußerst negative Folgen für die Lungenfunktion, Hirndurchblutung und Hirnstoffwechsel. Sie führt oft zu progredienten oder akuten Verschlechterungen der zerebralen Situation mit Einschränkung der Reaktionsfähigkeit und Zunahme der vegetativen Dysfunktion.**

Dieser Kreislauf muß zwingend unterbrochen werden. Aus diesem Grunde sind _bewußtseinsgetrübte_ oder _bewußtlose_ Patienten mit oder ohne Zeichen der vegetativen Dysfunktion auch ohne zunächst erkennbare Ventilationsstörungen frühzeitig zu tracheotomieren. Die _Langzeitintubation_ sollte für diesen Patientenkreis der Vergangenheit angehören.

! **Die Tracheotomie erfolgt spätestens ab dem 14. Tag nach Verletzung.**

Günstige Verläufe ergeben sich bei noch frühzeitiger Tracheotomie. Die _Langzeitintubation_ bietet für den Patienten eine Reihe von _negativen Folgen_, wobei vor allem Schädigungen im Bereich des Kehlkopfes aber auch der Trachea wesentlich häufiger sind, als in früheren Arbeiten angegeben wurde. Diese Störungen verzögern oftmals den Rehabilitationsverlauf und haben bei einer Reihe von Patienten schwerwiegende _Dauerschäden_ zur Folge.
    Über _Art und Zugang der Tracheotomie_ wird kontrovers diskutiert. In den letzten Jahren haben verschiedene Autoren die Vorteile der _plastischen Tracheotomie_ gegenüber der herkömmlichen Methode dargestellt. In der Praxis läßt sich dies jedoch nicht nachvollziehen.

Einmal ist die Anlage eines *plastischen Tracheostomas* von dem Umfang und der Länge des Eingriffs wesentlich *aufwendiger* als die herkömmliche Methode und bietet deutlich mehr *Komplikationsmöglichkeiten* in bezug auf kurzfristige O_2-Mangelzustände, aber auch Aspiration während des Eingriffs als die rasch durchzuführende *klassische Methode* mit Querschnitt im Jugulum, Abschieben der Muskulatur, Spaltung des Isthmus und direkter Öffnung der Trachea.

Die belassenen Haltefäden bieten Angriffsfläche für eine Keimbesiedlung und führen sekundär zu einer absteigenden Tracheobronchitis wenn nicht gar zu einer Pneumonie.   **!**

Dies läßt sich durch Abstriche bei frisch aufgenommenem Patienten mit plastischer Durchführung der Operation nachweisen. Das vorliegende Krankheitsbild stellt normalerweise eine *Kontraindikation* für die perkutane Tracheotomie sowie den primären Einsatz von *Minikanülen* dar. Dies könnte nur in Grenzfällen denkbar werden, wenn die Patienten zunehmend aufklaren und wegen erhöhter Schleimproduktion ein regelmäßiges Absaugen notwendig wird. Bei augenscheinlich andauernder Bewußtseinsstörung sollten Kanülen mit *normalem Lumen* benutzt und die Operation unter Sicht durchgeführt werden. In der Langzeitbeobachtung zeigen Patienten nach perkutaner Tracheotomie häufiger Komplikationen mit *vermehrten Granulationen,* aber auch *Knorpelschäden* im Tracheotomiebereich. Dies führt leider häufig zu einer Verlängerung und Erschwerung der Rehabilitationsdauer.

■ **Praxis-Tip**
Bezüglich der Art der Kanülen ist zu sagen, daß *Silberkanülen* trotz ihrer Vorteile in bezug auf Keimbesiedlung wegen der *Gefahr der Arrosion* der Trachea nur noch bei allergischen Reaktionen auf Kunststoff benutzt werden sollten.

Normalerweise kommen ausschließlich Kunststoffkanülen zum Einsatz.   **!**

Bei allen Kanülen ist der *Totraum* (Länge der Kanüle und inneres Lumen) entscheidend. Grundsätzlich gilt, daß zunächst Kanülen mit möglichst *großem Innenlumen* und *kurzen Luftwegen* (kleiner Totraum) benutzt werden. Bei erheblicher Sekretbildung wird der Einsatz von *blockierbaren Kanülen* (Tracheoflex) notwendig werden. Durch ihre elastische Ausführung werden diese von den Patienten in der Regel sehr gut toleriert und rufen nur minimale Hustenreflexe hervor. Wegen des *kleineren Totraums* sollten jedoch nur die Modelle gewählt werden, die an der *Halteplatte abschließen.*

■ **Praxis-Tip**
Blockierbare Kunststoffkanülen, die weit über die Halteplatte hinausreichen, bieten erheblich vermehrten Totraum, zum anderen gelingt es dem Patienten nur bedingt, durch einen entsprechenden Hustenstoß ausreichend Schleim über die Kanüle abzuhusten. Blockierbare Kanülen werden normalerweise ohne Innenseele geliefert. Damit ist die Gefahr einer raschen Verlegung des Lumens durch Schleim bzw. Sekret gegeben. Es bedarf bei diesen Patienten erhöhter Überwa-

chung mit regelmäßigem Vernebeln und Absaugen, da bei Verlegung im Notfall Hilfe nicht durch Entfernen der Innenseele, sondern nur durch Wechsel der gesamten Kanüle erfolgt.

Sobald die *Sekretproduktion* auf einen vertretbares Maß absinkt, müssen *Kunststoffkanülen ohne Blockade* benutzt werden. Einmal führen diese zu der geringsten Reizung der Trachealwand, andererseits bieten sie ein ausreichend *großes Lumen* trotz der vorhandenen Innenseele. Die Handhabung ist deutlich einfacher als bei den geblockten Kanülen, da die Innenseele leicht *gereinigt, desinfiziert* und wieder *eingesetzt* werden kann. Heute sind eine Reihe von Fabrikaten in unterschiedlichen Längen sowie verschiedenen Härtegraden des Kunststoffs auf dem Markt. *Auch bei den nicht blockierbaren Kanülen sollten diese mit der Halteplatte abschließen.*

■ Praxis-Tip
Das Lumen ist zunächst ausreichend groß zu wählen, um eine freie Atmung zu gewährleisten und den Totraum zu minimieren. Mit zunehmendem Aufklaren und Rückkehr der Schutzreflexe, vor allem des Hustenreflexes, und Abnahme der Sekretproduktion können dann diese Modelle schrittweise gegen Kanülen mit kleinem Lumen ausgetauscht werden.

! **Keinesfalls dürfen Sprechkanülen mit einem Ventil, das sich bei der Expiration verschließt, bei bewußtseinsgetrübten, nicht kooperationsfähigen Patienten angewandt werden.**

Mit zunehmender *Kooperation, Stabilisierung der Lungenfunktion* und *Abnahme der* Sekretbildung kann bei normalen Blutgaswerten der Versuch eines *zeitlichen Verschlusses der Trachealkanüle* gemacht werden. Wegen der Gefährdung der Patienten darf dies jedoch nur unter kontinuierlicher Beobachtung und Monitoring der Vitalwerte erfolgen. Voraussetzung ist weiter, daß eine möglichst kleine Kanüle, die entsprechend der Sprechkanüle eine *Fensterung* nach kranial aufweist, benutzt wird. Diese erlauben dem Patienten, an der Kanüle vorbeizuatmen. Zunächst wird man dies 2- bis 3mal am Tag für 5–10 min durchführen. Die Zeit kann dann stetig gesteigert werden. Bei unauffälligem Verschluß der Kanüle über 24 h und normalen Blutdruckwerten kann die Extubation erwogen werden. Kommt es in dieser Zeit zu *peripheren* oder *zentralen* Atemstörungen mit Stridor, Hyperventilation, Abnahme der Blutgaswerte sowie Unruhe des Patienten muß zwingend ein *HNO-ärztliches Konsil mit endoskopischer Untersuchung* des Kehlkopfes und der Trachea durchgeführt werden. Das Tracheostoma wird nach Extubation mit sterilen Platten und Pflastern abgedeckt.

Die Extubation von nicht kooperationsfähigen Patienten im Stadium der Bewußtseinstrübung darf nur unter strengen Kriterien durchgeführt werden. Wenn diese nicht beachtet werden, ist eine sekundäre Gefährdung des Patienten durch zerebralen O_2-Mangel nicht zu vermeiden.

Die *Kriterien für eine Extubation* sind:
- ausreichende Kooperation,
- nachweisbare Schutzreflexe,
- stabilisierte vegetative Funktionen,
- normale Blutgaswerte ($PO_2 > 70$ mmHg),
- verminderte oder normale Sekretproduktion,
- freie Atemwege, physiologische Atmung,
- nachfolgend mindestens 24-Stunden-Intensivüberwachung.

**Nach Entfernen der Kanüle müssen Patienten mindestens 24 h lückenlos über-
wacht werden, da sie normalerweise nicht in der Lage sind, zunehmende Luftnot
mitzuteilen.**   **!**

Wenn die Entfernung der Kanüle aus anatomischen Gründen (Veränderungen im
Bereich des Kehlkopfes oder der Trachea) nicht möglich ist und die Luftwege nach
kranial ausreichend frei sind, ist bei kooperationsfähigen Patienten die Indikation
für den Einsatz einer *Sprechkanüle* mit dem passenden Ventil gegeben. Allerdings
benötigen die Patienten auch jetzt eine *kontinuierliche Überwachung*, um eine Gefährdung zu vermeiden.

Warum sollten Patienten mit Störungen der Bewußtseinslage, fehlenden Schutzreflexen sowie vegetativer Symptomatik keine Sprechkanüle mit Ventil erhalten?

Vorbereitende Maßnahme zur endgültigen Dekanülierung ist der Aufbau der
physiologischen Funktionen im Nasen-Rachen-Raum und Kehlkopf. Dies ist ein
extrem komplexer Vorgang, der die Koordination der Mund- und Schlundmus-
kulatur, der Stimmbänder, des Kehlkopfdeckels, der Trachea und des Ösophagus
betrifft.

Bei einer Sprechkanüle mit Ventil wird zwar die Ausatmung über den Nasen-
Rachen-Raum sichergestellt. Die Einatmung erfolgt jedoch über die Kanüle bei
Öffnung des Ventils. Somit hat der Patient nicht die Möglichkeit, die physiologischen Vorgänge der Ein- und Ausatmung durch den Nasen-Rachen-Raum wieder
zu erwerben.

■ Praxis-Tip
Bei bewußtseinsgestörten Patienten besteht eine grundsätzlich andere Situation
als beim wachen und kooperationsfähigen Patienten nach Eingriffen im Kehl-
kopf- oder Mundbereich.

Pflege des Tracheostomas
Die Kanüle selbst sollte 1mal wöchentlich gewechselt werden. Hierbei wird die neue
Kanüle nach kurzzeitiger Desinfektion der Tracheostomaöffnung, z. B. mit Octisept,
möglichst schnell wieder eingesetzt, um einen Abfall des O_2 zu vermeiden. Die
Halteplatte der Trachealkanüle wird mit *sterilen Platten* abgepolstert, die mit *hautfreundlichen desinfizierenden Lösungen* getränkt sind. Die Innenseele der Kanüle
muß mindestens 2mal täglich – bei starker Schleimbildung auch häufiger – entfernt
und gereinigt werden. Dies geschieht zunächst mit Hilfe einer Bürste unter fließen-
dem Wasser, *danach muß der Einsatz für mindestens 10 min in eine sterile Lösung*

(Octisept) eingelegt werden. Aus diesem Grunde empfiehlt sich, 2 Inneneinsätze bereitzuhalten. Abstriche aus der Kanüle sollten beim Wechsel mindestens 1mal wöchentlich erfolgen.

Warum wurde der Komplex „Trachealkanüle" im Rahmen der Frührehabilitation so ausführlich dargestellt?

Nachuntersuchungen bei einer großen Zahl Patienten, die in unsere Klinik direkt aus den Akutkliniken eingeliefert wurden, ergaben, daß nach *Langzeitintubation* erhebliche *Folgeschäden* zu beobachten waren, die nach *frühzeitiger Tracheotomie* nicht eintraten. Andererseits zeigte über die Hälfte der Patienten bei der Aufnahme erhebliche *Ventilationsstörungen,* verbunden mit niedrigen Werten des arteriellen O_2-Gehaltes und pathologischer Atemform. Nur 19% des gesamten Klientels wurden tracheotomiert überwiesen, hiervon wiederum über die Hälfte mit unzureichenden Kanülen wie zu kleinem Lumen und zu großem Totraum. Bei 50% war die Kanüle bei der Verlegung nahezu verlegt. Bei einer großen Zahl der Patienten war die Kanüle direkt vor der Verlegung entfernt worden, ohne daß gezielte Extubationsversuche durchgeführt wurden. Dies zwingt die Akutkliniken, ihre *Behandlungsstrategien* in bezug auf die Versorgung mit Trachealkanüle von Patienten mit akuten Hirnfunktionsstörungen zu überprüfen.

! **Aufgrund unserer Erfahrung muß bei Patienten im Stadium der Bewußtseinstrübung frühzeitig eine Tracheotomie durchgeführt werden. Diese sollte spätestens 14 Tage nach dem Ereignis erfolgen. Die Trachealkanüle sollte ein ausgleichendes Lumen bei minimalem Totraum der Luftwege besitzen. Die Kanüle sollte bei der Verlegung belassen werden, um nach Eingewöhnung in der Nachsorgeklinik gezielte Extubationsversuche vornehmen zu können.**

6.3.2
Vegetative Störungen

Vegetative Dysfunktionen führen durch ihre Sekundäreinflüsse auf die zentrale O_2-Versorgung, den intrakraniellen Druck sowie den zerebralen Perfusionsdruck zunächst zu einer unerkannten, bei stärkerer Ausbildung zu einer massiven Beeinträchtigung der zerebralen Funktionen. *Aufgehobene oder gestörte Schutzreflexe* führen über Aspiration, aber auch ungenügenden Sekretauswurf zu Ventilationsstörungen und damit ebenfalls zu einer Verringerung der zerebralen O_2-Versorgung.

Vermehrter peripherer Stoffwechsel, wie er auch bei Temperaturerhöhungen, Krampfanfällen, aber auch bei unruhigen Patienten zu beobachten ist, führt sekundär zu einem peripheren und zentralen Energiedefizit mit Abfall des O_2 und ist in Umfang und Auswirkung auf den Gesamtorganismus nur schwer abzuschätzen.

6.3.3
Hirndurchblutung

Physiologischerweise ist die Hirndurchblutung über einen weiten Blutdruckbereich konstant. Veränderungen erfolgen überwiegend durch Stoffwechselprodukte wie

Zunahme des arteriellen pO_2, pCO_2 oder PH. Traumatisierung, Zelluntergang und Ödeme führen in den betroffenen Gebieten zur Störung der zentralen Autoregulation. Die Hirndurchblutung folgt dann über weite Bereiche den Blutdruckschwankungen, so daß sich Änderungen des Blutdrucks direkt in den kapilären oder venösen Bereich auswirken können. Der physiologische Regelkreis bei dem der pO_2-Abfall zur Steigerung, der pCO_2-Abfall zur Senkung der Hirndurchblutung führt, ist gestört. Diese wird dann im wesentlichen vom zerebralen Perfusionsdruck gesteuert. Dies ist die *Differenz* zwischen mittlerem Arteriendruck (MAP) sowie intrakraniellem Druck (ICP). Die vermehrte Durchblutung in Grenzgebieten der gestörten Autoregulation wird auch als *Luxusperfusion* bezeichnet.

Die *zerebrale Hyperämie* führt über die Volumenzunahme zu einer Steigerung des intrakraniellen Drucks. Durch Erhöhung des Filtrationsdrucks im präkapilären und kapilären Bereich kommt es zu einer extravasalen Ödembildung. Folgen sind *zunehmend erhöhter intrakranieller Druck* mit der Gefahr der sekundären Ischämie (Abb. 6.6).

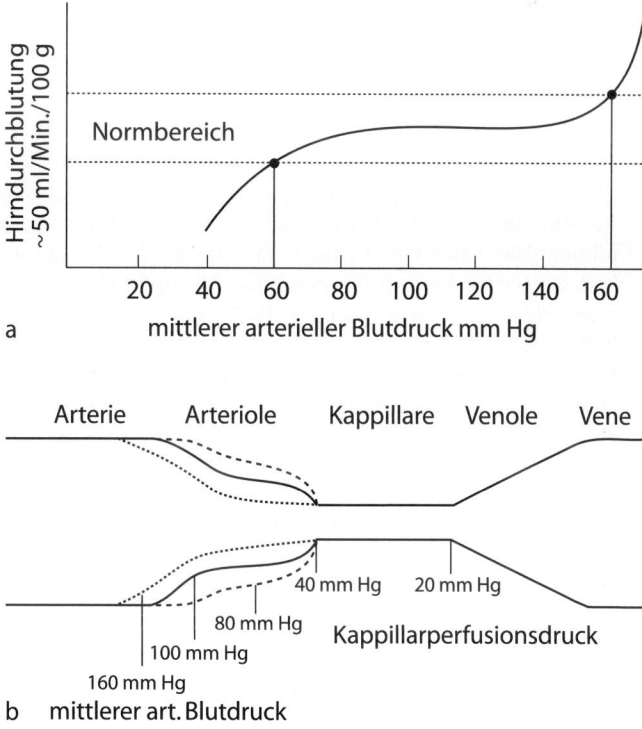

Abb. 6.6a, b. Physiologischerseits ist die Hirndurchblutung über weite Blutdruckbereiche konstant und wird durch Stoffwechselprodukte gesteuert. Nach Störung der zentralen Autoregulation erfolgt die Hirndurchblutung weitgehend passiv mit Änderungen des peripheren Blutdrucks bzw. des zerebralen Perfusionsdrucks

Andererseits können Blutdruckabfälle von diastolisch unter 60 mmHg direkt zu einer lokalen oder generalisierten ischämischen Hypoxie führen. Da klinisch nicht entschieden werden kann, ob und in welchem Umfang die Autoregulation der Hirngefäße gestört oder erhalten ist, sind akute und chronische Blutdruckveränderungen sowohl in den hypotonen als auch den hypertonen Bereich aus den dargelegten Gründen zu vermeiden.

Herzfrequenzen von unter 60/min oder über 120/min führen zu einer verminderten kardialen Auswurfleistung und können damit ebenfalls die Gefahr einer sekundären zerebralen ischämischen Hypoxie bewirken. Gleiches gilt für ausgeprägte Rhythmusstörungen, wobei hier Grenzwerte schwer zu definieren sind.

Pathologische Atemformen erhöhen ebenso wie ungünstige Lagerung des Patienten, aber auch starkes Pressen bei unsachgemäßen Absaugmanövern über eine Zunahme des intrathorakalen Drucks retrograd den hirnvenösen Druck. Hierdurch kommt es bei gestörter Autoregulation zu einer Steigerung des intrakraniellen Drucks, sekundärem Abfall der Hirndurchblutung sowie Druckwirkung auf den Hirnstamm bei Zunahme des supratentoriellen Hirnvolumens.

Direkte Auswirkungen auf die zentrale O_2-Versorgung haben *zentrale und periphere Ventilationsstörungen*, vor allem aber auch Hypersalivation mit Aspiration und Atelektasebildung durch Verlegung der peripheren Alveolen. Ein Grenzwert ist bei Abfall des pO_2 auf unter 75 mmHg erreicht.

■ Praxis-Tip

Bei Patienten im Stadium der Bewußtseinstrübung sollten wegen der Gefahr der gestörten zentralen Autoregulation systolische Blutdruckwerte von über 150 mmHg nicht überschritten, diastolische von unter 60 mmHg nicht unterschritten werden. Die Herzfrequenz muß in den Bereichen zwischen 60 und 120 mmHg mit möglichst physiologischem Rhythmus gehalten werden. Ein erhöhter thorakaler Druck durch ungünstige Lagerung, unsachgemäßes Absaugen, vegetative Störungen, aber auch Krampfanfälle ist zu vermeiden. Er führt rasch über den zentral-venösen Rückstau zu einer zentralen Hypervolämie mit pathologisch erhöhtem intrakraniellen Druck und sekundärer Ischämie sowie Kompression auf den Hirnstamm. Pathologische Körpertemperaturen, Unruhe, aber auch Krampfanfälle vermehren den peripheren Stoffwechsel und können so zu einem labormäßig zunächst nicht nachweisbaren zentralen Energiedefizit führen. Bei gestörten Schutzreflexen kann es durch Aspiration sowie ungenügenden Sekretauswurf zur Ventilationsstörung durch Verlegung der peripheren Alveolen sowie Atelektasebildung kommen.

Als Folge einer primären oder sekundären Hirnstammschädigung finden sich bei den meisten Patienten erhebliche Zeichen der vegetativen Dysfunktionen. Die in Abb. 6.7 angegebenen Grenzwerte von Herzfrequenz und Blutdruck sollten nicht unter- oder überschritten werden. Pathologische Atemformen, motorische reflexhafte Abläufe, erhöhter Speichelfluß, aber auch endokrine Entgleisungen deuten ebenfalls auf Funktionsstörungen des Hirnstamms hin. Zur Beurteilung ist die Frequenz sowie die auslösende Situation wichtig. Differentialdiagnostisch muß an die Auslösung durch Unruhezustände, pathologische extrakranielle Prozesse, aber auch durch Medikamenteneinwirkung gedacht werden.

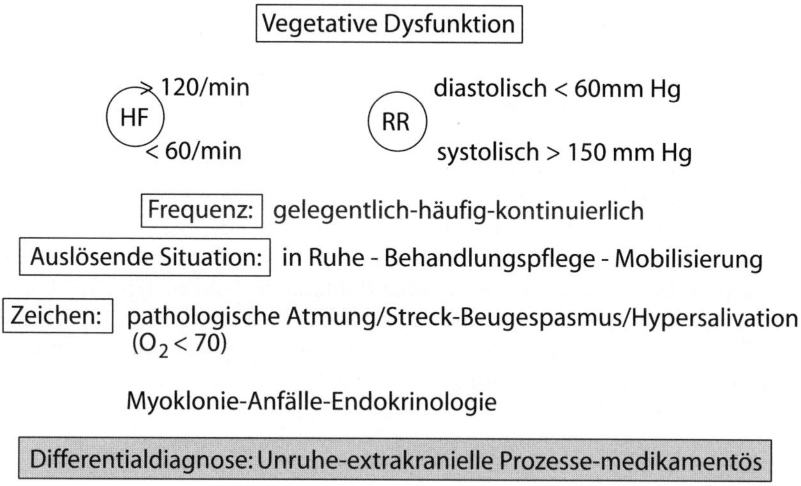

Vegetative Dysfunktion

HF: > 120/min
< 60/min

RR: diastolisch < 60mm Hg
systolisch > 150 mm Hg

Frequenz: gelegentlich-häufig-kontinuierlich

Auslösende Situation: in Ruhe - Behandlungspflege - Mobilisierung

Zeichen: pathologische Atmung/Streck-Beugespasmus/Hypersalivation
($O_2 < 70$)

Myoklonie-Anfälle-Endokrinologie

Differentialdiagnose: Unruhe-extrakranielle Prozesse-medikamentös

Abb. 6.7. Zeichen der vegetativen Dysfunktion bei einer primären oder sekundären Hirnstammschädigung

Wie erfolgt die Prophylaxe und Therapie der vegetativen Entgleisungen?
Hypertone Blutdruckwerte sowie *tachykarde Herzfrequenzen* sind zunächst mit Betablockern (z. B. Beloc mite 2 × 1) einzustellen. Bei weiteren pathologisch hypertonen Blutdruckwerten hat sich in unserer Klinik Catapresan (Clonidin) zunächst in einer niedrigen Dosierung von 2 × 75 mg bewährt. Auf die Wechselwirkung mit Betablockern muß hingewiesen werden (Herzrhythmus).
Bradykarde Herzrhythmusstörungen werden mit Atropin oder Alupent behandelt.

■ **Praxis-Tip**
Wegen der noch ungeklärten Wirkung der Kalziumantagonisten auf die regulationsgestörten zentralen Gefäße setzen wir diese nur bei akuten hypertonen Krisen ein.

Falls die beschriebenen *vegetativen Entgleisungen* durch Unruhezustände, Enthemmung des Hirnstamms, Streck- bzw. Beugemechanismen, profuses Schwitzen sowie Hypersalivation bewirkt sind, ist die günstige Kombination ein *Neuroleptikum* wie Dipiperon oder Eunerpan in Verbindung mit einem Betablocker. Die Dosierung des Neuroleptikums ist bei Erwachsenen etwa mit 3–5 ml anzusetzen. Hierbei vermeidet man einen ausgeprägt sedierenden Effekt bei günstiger Wirkung auf den *vegetativen Status.* Oft genügt die angegebene Kombination von einem niedrig potenten Neuroleptikum mit einem Betablocker (Beloc mite 2 × $1/2$ bis 2 × 1), um die *vegetative Instabilität* des Patienten schnell und nahezu dramatisch in einen stabilen Zustand übergehen zu lassen.
Auf den günstigen Effekt der intrathekalen Baclofengabe zur Stabilisierung der vegetativen Dysregulation wird in einem weiteren Kapital (s. S. 115) ausführlich eingegangen.

Die erhöhte *Hypersalivation* kann effektiv mit Atropin gebessert werden (z. B. 3 × ¹/₂ – 1 Tbl.).

Belladonnysat ist ein pflanzlicher Extrakt, wobei bei Erwachsenen eine Dosierung von 3 × 10 Trpf. eine günstige Wirkung auf die erhöhte Schleimbildung zeigt.

Eine *Verflüssigung des Sekrets* wird durch Sekretolytika wie ACC (100/200 mg) oral oder intravenös und Mucosolvan in Verbindung mit ausreichender Anfeuchtung der Atmung (Verneblung) behandelt. Da zentral oder peripher ausgelöste Ventilationsstörungen oft mit *spastischen Zuständen* der Lunge einhergehen, läßt sich hier durch den Einsatz von *Theophyllin-Präparaten* (Solosin Trpf. 3 × 10 bis 3 × 20 oder Euphyllin Supp. 0.24 3 × 1) in vielen Fällen rasch eine Besserung der gestörten Ventilation herbeiführen. Gleichzeitig ist ein positiver Effekt auf die zentrale Atemstörung zu sehen (Analeptikum).

6.3.4
Differentialdiagnose der vegetativen Dysfunktion

Bei nicht kooperationsfähigen Patienten ist es extrem wichtig, differentialdiagnostisch zu entscheiden, ob tatsächlich eine *zentrale Ursache* für die beobachteten Reaktionen wie Tachy- oder Bradykardien, Blutdruckanstiege oder -abfälle, Schwitzen oder Hypersalivation vorliegt. In vielen Fällen werden es auch *periphere Störungen* wie Verlegung der Trachea, ungünstige Lagerung mit Schmerzen im Bereich der abhängigen Partien, vor allem der Gelenke, Spasmen im Bereich der Gallenwege bzw. des Magen-Darm-Trakts oder der Nieren, aber auch eine überfüllte Blase bei gestörter Spontanmiktion oder Verlegung des Blasenkatheters sein.

Diese Zustandsbilder müssen selbstverständlich sicher erkannt und von den zentralen Ursachen unterschieden werden, da hier zunächst die Grundsituation behandelt und beseitigt werden muß.

Pathologische Prozesse im Bereich des *Abdomens,* aber auch *retro- oder extraperitoneal* werden mit größter Wahrscheinlichkeit zunächst das Bild eines *subakuten oder akuten Abdomens* bieten. Hier ist durch *Ultraschalldiagnostik* zu klären, ob es zu Stauungsvorgängen im Bereich der Galle, der Nieren, der ableitenden Harnwege bzw. der Blase gekommen ist. Zunehmende *Magen-Darm-Atonien* werden ebenfalls entsprechende Symptome bieten. Die Therapie ist hier kausal nach der Grundursache zu richten wobei eine eindeutige Differentialdiagnose zwischen primär zentral ausgelösten vegetativen Entgleisungen und sekundären vegetativen Entgleisungen als Ausdruck peripherer pathologischer Prozesse oft schwierig ist.

6.3.5
Infektion und deren Prophylaxe

Pathologischer *Anstieg der Körpertemperatur* – oft mit Zeichen eines septischen Vorgangs – werden in der Regel durch *Bronchopneumonien* und *Harnwegsinfekte,* aber auch durch Entzündungen im Bereich der *Nebenhöhlen* als Folge längerer nasaler Intubation oder der transnasalen Magensonde beobachtet. Seltener finden sich Streuungsherde aus Fremdmaterial. An Entzündungen im Bereich des ZNS (Liquor) muß gedacht werden.

Da Streuungsherde oft *zentrale* oder *periphere Venenkatheter* sind, sollten diese so rasch wie möglich entfernt werden. Eine notwendige intravenöse Zufuhr muß dann über periphere Kanülen (z.B. Braunülen) oder Miniinfusionssysteme (Butterfly) erfolgen.

Eine erhebliche Infektionsquelle stellen *transurethrale Blasenkatheter* dar. Diese sind möglichst rasch zu entfernen, um eine spontane Miktion zu erreichen. Die dauernde Entfernung kann jedoch nur bei Restharnmengen unter 250 ml erfolgen. Anderenfalls sollte ein *suprapubischer Blasenkatheter* gelegt werden. Dies ist ebenfalls bei der Erstellung einer exakten Infusionsbilanz notwendig.

■ Praxis-Tip

Um rasch und gezielt therapieren zu können, sind bei allen Patienten regelmäßig Abstriche aus dem Rachenraum, der Kanüle, Urinkulturen sowie Abstriche von offenen Wunden zu entnehmen und bakteriologisch zu untersuchen. Da die verschiedenen einweisenden Kliniken auch differente Keimspektren haben, ist es notwendig, daß die Nachsorgeklinik über die aktuelle Resistenzlage des Patienten informiert wird. Aus diesem Grunde ist es entgegen verschiedener Veröffentlichungen notwendig, während der Intensivpflege auch in der Akutklinik regelmäßig Keimspektren zu gewinnen.

Entscheidend ist die Infektionsprophylaxe. Die nahezu ausschließliche Verwendung von Einmalartikeln wie Einmalhandschuhen, Trachealkanülen sowie Blasenkatheterwechsel, Absaugen unter sterilen Bedingungen, Sondennahrung durch industriell gefertigte *steril verpackte Diät* sowie regelmäßige *mikrobiologische Kontrollen* der Intensivstation haben in Verbindung mit regelmäßiger Unterweisung der Mitarbeiter entscheidend zu einer günstigeren Infektionssituation beigetragen.

Aus therapeutischen Gründen ist es unumgänglich, die Station offen zu führen. **!**

So müssen die Patienten in die *Therapieräume* gebracht werden. Andererseits sind regelmäßige *Besuche* auf der Station durch Angehörige notwendig. Wie die Erfahrung gezeigt hat, ist durch die Auswertung der Keimspektren nachzuweisen, daß es hierbei jedoch nicht zu einer Gefährdung der Patienten kommt, wenn die Regeln der Infektionsprophylaxe – wie oben angeführt – eingehalten werden. *Probleme sind im wesentlichen die Keime, deren Besiedlung schon in der Akutklinik erfolgt ist.*

Keinesfalls darf der Trugschluß erfolgen, daß jeder Temperaturanstieg bei Patienten mit akuten Hirnfunktionsstörungen als zentral anzusehen ist. Erst nach sorgfältiger *Diagnostik* mit Inspektion, Auskultation, Röntgen, Ultraschall sowie Labor mit den üblichen Untersuchungen kann bei mehrfach negativem Befund die Diagnose einer zentralen Temperaturerhöhung aufrechterhalten werden. Bei zentralen oder peripheren Kathetern, Liquorableitung, Fremdmaterial, aber auch nach operativen Eingriffen wird die mehrfache Abnahme einer Blutkultur (Liquoruntersuchungen) notwendig, um hier einen Keimnachweis durchzuführen.

! **Leider wird zu häufig die Diagnose einer zentralen Temperaturerhöhung gestellt, ohne daß tatsächlich die subtile periphere Diagnostik durchgeführt wurde.**

6.3.6
Thromboseprophylaxe

Eine wesentliche Gefährdung für den immobilen Patienten geht von einer *Thrombose* im Bereich der *tiefen Beckenvenen* aus. Die Diagnose wird klinisch aufgrund der *Schwellung oder Überwärmung* des Beines gestellt, wobei in Zweifelsfällen der Befund durch *Kontrastdarstellung* gesichert werden muß, um eine notwendige thrombolytische Therapie unverzüglich einzuleiten.

Mit den heute zur Verfügung stehenden *prophylaktischen Maßnahmen* wird jedoch bei der Mehrzahl der Patienten eine Verhinderung dieser Komplikation möglich sein.

Als wesentliche Maßnahmen sind bei immobilen, bewußtseinsgetrübten Patienten zu nennen:

- frühzeitige Mobilisierung sowie krankengymnastische Übungsbehandlung der Extremitäten,
- Bindegewebsmassagen im Bereich der unteren Extremitäten und des Rumpfes,
- Hochlagern der Beine zwischen den Therapien.

Wichtig ist die zusätzliche medikamentöse Prophylaxe.

Seit der Einführung der *niedermolekularen Heparine* konnte eine signifikante Reduzierung thrombotischer und thrombembolischer Komplikationen erreicht werden. Das verwendete niedermolekulare Heparin (Fraxiparin) wird 1mal täglich verabreicht. Ein negativer Einfluß auf die Blutgerinnung oder auch andere Komplikationen sind extrem selten. Allerdings ist die regelmäßige Überwachung der *Leberwerte* und des *Blutbildes* angezeigt. Der Einsatz von hochmolekularem Heparin wird in den meisten Fällen hierdurch entbehrlich. Ausnahmen werden Überleitungen nach Antikoagulanzientherapie oder auch *allergische Reaktionen* sein.

Mit zunehmender Mobilisierung erfolgt gleitend eine Prophylaxe mit ASS 100 mg 1mal pro Tag. Nach einigen Tagen kann dann die Heparinmedikation beendet werden.

■ Praxis-Tip

Mit zügiger Mobilisierung, intensiver krankengymnastischer Übungsbehandlung, täglichen Injektionen von niedermolekularem Heparin und gleitendem Übergang auf Salizylsäure konnte die Rate der thrombolytischen oder thrombembolischen Komplikationen in unserer Klinik trotz Zunahme der polytraumatisierten immobilen Patienten auf unter 2% gesenkt werden. Ob zusätzlich noch mechanische Maßnahmen wie Stützstrümpfe notwendig sind, muß im Einzelfall entschieden werden. Bei Patienten mit normalen Bindegewebsverhältnissen werden sie wahrscheinlich entbehrlich sein.

6.3.7
Magen-Darm-Atonien

Bei Patienten mit gestörter Hirnstammfunktion sind zentral *ausgelöste Atonien* des Intestinaltrakts häufig zu beobachten. Diese können sehr rasch verlaufen, so daß sich in kurzer Zeit eine ausgeprägte *Ileussymptomatik* entwickelt. *Kardinalsymptome* sind: Unruhe, Erbrechen, geblähtes bis äußerst gespanntes Abdomen, verminderte, teils hochgestellte Peristaltik, erschwerte Atmung durch den Zwerchfellhochstand sowie sekundäre Wirkungen wie Zunahme der Streck- oder Beugespastik, Blutdruckanstieg, Tachykardien, Schwitzen und Hypersalivation. Bei Öffnen der Magensonde kommt es zum Ausfluß großer Sekretmengen, vermischt mit unverdauten Sondenresten.

Differentialdiagnostisch muß ein akutes Abdomen als Folge subakuter abdomineller oder retroperitonealer Blutungen, Invagination oder Volvulus ausgeschlossen werden (Darmgeräusche, Blutbild, Ultraschall, Röntgen). Prophylaktisch erhalten die Patienten Laxanzien (Agarol, Dulcolax) über die Magensonde oder rektal, so daß mindestens alle 3 Tage ausreichende Stuhlentleerungen erfolgen. Bei harten Stühlen mit Kotstein muß an eine zu niedrige Flüssigkeitszufuhr gedacht werden. Bei Neigung zu Erbrechen, aber auch leichten Atonien hat sich Paspertin 3×5 bis 3×10 Trpf. oder 3×1 Supp. bewährt. Ausgeprägtere Symptomatik in Verbindung mit Propulsin (3×5 ml bis 3×10 ml oder auch rektal) oder Prostigmin ($2 \times 1/2$ bis 2×1 Amp. i. m. oder i. v.).

■ **Praxis-Tip**
Wichtig ist die regelmäßige Gabe von Laxanzien (Agarol, Dulcolax), um die regelmäßige ausreichende Darmentleerung zu gewährleisten.

6.3.8
Diarrhöen

Diarrhöen können entweder bakterieller Natur durch superinfizierte Sondennahrung sein, häufig sind sie jedoch Folge übermäßiger Fett- und Eiweißzufuhr sowie hyperosmolarer, hochkalorischer Ernährung. Neben der bakteriologischen Stuhluntersuchung zur gezielten Antibiotikatherapie kommen zur Behandlung in Frage:
- sofortige Umstellung der Sondennahrung auf Humana Heilnahrung, in ausgeprägten Fällen auf Reisschleim, der ebenfalls steril verpackt angeboten wird,
- Kaoprompt 3×5 ml,
- Imodium Kapseln 3×1 bzw. Lösung 3×3 bis 3×5 ml,
- bei Verdacht auf Dysbakterie – vor allem nach längerer antibiotischer Behandlung – Mutaflor 3×100 mg bzw. Omniflora N 3×1 Kaps.,
- bei ausgeprägten Diarrhöen muß die negative Flüssigkeitsbilanz durch intravenöse Gabe von isotonischer Kochsalzlösung oder halbadaptierter Aminosäurelösung gesichert werden (Elektrolyte – Infusionsbilanz),

- *Cave:* Exsikkose.   !

Blutungen aus dem Intestinaltrakt gehören zu den ernstesten Komplikationen bei bewußtlosen Patienten. Durch regelmäßige Gabe von *Histaminantagonisten* wie Sostril oral oder intravenös sowie frühzeitige und regelmäßige enterale Ernährung entweder durch die Magensonde oder oral ist die Zahl der Blutungskomplikationen aus dem Magen-Darm-Trakt sowohl im Akutbereich als auch im eigenen Material auf unter 5 % gesenkt worden. *Selbst bei Verdacht auf eine gastrointestinale Blutung sollten sofort H_2-Antagonisten gegeben werden.*

6.3.9
Diabetes insipidus

Kardinalsymptom ist die übermäßige Ausscheidung von *unkonzentriertem Urin*. Von einem Diabetes insipidus sollte nur gesprochen werden, wenn die stündliche Ausscheidung mehr als 150 ml über der stündlichen Einfuhr liegt. Ursächlich liegt ein zentral bedingter Mangel an Agenin-Vasopressin (ADH) zugrunde. *Differentialdiagnostisch* müssen eine osmotische Diurese bei vermehrter Zufuhr hypoosmotischer Substanzen, eine Aminoazidurie bei Überdosierung von Aminosäuren sowie eine übermäßige Flüssigkeitszufuhr in Betracht gezogen werden. Eine eindeutige Unterscheidung ist unter den Bedingungen der Intensivstation in der Regel nicht zu treffen. Mittel der Wahl ist die nasale, aber auch intravenöse Gabe von *standardisierten DDAVP (Minirin)*. Neben der Infusionsbilanz sind regelmäßige Kontrollen der Elektrolyte notwendig. Übernormale Retention von Urin führt zu einem Abfall der Natriumwerte, zunehmende Exsikkose erhöht die Natriumkonzentration.

■ **Praxis-Tip**
  Die Steuerung der Therapie des Diabetes insipidus ist neben der Infusionsbilanz durch die Bestimmung der Elektrolyte möglich.

Abfall der Elektrolyte, vor allem des Natriumwertes, bei ausgeglichener Bilanz muß den Verdacht auf ein *Salzverlustsyndrom* nahelegen. Neben der oralen oder intravenösen Substitution kommen hier Mineralkortikoide, vor allem Aldocorten H oder Fludrocortison, zum Einsatz.

6.3.10
Zerebrale Krampfanfälle

Ob Patienten nach Schädel-Hirn-Verletzungen *routinemäßig antikonvulsiv eingestellt werden* ist noch umstritten.

■ **Praxis-Tip**
  Die Erfahrung zeigt, daß gerade nach offenen Hirnverletzungen, aber auch nach zentralen Eingriffen mit nachfolgenden deutlichen Herdbefunden im EEG sowie Nachweis der substantiellen Schädigung im CCT eine erhöhte zerebrale Krampfbereitschaft anzunehmen ist.

In diesen Fällen sollte eine antikonvulsive Einstellung erfolgen, wobei zunächst Carbamazepin (Tegretal, Timonil) das Mittel der Wahl ist. Die Aufsättigung erfolgt rasch nach dem klinischen Bild und den *Blutspiegeln,* um Unter- oder Überdosierungen zu vermeiden.

Eine direkte Dosis-Wirkungs-Relation besteht bei der antikonvulsifen Einstellung nicht. !

Sollte trotz dieser Einstellung ein *einmaliger generalisierter oder fokaler Krampf* auftreten, ist der Blutspiegel zu überprüfen sowie eine entsprechende neuroradiologische Diagnostik anzuschließen. Bei einer *Serie von Krämpfen,* erkenntlich am Auftreten der motorischen Krampfaktivität in kurzen Abständen, aber auch im Status epilepticus, muß eine Unterbrechung wegen der Gefahr der zentralen Hypoxie rasch erfolgen. *Mittel der Wahl* ist die intravenöse Gabe von Clonazepam 1–3 Amp. langsam intravenös nach Wirkung. Clonazepam (Rivotril) kann aber auch im Dauertropf gegeben werden. *Eine engmaschige Kontrolle der Vitalfunktionen, vor allem von Atmung und Kreislauf, ist notwendig.* Bei erfolgter antikonvulsiver Einstellung kann nach Beendigung der Krampfaktivität begleitend eine zusätzliche Medikation mit Clonazepam (Rivotril 3 × 5 bis 3 × 10 Trpf.) über einige Tage bis Wochen notwendig werden. Entscheidend ist hier der Verlauf des Hirnstrombilds und die Klinik. Allerdings muß die zusätzliche *sedierende Wirkung* des Rivotrils bedacht werden, wobei es zu einer Verstärkung durch die Carbamazepin-Medikation kommt.

6.3.11
Meningitiden – Enzephalitiden

Bakterielle Entzündungen der Hirnhäute treten in der Hauptsache nach Schädel-Hirn-Traumen mit Basisfrakturen, Liquorfisteln oder offenen Hirnverletzungen auf. Deswegen besteht hier die Forderung zur frühzeitigen antibiotischen Abdeckung in der Akutklinik, aber auch mit Beginn der Frührehabilitation.

Bei *bewußtlosen Patienten* ist die Diagnose „Meningitis – Enzephalitis" oft nicht einfach zu stellen. Es fehlen die typischen meningitischen Zeichen: Nackensteife, Kopfschmerz, Lichtscheu, Erbrechen. Deswegen sollten sonst nicht erkennbare Fieberschübe sowie fokale oder generalisierte Anfälle den Verdacht auf eine entzündliche Beteiligung der Meningen lenken. Beweisend ist die Entnahme von trübem eiweiß- und zellhaltigem Liquor durch lumbale oder subokzipitale Punktion. Allerdings muß beachtet werden, daß kein stark erhöhter intrakranieller Druck besteht, um eine Einklemmung des Hirnstamms zu vermeiden.

Therapeutisch werden *Breitbandantibiotika* auch vor der endgültigen Resistenzbestimmung in hoher Dosierung eingesetzt. Die von neurologischer Seite empfohlene Behandlung mit Penizillin oder Cephalosporinen muß im neurotraumatologischen Krankengut in Frage gestellt werden, da wahrscheinlich schon durch die Vorbehandlung eine wesentlich *veränderte Resistenzlage* im Vergleich zu nicht traumatisierten und intensiv behandelten Patienten besteht. Die häufigsten *Komplikationen* sind Phlegmone, Abszesse oder epidurale Empyeme. Die *Diagnostik* ist mittels der bildgebenden Verfahren möglich. Neurochirurgische Mitbehandlung wird in den meisten Fällen notwendig werden. *Differentialdiagnostisch* muß an einen infizierten Knochensplitter, Knochendeckel oder Fremdmaterial gedacht werden. Diese sind neurochirurgisch zu entfernen.

6.3.12
Subakute Blutungen – Hygrome – Hydrozephalus

Bei bewußtseinsgetrübten Patienten stellen subakut auftretende intrakranielle Blutungen ein besonderes Problem dar. Nur die *regelmäßige* und *subtile Überwachung der Reaktionslage* erlaubt die Diagnostik. Hinweisend auf eine zunehmende intrakranielle Raumforderung ist ein *freies Intervall*. Das bedeutet, daß ein bewußtseinsgetrübter, aber nicht ansprechbarer, reaktionsfähiger Patient rasch eintrübt mit zunehmender vegetativer Dysfunktion. Der zusätzliche Nachweis einer Halbseitensymptomatik und fokale Anfälle legen dann den dringenden Verdacht auf eine aufgetretene Blutung oder andere intrakranielle Raumforderung nahe, wobei die *zunehmende einseitige Mydriasis* bei tiefer Bewußtlosigkeit das alarmierendste Zeichen ist. Im Rahmen der *Frührehabilitation* wird dieser dramatische Verlauf jedoch eher selten sein. Häufig sind jedoch chronisch *progrediente* Symptome zu beobachten. Ebenfalls kann eine verzögerte Erholungstendenz im Rahmen der Frührehabilitation den Verdacht auf eine subakute Blutung nahelegen.

Nachweis oder Ausschluß einer intrakraniellen Raumforderung sind die Domäne der *bildgebenden Verfahren*, so daß engmaschige Untersuchungen notwendig werden. Die Möglichkeit der regelmäßigen computertomographischen Kontrollen haben ebenfalls das relativ häufige Auftreten *subduraler Hygrome* bei länger bewußtlosen Patienten aufgezeigt. Solche Liquoransammlungen fanden sich im frontalen bzw. frontotemporalen Bereich. Unter Beachtung von Reaktionslage und vegetativem Status können diese Patienten weiter mobilisiert werden. Man findet in den meisten Fällen eine *spontane Resorption* des Hygroms. Kommt es jedoch zu einer Verschlechterung der Bewußtseinslage oder fokalen neurologischen Symptomen als Zeichen der Raumforderung, müssen *neurochirurgische Konsile* eingeleitet werden.

■ Praxis-Tip
Es scheint ein Zusammenhang zwischen subakut auftretenden subduralen Ergüssen und der frühzeitigen Knochendeckelung zu bestehen (s. S. 264).

Eine weitere Komplikation ist das Ausbilden eines *sekundären Hydrocephalus internus*. Klinisch bieten die Patienten eine deutlich nachlassende Reaktionsfähigkeit mit zunehmender Bewußtseinstrübung und zunehmender Dysrhythmie oder Verlangsamung des Grundrhythmus im Hirnstrombild. Die Operationsindikation wird aufgrund der computertomographischen Befunde und dem Verlauf in enger Zusammenarbeit mit den neurochirurgischen Kollegen gestellt werden (Abb. 6.8). *Der Nachweis einer Stauungspapille ist bei diesen perakuten Verläufen nicht zu erwarten.*

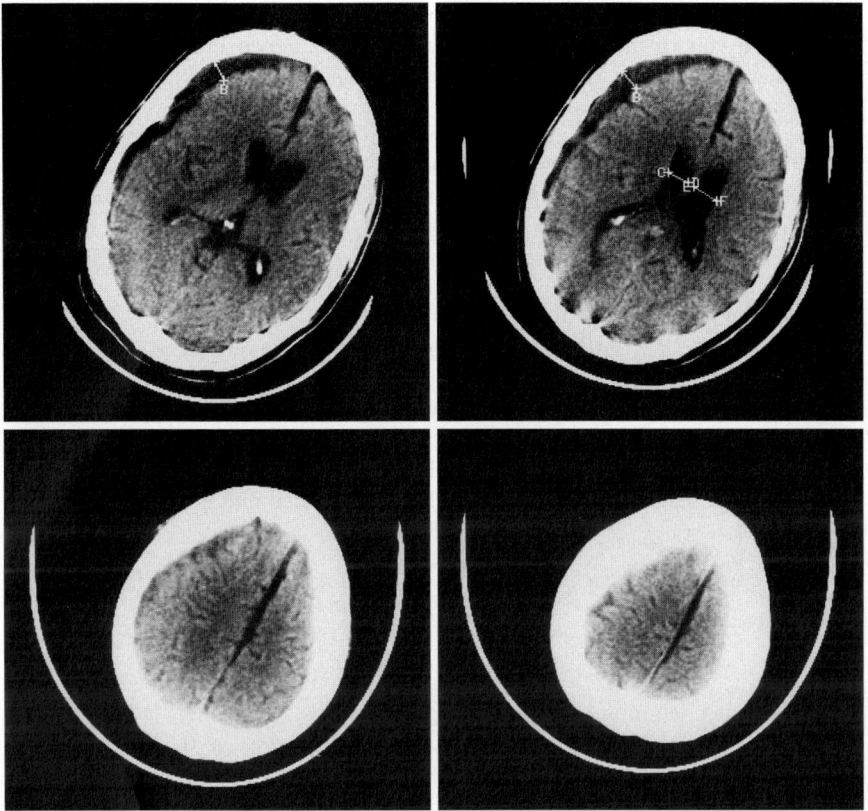

Abb. 6.8. Die bildgebenden Verfahren bringen wichtige Informationen zur Feststellung von Komplikationen im Rahmen des Behandlungsverlaufs. Im dargestellten Beispiel hat sich ein ausgedehnter subduraler Erguß entwickelt, der zu einer sekundären Verschlechterung der Bewußtseinslage des Patienten führte

6.3.13
Augenentzündungen

Besondere Sorgfalt gilt dem Erkennen und dem Versorgen von Entzündungen im Bereich der Augen, vor allem der Bindehaut, der Kornea, aber auch des Tränenkanals.

■ **Praxis-Tip**

Bei bewußtlosen Patienten, bei starkem Lidödem nach frontobasaler Verletzung, aber auch bei ausgeprägten Okulomotoriusparesen muß mehrmals täglich eine Kontrolle der Hornhaut durchgeführt werden.

Bei *Entzündungszeichen* wie Rötung, ziliärer Infektion, Eiterauflagerungen, aber auch Schwellung der Lider muß schnellstens ein *augenärztliches Konsil* mit einer effektiven Therapie eingeleitet werden. Bei *unvollkommenem Augenschluß* sind zur Vermeidung von Hornhauterosionen nach augenärztlichen Konsilen Uhrglasverbände anzulegen. Nötigenfalls ist eine *Tarsorraphie* (operativer Verschluß des Auges) sinnvoll.

! Entzündungen im Bereich der Augen stellen eine vermeidbare, aber schwerwiegende Komplikation für den Patienten dar. Sie können bei rechtzeitiger Diagnostik und Therapie in den meisten Fällen effektiv behandelt werden. Unbehandelt führen Entzündungen der Augen zu häufig irreversiblen Schäden der Hornhaut und Linsen, die in der Erblindung enden können.

Gewarnt wird vor dem längeren Tragen von Augenklappen oder dem Abdecken mit trockenen Kompressionen. Dies führt häufig zu einer *schnellen Austrocknung* der Kornea mit ebenfalls nachfolgend schweren Schäden.

! Bei bewußtlosen oder bewußtseinsgetrübten Patienten müssen Verbände im Bereich der Augen 2mal täglich zur Kontrolle abgenommen und erneuert werden.

6.3.14
Blasenentleerungsstörungen

Das Problem von Blasenentleerungsstörungen kann nicht erschöpfend abgehandelt werden. Wie bei den motorischen Störungen ist davon auszugehen, daß eine Schädigung des sakralen Miktionszentrums nicht eingetreten ist, so daß der periphere Reflexbogen intakt ist. Die Störungen des oberen Neurons führen in diesen Fällen zu einem *spastischen Lähmungstyp*. Für die Blase bedeutet dies eine *unwillkürliche Übererregbarkeit* (Detrusorhyperreflexie). Im Bereich der quergestreiften Sphinktermuskulatur bewirkt die bestehende spastische Tonuserhöhung eine der Blasenkontraktion entgegengesetzte Kontraktion des Sphinktermuskels, so daß eine effektive Blasenentleerung erschwert oder unmöglich gemacht wird. Die einfachste klinische Methode zur Überprüfung der Blasen- und Sphinkterfunktion ist die Bestimmung der *Restharnmenge* möglichst nach Spontanmiktion. Diese kann heute durch *Ultraschalldiagnostik* einfach und sicher erfolgen.

Eine *Entleerungsstörung* ist anzunehmen, wenn die Restharnmenge mehr als 20 % der Blasenkapazität beträgt. Bei nachgewiesener Blasenentleerungsstörung sollten zunächst *mechanische Maßnahmen* eingesetzt werden. Beim suprapubischen Triggern über der Blasengegend wird mit den Spitzen der gestreckten Finger einer Hand durch rhythmisches Eindrücken der Unterbauchgegend die Blasenwand gedehnt, wodurch die Rezeptoren gereizt werden. Eine weitere Möglichkeit ist das vorsichtige Klopfen auf den Unterbauch mit der Handkante. Es muß jedoch bei nicht kooperativen Patienten vor der Gefahr einer Blasenruptur bei zunehmend überfüllter Harnblase gewarnt werden. Deshalb sollten frühzeitig *medikamentöse Maßnahmen* ergriffen werden. Da klinisch nicht entschieden werden kann, ob eine Detrusorhyperaktivität oder eine hyperaktive Harnblase vorliegt, sollte zunächst der Versuch mit Carbahol (Doryl 1 Amp. i.m. oder s.c. oder 3 × 1 Tbl. oral) gemacht werden.

Bei ausgeprägter *spastischer Tonuserhöhung* kann der Einsatz von Medikamenten, die direkt am Sphinkter eingreifen, versucht werden. Hierzu gehören vor allem Diazepam oder Baclofen.

Da liegende *Blasenkatheter* eine massive *Infektionsgefahr* darstellen, sollte auch bei bewußtlosen Patienten versucht werden, den Katheter zu entfernen, um den Patienten bei ausreichender *Spontanmiktion* ohne Katheter zu belassen. Die Versorgung mit Windeln oder einem Urinar erleichtern die Pflege. Ein Nachteil dieser Methode ist jedoch, daß eindeutige Infusionsbilanzen nicht gewonnen werden können.

■ **Praxis-Tip**

Bei mangelnder Spontanmiktion ist die Anlage eines *suprapubischen Katheters* zwingend notwendig, um Schädigungen der Blase, der ableitenden Harnwege oder der Niere bei zunehmendem Urinrückstau zu vermeiden.

Eine Sonderform stellen die *Kombination von Schädel-Hirn-Verletzungen* und *Querschnittslähmungen* dar. Hier muß die Behandlung der Blasenentleerungsstörung nach den Richtlinien der Querschnittsbehandlung erfolgen, d. h. zunächst ein Blasendauerkatheter, bei ausbleibender Spontanmiktion regelmäßige Einmalkatheter mehrfach am Tag abhängig von der Restmenge.

6.3.15
Weitere Komplikationen

Eine Reihe von pathophysiologischen Zuständen verschlechtert die zerebrale Situation erheblich, wobei oft eine genaue Differentialdiagnose nicht möglich ist.

Diese sind vor allem eine neurologische Vorschädigung, eine zusätzliche primäre oder sekundäre Hypoxie des Gehirns, eine globale Aphasie sowie durch den Unfall bewirkte Blindheit oder Taubheit.

Hypoxie

Ein *zusätzlicher O_2-Mangel* der Hirnzellen wird in der Akutphase durch eine zentrale oder periphere Atemstörung, ausgeprägte Schocksituation, Herz-Kreislauf-Stillstände mit längerer Reanimation oder Traumatisierung im Bereich des Thorax hervorgerufen, ferner in der Subakutphase durch Verlegung der Kanülen, Ventilationsstörungen durch Verlegung der Atemwege bzw. der Lungen, unsachgemäße Absaugmanöver, falsche Lagerung sowie nicht erkannte Blutdruckabfälle bzw. Bradykardien. Eine große Gefahr stellen auch ausgedehnte chirurgische Eingriffe dar, da während der Operation, aber auch danach eine lückenlose Überwachung der Vitalparameter nur schwer möglich ist.

■ **Praxis-Tip**

Die Erfahrung zeigt, daß eine Kombination von traumatischer Hirnschädigung mit zusätzlichem O_2-Mangel eine äußerst ungünstige Prognose für den Patienten bietet.

Hier sind häufig lang andauernde *apallische Syndrome* zu beobachten, die dann leider in zahlreichen Fällen in ein *schweres zerebrales Defektsyndrom* münden. Zusätzlich entwickeln diese Patienten *schwere spastische Bilder*, die rasch zu Kontrakturen im Bereich der Gelenke führen und äußerst therapieresistent sind. Die frühzeitige Implantation von Baclofensystemen ist notwendig.

Einschränkungen von Hören, Sehen oder Verstehen

■ **Praxis-Tip**
Jährlich betreuen wir in der Klinik mehrere Patienten, die mit der Diagnose eines *apallischen Syndroms* eingeliefert wurden. Die Aussage der Erstbehandler lautet dann üblicherweise, daß mit dem Patienten eine Kontaktaufnahme nicht möglich war. Bei genauerer Beobachtung zeigt sich jedoch, daß es durch den Unfall zu einer Erblindung, einem massiven Gesichtsfeldausfall, einer Ertaubung, einer kompletten Okulomotoriusparese oder einer ausgeprägten globalen Aphasie gekommen ist. Die fehlende Stimulationsmöglichkeit über den gestörten Sinneskanal bewirkt eine nicht ausreichende Aktivierungsmöglichkeit des Patienten, so daß Reaktionen auf äußere Reize oft ausbleiben oder verringert sind.

Eine weitere Möglichkeit der gestörten visuellen Reizaufnahme stellen *Einblutungen in den Glaskörper* dar, die regelmäßig nach Subarachnoidalblutungen zu beobachten sind, jedoch auch nach Schädel-Hirn-Verletzungen als Differentialdiagnose einer visuellen Störung bedacht werden müssen (Terson-Syndrom). Die Diagnose ist oft sehr schwierig und kann nur durch genaue Beobachtung des Patienten erhärtet werden. Auffällige Befunde sind fehlende Möglichkeiten der visuellen Stimulation bei erhaltenen auditiven und taktilen Reaktionsmöglichkeiten. Allerdings muß in solchen Fällen der Patient energisch und äußerst intensiv angesprochen werden.

Der *ertaubte Patient* hingegen zeigt nur auf visuelle und taktile Stimuli eine nachweisbare Reaktion.

■ **Praxis-Tip**
Die Differentialdiagnose ist für das weitere Schicksal des Patienten entscheidend, da sonst Patienten im Remissionsstadium fälschlicherweise dem apallischen Syndrom zugeordnet werden und dadurch die Therapie nicht zielgerichtet aktiv durchgeführt wird (Abb. 6.9).

Eine bestehende *globale Aphasie* läßt ebenfalls häufig zielgerichtete Reaktionen auf äußere Reize nicht zu. Auch hier werden die Patienten in einigen Fällen fälschlicherweise unter der Diagnose eines apallischen Vollbildes eingeordnet.

Anders ist die Situation bei *verspätetem Einsatz der Sprachwiedergabe*. Bei vielen Patienten ist zu beobachten, daß dies erst zu einer relativ späten Phase des Heilungsverlaufes und der Bewußtseinswiederkehr erfolgt. *Nicht jeder Patient, der in der beginnenden Remissionsphase „sprachlos" ist, leidet an einer motorischen Aphasie.* Eindringlich muß noch einmal auf die ausführliche Diagnostik der vorhandenen Wahrnehmungsfähigkeiten des Patienten hingewiesen werden, um tatsächlich die vorhandenen Reaktionsmöglichkeiten zu erfassen und auszulösen. Hier darf auf die entsprechenden Kapitel verwiesen werden.

Abb. 6.9 a – c. Der Nachweis einer extrazerebralen Störung als Ursache für eine vermeintliche Reaktions- und Wahrnehmungsstörung ist für das weitere Schicksal des Patienten extrem wichtig. Im vorliegenden Beispiel wurde der Patient als reaktionslos im apallischen Zustand bezeichnet (**a**). Nach Öffnen der Augenlider und Fixieren durch Heftstreifen entwickelte der Patient in kurzer Zeit durch die zusätzlichen Möglichkeiten des Blickkontaktes eine zunehmende Reaktionsfähigkeit (**b**), wobei schon erste Schreibübungen durchgeführt werden konnten (**c**). Die nicht diagnostizierte Okulomotoriusparese führte in Verbindung mit der eingeschränkten Wahrnehmungs- und Reaktionsfähigkeit zu der Fehldiagnose „apallisches Syndrom" und hätte bei ungeprüfter Übernahme zu einem negativen Ausgang geführt

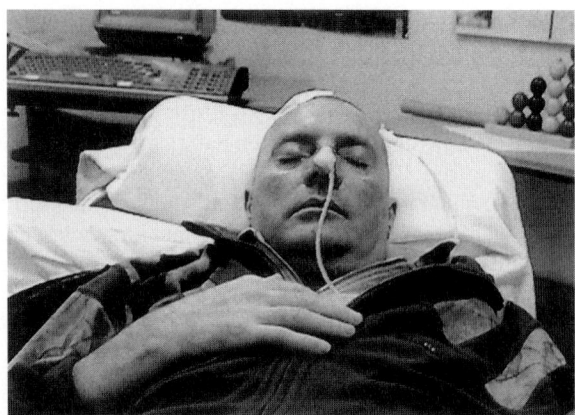

a

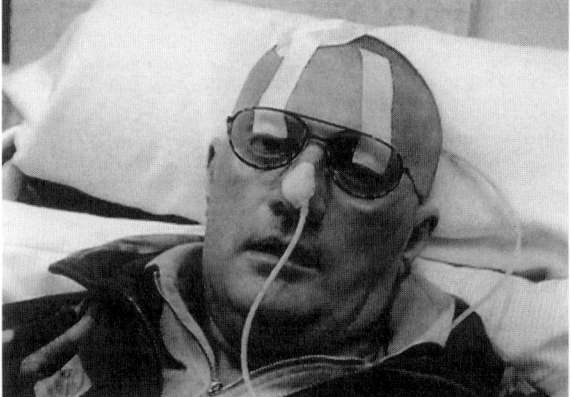

b

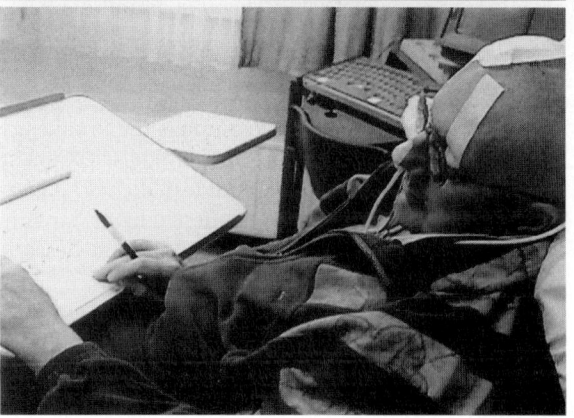

c

Sowohl die Störung der Reizaufnahme, aber auch sprachliche und motorische Einschränkungen lassen den bewußtseinsgetrübten, nicht kooperationsfähigen Patienten als „bewußtlos" erscheinen. Die Differentialdiagnose ist entscheidend, da die Therapieansätze beim bewußtlosen Patienten grundsätzlich verschieden von denen bei bewußtseinsgetrübten Patienten sind. Auf die Tatsache, daß bei fehlender Erfahrung des Untersuchers der gegebene Stimulus der Situation des Patienten nicht adäquat ist und damit ebenfalls Reaktionen und Handlungen nicht hervorgerufen werden können, muß noch einmal hingewiesen werden.

Bei der Differentialdiagnose von Bewußtlosigkeit ist zu achten auf:
- Störung sensibler Perzeption:
  - visuell: N. oculomotorius, Glaskörper, N. opticus, Sehbahn,
  - akustisch: Innenohr, Hörbahn,
  - sensibel: Oberflächen-Tiefen-Sensibilität,
  - zentral: Aphasie, Agnosie, Apraxie;
- Störungen der Expression:
  - Aphasie, Dysarthrie,
  - Motorik (Tetraplegie).

Fehlende Erfahrung des Untersuchers kann zu einem inadäquaten Stimulus führen.

6.3.16
Gelenkveränderungen

Weitere Komplikationen dieser Behandlungsphase sind zunehmende *Verkalkung im Bereich der Gelenke, aber auch der Muskeln* mit nachfolgender Abnahme der Gelenkbeweglichkeit. Durch frühzeitigen Einsatz von *Baclofensystemen* und intensiver *krankengymnastischer Therapie* nimmt die Rate dieser Komplikationen deutlich ab.

Hingegen fördern Immobilisation und fehlende Krankengymnastik diese pathologischen Prozesse.

Aus diesem Grunde darf keinesfalls die krankengymnastische Übungsbehandlung reduziert werden, wenn röntgenologisch Kalkeinlagerungen in den Gelenken nachgewiesen sind. Ziel ist zumindest, die *vorhandene Gelenkbeweglichkeit* zu erhalten. Bei einer Reihe von Betroffenen kann durch intensive Therapie zwar keine Reduktion der Kalkeinlagerungen, aber eine Besserung der Gelenkbeweglichkeit erreicht werden.

Operative Maßnahmen sind erst nach Kooperationsfähigkeit des Patienten sinnvoll, wobei die Laborkriterien mit Normalwerten der alkalischen Phosphatase und der Blutsenkung ohne Entzündungszeichen zu beachten sind.

7 Zugangswege zum bewußtlosen Patienten

Unter Würdigung der vorangehenden Aussagen ist es unumgänglich, die Wahrnehmungsfähigkeit und Reaktionsmöglichkeiten des bewußtlosen Patienten zu erkennen und einzuordnen. Noch einmal muß betont werden:

Bewußtseinstrübung oder Bewußtlosigkeit ist nicht gleichzusetzen mit aufgehobener Wahrnehmungs- und Reaktions- oder Handlungsfähigkeit.   **!**

■ **Praxis-Tip**
  Nur wenn es dem Behandler gelingt, das *Signalverhalten* des Patienten zu erkennen und zu verstehen, kann eine *sinnvolle Therapie* aufgebaut werden. Diese Erkenntnis ist Grundlage aller medizinischen, diagnostischen und therapeutischen Ansätze, ohne deren Beachtung die Gefahr des Therapieversagens und einer seelischen oder körperlichen Gefährdung besteht.

7.1
Technische Untersuchungen

7.1.1
Elektroenzephalogramm

Die Ableitung der elektrischen Aktivität der Hirnzellen ist heute in der Nervenheilkunde Routine und muß an jedem Zentrum durchgeführt werden, das sich mit der Behandlung von Patienten mit Schädigungen des ZNS befaßt. Die Ableittechniken und die Auswertverfahren sind inzwischen wesentlich verfeinert worden. So ist es möglich, mit Hilfe einer *computergestützten Analyse* auch über längere Zeiträume die abgeleiteten Muster in bezug auf deren Frequenz und Amplitudenhöhe auszuwerten und zu vergleichen.

Bei *tieferen Graden der Bewußtseinsstörung* ist normalerweise ein langsamer Grundrhythmus von unter 8 Hz zu beobachten. Mit zunehmender Bewußtlosigkeit kommt es zu einer zunehmenden Amplitudenabflachung. Hier wechseln mehr oder weniger lange Strecken sehr niedriger oder auch völlig fehlender Aktivität mit kurzen Gruppen polymorpher Potentiale. Mit ihrem Erlöschen stellt sich dann ein Null-Linien-EEG ein.

Mit *zunehmender Bewußtseinsaufhellung* zeigt sich auch eine Beschleunigung des Grundrhythmus bis in den physiologischen Bereich zwischen 8 und 14/s.

■ **Praxis-Tip**

Die Beschleunigung des Grundrhythmus geht meist parallel mit der Bewußtseinsaufhellung, so daß prognostische Aussagen für die Zukunft bei den meisten
Patienten nicht möglich sind.

Während *Phasen der Aktivierung* ist die Reaktion im EEG nicht einheitlich. Bei einigen Patienten zeigt sich der Grundrhythmus beschleunigt mit einer Zunahme
von polymorphen Ableitungen. Bei anderen kommt es lediglich frontal zu einer Zunahme der langsamen Abläufe mit hohen Potentialen.

Der Kurvenverlauf des Hirnstrombilds bei einem Patienten mit schwerer ge-
schlossener Hirnverletzung zeigt parallel zur Besserung der Bewußtseinslage eine
Beschleunigung des Grundrhythmus bis hin in den physiologischen Bereich
(Abb. 7.1). Allerdings gehen diese Veränderungen dem Heilungsverlauf parallel, so
daß eine Prognose hierdurch nur bedingt möglich ist.

7.1.2
Elektromyographie

In den vergangenen Jahren sind verschiedene *Hirnstammreflexe* eingehend elek-
tromyographisch untersucht worden, insbesondere der *Blinzelreflex* (BLR), der
Masseterreflex sowie das *Okuloaurikularphänomen* (OAP). Pathologische Antworten deuten auf eine Schädigung im Bereich des Hirnstamms hin, wobei trotz der
zahlreichen Literatur eine eindeutige Zuordnung nur schwer zu finden ist. Die
transkranielle Reizung der Hirnrinde wird ebenfalls in der Literatur noch kontrovers diskutiert. Eindeutige diagnostische Aussagen bei Patienten mit ausgeprägter
Bewußtseinstrübung lassen sich zum jetzigen Zeitpunkt nicht treffen.

7.1.3
Evozierte Potentiale

Im wesentlichen handelt es sich hierbei um die *akustisch evozierten (AEP)* sowie
die *somatosensibel evozierten Potentiale (SEP)*. Beide Untersuchungen können auch
beim bewußtlosen Patienten durchgeführt werden. Die Aussagekraft der *akustisch
evozierten Potentiale* liegt hauptsächlich bei Prozessen des Hörnerven und der zentralen Sehbahn. Nach *Schädel-Hirn-Verletzung* zeigt sich mit zunehmender Komatiefe ein Erlöschen der verschiedenen Komponenten in absteigender Richtung. Allerdings geben Potentialverluste nicht immer einen vollständigen Funktionsverlust
wieder, wobei erhaltene AEP-Wellen trotz erheblicher Komatiefe für erhaltene

Abb. 7.1a–c. Kurvenverlauf des Hirnstrombildes bei einem Patienten mit schwerer geschlos-
sener Hirnverletzung. Der Kurvenverlauf zeigt parallel zur Besserung der Bewußtseinslage eine
Beschleunigung des Grundrhythmus bis hin in den physiologischen Bereich. Allerdings gehen
diese Änderungen dem Heilungsverlauf parallel, so daß eine Prognose hierdurch nur bedingt
möglich ist

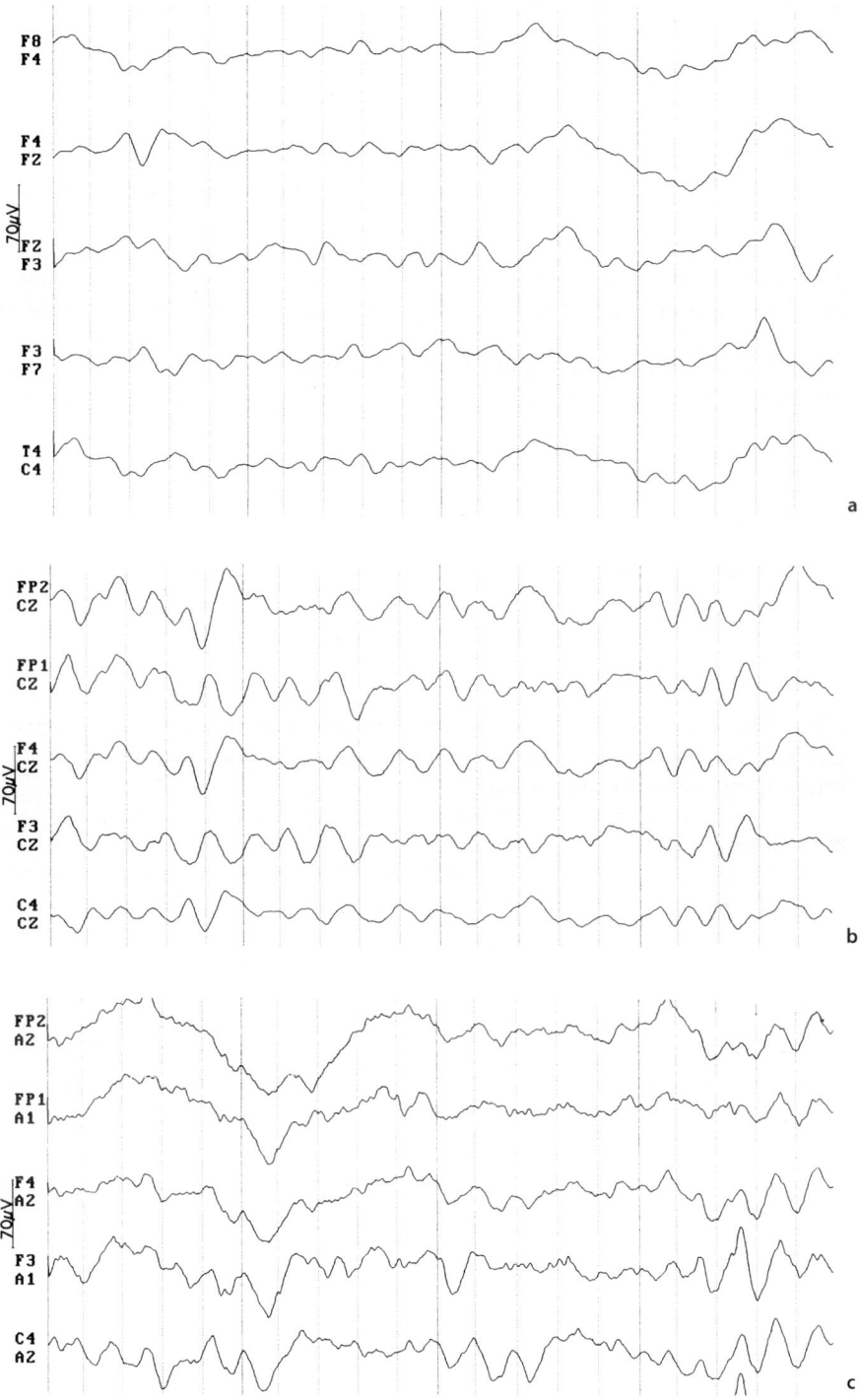

Abb. 7.1a–c. (Legende s. S. 74)

Hirnstammfunktionen sprechen. Bei tiefen Graden der Bewußtlosigkeit finden sich bei 60% der Patienten keine AEP-Wellen mehr, bei 40% bleibt nur die Welle 1 erhalten.

■ **Praxis-Tip**

Die Erfahrung hat gezeigt, daß eine sichere Korrelation zur bestehenden Tiefe der Bewußtlosigkeit sowie der Funktionsstörung des Hirnstamms und vor allem eine prognostische Einordnung nur schwer möglich sind.

Bei *Ableitung der somatosensibel evozierten Potentiale* (SEP) ist mit zunehmender Bewußtseinsstörung die zentrale Leitzeit verlängert, hier besonders die späten Komponenten. Allerdings werden die SEP nur dann beeinflußt, wenn das aufsteigende Hinterstrangsystem betroffen ist. Bei komplettem traumatischem Querschnitt des Rückenmarks sind die kortikalen SEP naturgemäß nicht mehr nachzuweisen. Nachweisbare SEP-Antworten bei Verdacht auf Rückenmarksschädigung sprechen für eine partiell erhaltene Kontinuität zumindest der Hinterstränge.

■ **Praxis-Tip**

Festzuhalten ist, daß auch die Ableitung der sensibel evozierten Potentiale zwar Hinweise auf die Komatiefe sowie substantielle Schädigungen im Bereich des Rückenmarks, des Hirnstamms und des Großhirns geben kann. Eindeutig prognostische Zuordnungen lassen sich aber nicht gewinnen.

Eine weitere Untersuchungsmethode betrifft die *visuell evozierten Potentiale (VEP)*. Der Schwerpunkt dieser Methode liegt jedoch im Nachweis von pathologischen Prozessen im Bereich der Sehbahn, wobei die Aussagekraft bei Hemisphärenprozessen nicht ausreichend ist.

■ **Praxis-Tip**

Ein Vergleich zwischen den Ergebnissen verschiedener Zentren, vor allem in bezug auf das Vorliegen eines apallischen Syndroms, aber auch dessen Erholungsmöglichkeit ist nur bedingt möglich.

Dies liegt daran, daß

● die Diagnostik des apallischen Syndroms nicht immer eindeutig und reproduzierbar ist,
● die therapeutischen Ansätze der verschiedenen Zentren nicht immer voll vergleichbar sind.

7.1.4
Ereigniskorrelierte Hirnpotentiale (EKP)

Hier handelt es sich um eine neue Methode, bei der nach Setzen eines *zentralen Reizes* die Antworten aus dem Ruhe-EEG ausgewertet werden können. Für die Komponenten mittlerer und späterer Latenzen ab etwa 80 mmsec nach dem Stimulus soll eine enge Beziehung zum psychologischen Bearbeitungsmodus, d.h. den ablaufenden höheren Hirnleistungen bestehen. Es sollten besonders die *späten Ant-worten* sein, nämlich die N-300- und N-400-Welle, die diagnostisches Gewicht haben. Während bei kooperationsfähigen Probanden zumindest sichere Hinweise zu gewinnen waren, daß ein Zusammenhang zwischen Reiz und Antwort sowie eine Änderung der Antwort nach Training besteht, *ist die Methode bei bewußtlosen Patienten jedoch in der Anwendung recht schwierig.* Es kommt häufig zu erheblichen Artefakten, die eine eindeutige Auswertung nicht erlauben. Zum anderen lassen die doch sehr globalen Stimuli und nicht sicher definierten Reaktionen bei bewußtseinsgetrübten oder bewußtlosen Patienten eine eindeutige Zuordnung der Antwort nicht immer zu. Allerdings scheint es sich hierbei um eine Methode zu handeln, die bei weiterer Forschung und Entwicklung vielleicht in der Zukunft auch bei bewußtlosen Patienten die objektive Feststellung der Reaktion auf externe Stimuli sowie eine Beurteilung von Therapiemethoden erlaubt.

7.1.5
Bildgebende Verfahren

Computertomographie (CT)
Die computertomographische Untersuchung des Schädels und des Gehirns ist inzwischen zu einer Routinemethode in der Neurotraumatologie geworden. *Substantielle Hirnschädigungen* wie Kontusionsherde, *ischämische Bezirke* oder *Blutungen* sowie *Veränderungen des Liquorabflusses* lassen sich eindeutig bis in kleinere Schädigungsherde darstellen. Allerdings erlaubt diese Methode weder eine eindeutige topographische Zuordnung zu entsprechenden Hirnzentren, noch können zum jetzigen Zeitpunkt funktionelle Untersuchungen oder Darstellungen der Hirndurchblutung vorgenommen werden.

Kernspintomographie (MRT)
Es gelten ähnliche Aussagen wie sie für die Computertomographie getroffen wurden. Die günstigere Auflösung zeigt auch *kleinere pathologische Prozesse*, die mit dem Computertomogramm nicht nachzuweisen sind. Somit kann vor allem im Bereich des Hirnstamms eine subtile Diagnostik möglicher Schädigungen vorgenommen werden.

Positronenemissionstomographie (PET)
Bei der PET handelt es sich um ein Verfahren bei dem mit radioaktiv markierten Substanzen die regionale Hirndurchblutung oder der regionale Hirnstoffwechsel untersucht werden kann. Bei einer Stimulations-PET werden darüber hinaus diese Prozesse synchron zur Stimulusverarbeitung untersucht in der Hoffnung, die funktionelle Charakteristik von Hirnstrukturen zu erfassen. Von dieser Methode sind für die Zukunft wichtige Aussagen für die gestörte Hirnfunktion zu erwarten. Allerdings erlaubt der technische Stand noch nicht, gezielte funktionelle Änderungen oder den Zusammenhang zwischen funktionellen Störungen und Substanzschädigungen nachzuweisen.

7.1.6
Zusammenfassung

Zusammenfassend kann gesagt werden, daß von seiten der *technischen Untersuchungen* wichtige Hinweise auf vorliegende *Komplikationen* der Patienten nach Schädel-Hirn-Verletzung gewonnen werden können. Allerdings erlaubt die jetzige Situation weder von seiten der elektrophysiologischen noch der radiologischen Untersuchung eine sichere Prognose über die Tiefe der Bewußtseinsstörung, deren Rückbildungstendenz sowie die Erholungsmöglichkeit des Gehirns. Weiter können geschädigte Zentren noch nicht eindeutig der vermuteten Funktion zugeordnet werden, so daß andererseits Funktionsausfälle selten ein Korrelat in den objektiven Untersuchungsmethoden finden werden. Für die Zukunft sind weitere wichtige Erkenntnisse beim Ausbau der beschriebenen Methoden zu erwarten. Berichte, nach denen es augenblicklich möglich ist bei tief bewußtlosen Patienten prognostische Aussagen zu treffen, sind unter Würdigung der vorliegenden Literatur nicht haltbar.

Von seiten der technischen Untersuchungen ergeben sich nach dem augenblicklichen Stand nur wenig prognostische Hinweise auf die Erholungsmöglichkeit des geschädigten Gehirns. Die bildgebenden Verfahren wie CT und MRT erlauben jedoch eine gute Verlaufskontrolle mit Nachweis eventueller Komplikationen sowie der Lokalisation von Substanzverlusten.

Die Korrelation der Befunde zwischen technischen Untersuchungen und klinischem Bild ist auch wegen der Abhängigkeit der Beurteilung von subjektiven Beobachtungen der Untersucher schwierig und nicht eindeutig (Abb. 7.2).

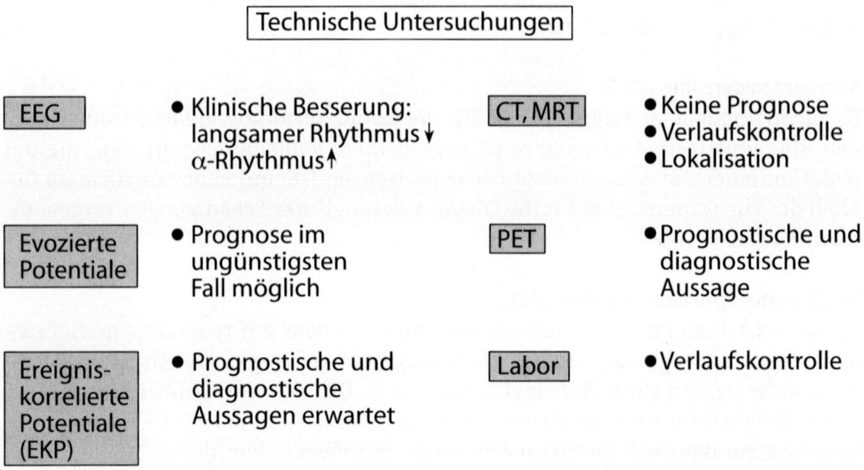

Technische Untersuchungen

EEG
- Klinische Besserung: langsamer Rhythmus↓ α-Rhythmus↑

CT, MRT
- Keine Prognose
- Verlaufskontrolle
- Lokalisation

Evozierte Potentiale
- Prognose im ungünstigsten Fall möglich

PET
- Prognostische und diagnostische Aussage

Ereignis-korrelierte Potentiale (EKP)
- Prognostische und diagnostische Aussagen erwartet

Labor
- Verlaufskontrolle

Abb. 7.2. Die technischen Untersuchungen sind zur Verlaufskontrolle wichtig, ergeben jedoch nur selten eindeutige prognostische Hinweise

7.2
Klinische Befunde

■ **Praxis-Tip**

Den derzeitigen Erkenntnissen zufolge steht fest, daß eine *exakte klinisch-neurologische Untersuchung* bei bewußtseinsgestörten Patienten notwendig ist, um den Grad der Bewußtseinsstörung festzustellen sowie die Funktion des Großhirns und des Hirnstamms zu überprüfen. Selbstverständlich müssen Vergleiche mit den Ergebnissen der technischen Untersuchungen vorgenommen werden, um ein möglichst breites Spektrum an diagnostischen Aussagen zu erhalten.

Die zentrale Frage lautet: *Wie kann der medizinische oder der therapeutische Betreuer sowie der Angehörige mit dem bewußtseinsgetrübten oder bewußtlosen Patienten Kontakt aufnehmen?*

In den vorherigen Kapiteln wurde ausführlich dargelegt, wie die *Tiefe der Bewußtlosigkeit* sowie die *Funktion des Hirnstamms* ohne größeren apparativen Aufwand festgestellt werden können.

Dieses Vorgehen erlaubt im Umkehrschluß die Beurteilung der Reaktionsfähigkeit des Patienten sowie das Ausmaß der Hirnstammfunktionsstörung.

Wenn der Patient nach Ansprache, Berührung oder auch nach einem optischen Reiz z.B. ungezielt reagiert, indem er einen Arm beugt oder streckt oder den Kopf zur Seite wendet, ist diese ungezielte Reaktion für die Patienten, aber auch für den Untersucher gleichzeitig das *Signal*, mit dem der Patient auf den *eingegebenen Reiz* antwortet. Ebenso lassen die geschilderten *vegetativen Störungen* wie plötzliche Blutdruckänderung, Herzrhythmusstörungen, Schwitzen oder stark vermehrte Schweißabgabe in Ruhe aber auch unter Belastung erkennen, daß der Patient eine Funktionsstörung des Hirnstamms erlitten hat und in eine Situation gebracht wurde, die bei *gestörten Dämpfungsreaktionen* zu einer *überschießenden Reaktion* der verschiedenen Systeme geführt hat. So wird ein bewußtseinsgetrübter Patient, welcher ungünstig gelagert ist, bei fehlender verbaler Kommunikationsfähigkeit dies durch zunehmende Unruhe und vermehrte *vegetative Symptome* mitteilen. Somit ist hier die überschießende vegetative Antwort ein Signal des nicht kooperationsfähigen Patienten auf für ihn ungünstige oder belastende äußere Umstände.

Der bewußtseinsgetrübte, nicht kooperationsfähige Patient kann entweder spontan oder auf externe oder interne Einflüsse durch vegetative Symptome, durch Reaktionen im Bereich der Hirnnerven wie Änderung der Pupillenweite, Bulbusbewegung und Durchführung des Schluckaktes oder mit ungerichteten und gerichteten motorischen und verbalen Äußerungen reagieren. Er gibt damit dem Untersucher auf der möglichen Reaktionsebene Signale; dazu müssen auch Myoklonien und Krampfanfälle gezählt werden. Letztere bedürfen einer sachgemäßen medikamentösen Behandlung und sind daher nur bedingt als Signalverhalten zu bewerten (Abb. 7.3).

Diagnostische Parameter, die uns in den Stand setzen, Ausmaß und Tiefe der Bewußtseinsstörung sowie der Großhirn- und Hirnstammfunktionen zu beurteilen, können gleichzeitig als Antwort oder Signal des bewußtlosen oder bewußtseinsgetrübten, nicht kooperationsfähigen Patienten angesehen werden (Dialogaufbau – „covert behaviour"). **!**

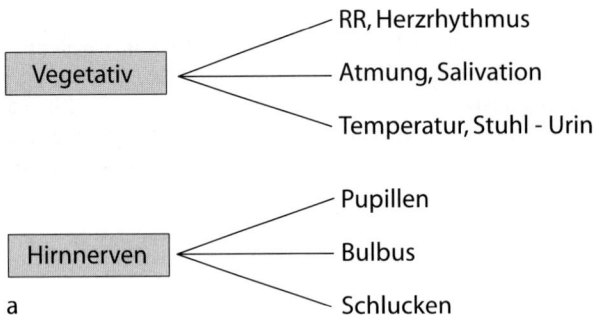

Reaktionsmöglichkeiten im Koma I

Vegetativ
- RR, Herzrhythmus
- Atmung, Salivation
- Temperatur, Stuhl - Urin

Hirnnerven
- Pupillen
- Bulbus
- Schlucken

a

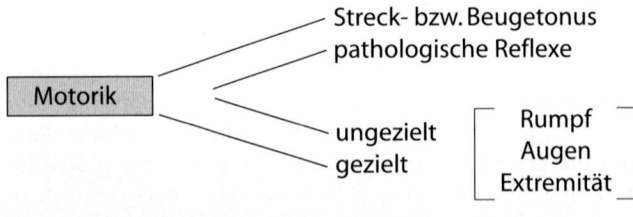

Reaktionsmöglichkeiten im Koma II

Motorik
- Streck- bzw. Beugetonus
- pathologische Reflexe
- ungezielt
- gezielt
  [Rumpf
    Augen
    Extremität]

Einfache Lautäußerungen

Krampfanfälle, Myoklonien

Differentialdiagnose: Spontane bzw. exogene zentrale
Krisen
b

Abb. 7.3a, b. Abhängig von Wahrnehmung und Reaktionsfähigkeit verfügt auch der bewußt-seinsgetrübte Patient über nachweisbares Reaktionsverhalten

Wie geht man in der Praxis vor?
Für den Beobachter empfiehlt sich folgender Ablauf:

● Zunächst erfolgt die Beobachtung des *liegenden Patienten ohne Aktivierung.* Der Beobachter wartet auf *Spontanreaktionen* wie Bewegungen des Rumpfes oder der Extremitäten, Augen öffnen, evtl. Fixieren, Lautäußerungen, aber auch motorische oder verbale Unruhezustände.

● Dann werden die *vegetativen Parameter* ebenfalls in Ruhelagerung beachtet. Die Atemtätigkeit wird in bezug auf Frequenz, Regelmäßigkeit und Atemtiefe nach

Entblößen des Brustkorbes beurteilt. Vermehrtes Schwitzen, aber auch erhöhte Schleimproduktion können ebenfalls direkt am Patienten festgestellt werden. Zur Beobachtung der übrigen Vitalparameter wie Herzfrequenz oder Blutdruck sollte zweckmäßigerweise ein *Monitor* angeschlossen werden. Dann läßt sich leicht erkennen, ob die abgeleiteten Werte innerhalb der angegebenen Grenzwerte liegen oder diese überschritten werden. Die Beobachtung muß ausreichend häufig, mehrfach am Tag, erfolgen, da bei vielen Patienten sowohl Spontanreaktionen als auch Anzeichen der vegetativen Entgleisungen erst aus einer längeren Ruheperiode erfolgen. Wichtig ist, die Angaben des Pflegepersonals zu beachten, da diese von allen Beteiligten am längsten direkt am Patienten tätig sind.

- Anschließend werden die beschriebenen Reaktionen *im Liegen, aber nach Stimulierung* des Patienten beobachtet. Es werden externe Reize gesetzt, und die Reaktion des Patienten wird registriert *(multisensorische oder multimodale Stimulation = ADAMS).*

■ Praxis-Tip

In der Literatur wird der Begriff der multisensorischen Stimulation oft in dem Sinne fehlinterpretiert, daß die gegebenen Reize nicht parallel, sondern in Folge gesetzt werden. Dies bedeutet jedoch, daß keine komplexe multisensorische Stimulierung erfolgt, sondern daß ein isolierter Zugang zwar über verschiedene Rezeptionskanäle, aber zeitlich nacheinander durchgeführt wird.

Der Begriff der multisensorischen Aktivierung bedeutet nach unserer Erfahrung jedoch, daß die *Stimuli gleichzeitig* über alle Perzeptionskanäle an den Patienten herangebracht werden. Die erzielten Reaktionen müssen erkannt und zu komplexen Handlungen ausgebaut werden.

Bei der multisensorischen Stimulation (ADAMS; Abb. 7.4) wird der Zugang zum Patienten gleichzeitig und parallel über alle sensiblen Perzeptionsmöglichkeiten gesucht. Die Stimuli sind spezifisch für den Patienten und seine Situation zu wählen. Eine nicht angepaßte Stimulation bewirkt häufig eine gegenteilige oder ausbleibende Reaktion. So wird der ruhige, tief bewußtlose Patient nicht noch weiter ruhiggestellt werden müssen (Snoezelen), während der unruhige Patient einen ausgeglichenen beruhigenden Zugang benötigt.

Die Grundlagen der Stimulation (ADAMS) sind:
- parallel alle sensiblen Perzeptionen,
- spezifisch für Patienten und Situation,
- unspezifische Stimulation = fehlende oder gegenteilige Reaktion.

Stimulierung und Aktivierung sind nicht Selbstzweck, sondern dienen der weiteren planmäßigen Förderung von Wahrnehmungs-, Reaktions- und Handlungsfähigkeit. !

Auf die grundlegende Bedeutung dieser Tatsache darf noch einmal hingewiesen werden:

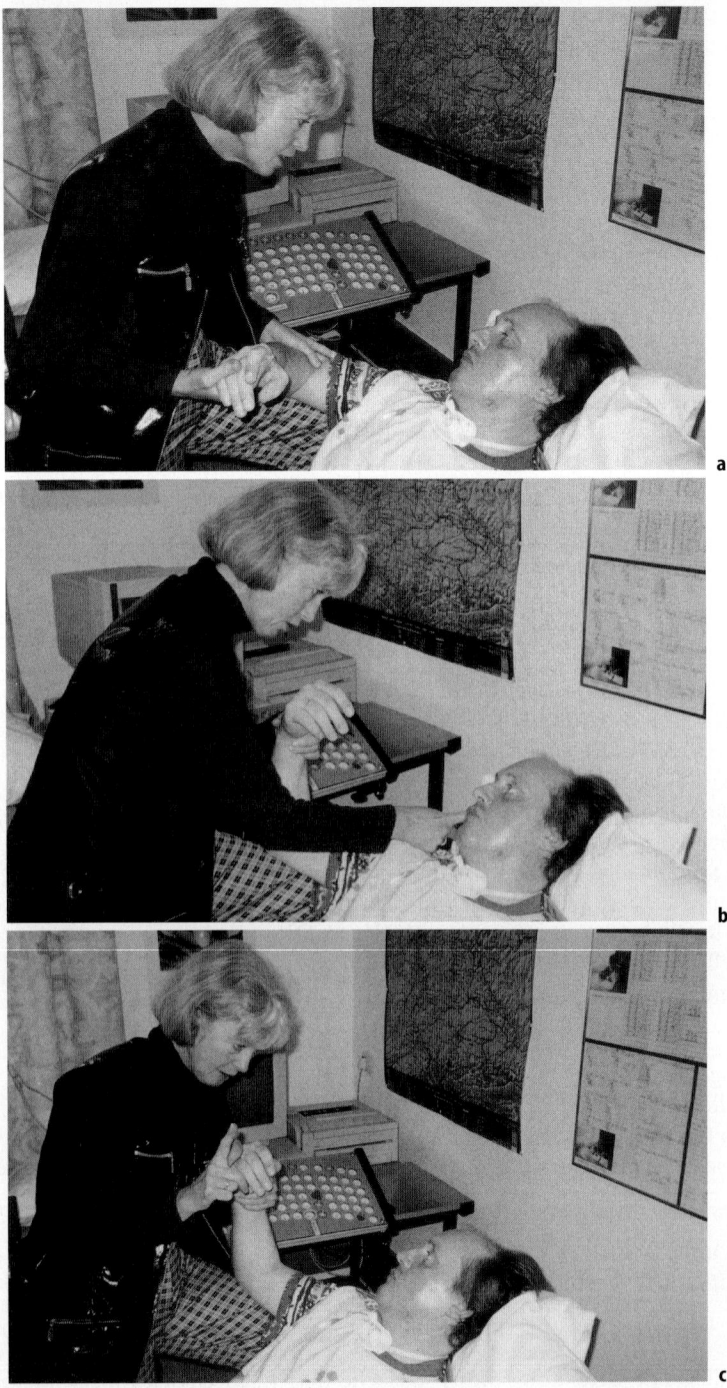

Abb. 7.4a–c. (Legende s. S. 83)

■ **Praxis-Tip**

Durch Summierung der gleichzeitig gesetzten Reize erfolgt eine maximal mögliche Stimulation des Patienten durch Addition der Reizwirkung bei gleichzeitiger Kompensation eines ausgefallenen Sinneskanals.

Der Behandler kann sicher sein, daß er durch den maximalen Stimulus das Erfolgsorgan, in diesem Fall das Gehirn, in die bestmögliche erreichbare Wahrnehmungsfähigkeit bringt und damit die Grundlage zur Reaktionsfähigkeit schafft.

Die Fähigkeit und Möglichkeit des Patienten, Stimuli wahrzunehmen und darauf zu reagieren, ist das Ziel der Behandlung und die Grundlage der weiteren Genesung. Die Störung der Wahrnehmung darf nicht mit einer Schädigung der Sinnesorgane gleichgesetzt werden. Wahrnehmung ist die Fähigkeit, sinnlich gegebene Reize oder Informationen in ihrem Bedeutungsgehalt zu entschlüsseln. Dies sind kognitive Prozesse. **!**
Wahrnehmung = sinngebende Verarbeitung der aufgenommenen Daten.

■ **Praxis-Tip**

Zwingend ist ein *aktiver Zugang* notwendig. *Passive Ansätze* wie Radio, Kassetten, aber auch ein Teil der taktilen und sensomotorischen Aktivierung wie olfaktorische Stoffe oder Bürsten sind für den Betroffenen weitgehend wertlos.

Nach Stimulierung gleichzeitig über alle sensiblen Perzeptionen müssen die erzielten Reaktionen erkannt werden. Bei Ausbleiben sind sie aktiv herbeizuführen und aktiv zu verlängern.

Behandlungsziel ist der weitere Ausbau der Reaktionsfähigkeit zu einfachen und komplexen Handlungsabläufen.

Die Phasen des Ausbaus der Reaktionsfähigkeit sind:
● erkennen,
● aktiv herbeiführen,
● aktiv verlängern.

Ziel ist die graduelle und zeitliche Steigerung der Wahrnehmungs- und Reaktionsfähigkeit.

Abb. 7.4a–c. Standardzugang zum bewußtseinsgetrübten Patienten. Nach vorbereitender Ansprache, taktiler Stimulation und Herstellen des Blickkontaktes zeigt der Patient eine verbesserte Wahrnehmungs- und Reaktionsfähigkeit (**a, b**), so daß jetzt gezielte Übungen durchgeführt werden können (**c**). Multisensorische Stimulation bedeutet immer, den parallelen Zugang über alle Sinnesmodalitäten zu suchen, um ein möglichst optimales Bereitstellungspotential des Patienten zu erreichen

! **Beim aktiven Zugang hat der Behandler die Möglichkeit festzustellen, ob und welche Reaktion eintritt, um danach das weitere Vorgehen individuell in Art und Intensität zu steuern oder den Schwerpunkt der Reizantwort und den Zugang zu wechseln. Dies ist beim passiven Vorgehen nicht oder nur stark eingeschränkt möglich.**

So kann die Ansprache des Patienten nach Inhalt, Lautstärke und Satzlänge unter Beobachtung der Reaktion sofort der Situation angepaßt werden, wie z.B. lauter oder leiser sprechen oder Sätze im Telegrammstil. Beim Gebrauch von passiven Therapiehilfen wie Kassettenrekordern ist dies nicht möglich.

Die Aktivierung erfolgt nach einem sinnvollen System.

Zunächst erfolgt eine *vorbereitende Ansprache* (akustische Stimulation). Der Patient wird begrüßt, dann verbal aufgefordert, einfache Handlungen wie Augen schließen, Zunge zeigen, Kopf drehen oder Hand drücken durchzuführen. Die Erfahrung hat gezeigt, daß entsprechend der Verhaltensphysiologie durch die *akustische Bahnung* zunächst ein gezieltes und nahezu optimales *Bereitstellungspotential* für die übrigen sensorischen und motorischen Qualitäten erbracht wird. Man bereitet den Patienten auf die folgenden Aktivierungsschritte vor. Häufig wird man hierbei schon verschiedene Reaktionen des Patienten wie Augen öffnen, Drehen des Kopfes oder Fixieren beobachten können. Danach erfolgen unter Fortführung der Ansprache das Berühren, Setzen leichter Schmerzreize, leichtes Kopfdrehen oder Durchbewegen der Extremitäten, aber auch vorsichtig dosierte Lichtreize.

Falls der Patient die Augen nicht selbständig öffnet, müssen die Lider vorsichtig angehoben werden, um einen *Licht- und weiteren optischen Eindruck* sicherzustellen. In der therapeutischen oder pflegerischen Situation dürfen die *Lider* auch kurzzeitig durch hautfreundliches Pflaster *offengehalten* werden. Hierbei muß jedoch auf die *Gefährdung durch Austrocknung der Hornhaut* hingewiesen werden.

■ **Praxis-Tip**
Die Therapie mit geöffneten Augen ist eine Grundvoraussetzung, um den multisensorischen Zugang tatsächlich zu gewährleisten.

● Im nächsten Schritt erfolgt die *Mobilisierung* des Patienten zunächst auf die Bettkante, dann in den Rollstuhl. Die Mobilisierung in die *sitzende Position* ist eine entscheidende Maßnahme, um den Patienten in einen Zustand *vermehrter Aktivität* zu bringen. Selbstverständlich ist hier die Beachtung von Herzfrequenz und Blutdruck extrem wichtig, um den Patienten bei plötzlicher Entgleisung dieser Werte nicht in eine gefährliche Situation zu bringen.

In der *sitzenden Position* erfolgt erneut die Stimulierung nach dem vorgeschlagenen Schema, also zunächst vorbereitende Ansprache, Beobachten der Reaktion, dann weitere Stimulierung durch Berühren, Setzen leichter Schmerzreize, Bewegen der Arme und des Kopfes unter Fortführung der Ansprache.

■ **Praxis-Tip**
Durch die aktive und individuell angepaßte multisensorische Stimulation wird der Patient zur verbesserten Wahrnehmungsfähigkeit gebracht, um Reaktionen auf den gesetzten Stimulus zu erbringen. Diese müssen von dem Behandler er-

kannt, aufgegriffen und zu weiteren Handlungsabläufen auf intellektuell-kognitivem und motorischem Gebiet weiterentwickelt und zusammengeführt werden.

Die günstigste und *nahezu optimale multisensorische Stimulation* des Patienten erfolgt bei jeder *pflegerischen Behandlung*. Die pflegerischen Mitarbeiter müssen jedoch auf diese Tatsache hingewiesen werden, um die Wichtigkeit ihres Einsatzes im Rahmen des multidisziplinären Teams der Rehabilitation zu erkennen.
Wieso ist die sitzende Position für den Patienten extrem wichtig?
Im Rahmen der *Stimulierung und Aktivierung nimmt die Mobilisation* des Patienten einen entscheidenden und hohen Stellenwert ein.

Bei allen Patienten ist zu beobachten, daß in der sitzenden Stellung eine deutlich verbesserte Wahrnehmungs- und Reaktionsfähigkeit gegenüber dem Liegen besteht. **!**

So kommt es häufig zu spontanem Augenöffnen mit dem Versuch des Fixierens sowie ersten Anzeichen der Willkürmotorik, wenn der Patient in den Rollstuhl gesetzt wird. Zunächst erfolgt das Aufrichten im Bett und auf der Bettkante, natürlich unter Beobachtung der Reaktion des Patienten und seinen vegetativen Verhältnissen, *vor allem von Atmung, Kreislaufs und Herzrhythmus*. So rasch wie möglich werden die Patienten dann zunächst kurzfristig, bei guter Verträglichkeit gesteigert bis auf einige Stunden, in den Rollstuhl gesetzt. Hilfreich sind anfangs *Liegerollstühle*, um den Patienten schrittweise an die *sitzende Position* zu gewöhnen. Bei normalem Rollstuhl sollte die Rückenlehne verstellbar angebracht sein, damit zu Beginn eine Zwischenposition ermöglicht wird. Unbedingt ist ein Kopfteil einzusetzen. Entsprechende Kopfstützen gewährleisten die gerade Lage des Kopfes und verhindern eine Überstreckung nach hinten.

■ **Praxis-Tip**
Größere Freiheitsgrade der Spontanbewegung sollten möglich sein, um die Anbahnung der Stellreflexe zu ermöglichen und bei beginnender Willkürmotorik aktive Kopfdrehungen zu erlauben.

Der Körper ist durch ein *entsprechendes Gurtsystem* gegen ein *Abrutschen* nach vorn sowie durch seitlich angebrachte weiche Kissen zu fixieren, wobei jedoch eine Gefährdung durch das Gurtsystem wie Abschnürung im Bereich des Beckens oder der Beine nicht eintreten darf. Die Beine sind in etwa 90°-Haltung leicht gestreckt auf den passenden Fußteilen zu lagern. Auch hier erleichtern entsprechende Bandagen die notwendige Stellung. *Plastiktische*, die an die Körperform des Patienten angepaßt sind und von vorn auf die Seitenteile der Rollstühle aufgeschoben werden, erleichtern die Lagerung der Arme und geben dem Patienten die Möglichkeit, einfache Tätigkeiten auf diesen Tischen durchzuführen.

Bedeutung der aufrechten Körperhaltung:

■ **Praxis-Tip**
Schon bei gesunden Menschen ist zu beobachten, daß die liegende Position schlaffordernd, die sitzende oder stehende Position eine Verbesserung der Wachheit und der Aufmerksamkeitsleistung bewirkt.

Dies liegt im wesentlichen darin begründet, daß es bei aufrechter Körperhaltung zu einer *Aktivierung* der aufsteigenden Bahnen im Bereich des Hirnstamms zum Großhirn über verschiedene Zentren, vor allem des Gleichgewichts- und visuellen Systems, kommt. Nahezu reflektorisch ist hiermit ein *Öffnen der Augen*, ein *erhöhter Muskeltonus* im Bereich des Kopfes, des Rumpfes und der Extremitäten durch Anbahnung der physiologischen Stellreflexe verbunden. Dies wird wiederum durch absteigende Bahnen vom Großhirn zum Rückenmark und von dort in die Peripherie bewirkt. Gleichzeitig kommt es durch hormonelle Änderungen vor allem der Nebenniere zu einem erhöhten Ausstoß von Adrenalin und Kortison und damit zu einem gesteigerten Stoffwechsel. Die Zunahme der *Herzfrequenz* sowie die verbesserte O_2-*Versorgung* durch verstärkte Atemtätigkeit bewirken insgesamt eine verbesserte Versorgung des Gehirns mit O_2 und Glukose und fördern somit den *zentralen Stoffwechsel*.

Diese Vorgänge lassen sich bei fast allen Patienten im *Hirnstrombild* dokumentieren, indem es unter Mobilisation in der sitzenden bzw. stehenden Position zu einer deutlichen Zunahme des Grundrhythmus, vor allem über den vorderen Hirnabschnitten kommt. Leider gibt es für diese Fragestellung noch keine Untersuchungen mit dem PET, da dies technisch nicht möglich ist.

■ **Praxis-Tip**

Die Mobilisierung darf keine *Gefährdung* des Patienten mit sich bringen. Diese kann *mechanisch* durch Abknicken des Kopfes und der daraus resultierenden Verlegung der Luftwege oder der Trachealkanüle oder der zu- und abführenden Hirngefäße entstehen, *hämodynamisch* durch kritischen Abfall des Blutdrucks und verringerte Auswurfleistung des Herzens und durch verstärkte *Sekretbildung* und die damit verbundene Atemstörung sowie Reaktionen von seiten des Magen-Darm-Trakts mit Neigung zum Erbrechen erfolgen.

Keine Angst vor dem Vegetativum

! **Die Sorge vor einer Gefährdung des Patienten durch Auswirkungen überschießender oder entgleister vegetativer Funktionen darf nicht dazu führen, daß die Mobilisierung und die weitere Therapie nicht intensiv genug vorgenommen werden.**

■ **Praxis-Tip**

Grundsätzlich gilt: Vegetative Reaktionen sind beim Menschen physiologisch und damit normale Anpassungsvorgänge an Veränderungen der äußeren oder inneren Belastung oder Lebensführung, um die zentralen und peripheren lebenserhaltenden Funktionen zu sichern.

So fällt beim Aufstehen zunächst der *Blutdruck*, um dann kompensatorisch wieder anzusteigen. Zunahme oder Abnahme der *Herzfrequenz* sind ebenso wie Änderung von *Atemtiefe* und *Atemrhythmus* bei zunehmender Anstrengung ebenfalls normal. *Schwitzen* unter Belastung oder erhöhter *Speichelfluß* beim Essen würden ebenfalls zunächst nicht als krankhaft angesehen werden. Für den hirngeschädigten Patienten sind trotz aller Risiken diese Reaktionen ebenfalls als *sinnvolle Antworten* auf die geänderte Umweltsituation zu sehen.

Bei *gesunden Individuen* wird durch *reflektorische Dämpfungsreaktionen* erreicht, daß die unbewußte Änderung der vegetativen Funktionen innerhalb von Grenzwerten bleibt, so daß eine Gefährdung des Organismus nicht eintritt. Erst bei *Überschreiten dieser Grenzwerte* entweder durch Fortführen der Belastung oder verminderte Kompensationsfähigkeit des Organismus (Trainingsmangel) kann es zu kritischen Situationen kommen.

Entsprechende Überlegungen gelten auch für den akut hirngeschädigten Patienten.

■ Praxis-Tip

Änderung von Atmung, Blutdruck, Herzfrequenz, Speichelfluß aber auch des Stoffwechsels erfolgen nach Hirnstammschädigung abrupt und weniger gedämpft als bei Gesunden. Werden die angegebenen Grenzwerte nicht wesentlich überschritten, sind diese Reaktionen zunächst nicht als Gefährdung, sondern als Anpassungsvorgänge zu bewerten. Die Fortführung der Therapie unter Beachtung der angegebenen Grenzwerte bringt keinen negativen Effekt für den Patienten.

Die *zügige Mobilisierung* bietet neben der direkten *zentralen aktivierenden Wirkung* mit Anbahnung des Wachheitsgrades gleichzeitig einen *guten Trainingseffekt* für das gestörte Vegetativum, vor allem für Blutdruck und Herzrhythmus, Atmung und Stoffwechsel.

■ Praxis-Tip

Durch fehlende, verzögernde oder schleppende Mobilisierung bleibt der Trainingseffekt auf das Vegetativum aus.

Es kommt zur Zunahme der überschießenden vegetativen Symptomatik, weil die *gestörte und reflektorische Steuerung* nicht wieder aufgebaut wird. Das hat für den weiteren Heilungsverlauf sowie das endgültige Ergebnis *extrem negative Folgen*. Dies gilt auch für *Unterbrechungen* der Therapie an Wochentagen, Wochenenden oder gar über einen längeren Zeitraum.

■ Praxis-Tip

Der vegetative Zustand muß vor allem in der Frühphase der Mobilisierung engmaschig überwacht und notfalls behandelt werden. Mit den zur Verfügung stehenden Medikamenten ist bei der körperlichen und geistigen Mobilisierung bei den meisten Patienten das Einhalten der angegebenen Grenzwerte möglich.

Unruhezustände bewirken ebenfalls sekundär überschießende vegetative Reaktionen. Hier ist eine gezielte *zentrale Dämpfung* mit niedrigpotenten Neuroleptika unter Beachtung der Bewußtseinslage notwendig.

Schmerzzustände (Polytrauma, akutes Abdomen, ungünstige Lagerung) führen ebenfalls zur Änderung der vegetativen Parameter, die dann fälschlicherweise als zentrale Entgleisung des vegetativen Systems interpretiert werden. Hier empfiehlt sich die probatorische Gabe von Analgetika, um den Regelkreis *auftretender Schmerz – Zunahme der vegetativen Dysfunktionen* zu unterbrechen.

Eine weitere Ursache für erhebliche vegetative Dysfunktionen stellt die unbehandelte zentrale Spastik dar. Durch die beschriebene Behandlung vor allem mit *implantierten Baclofenpumpen* bzw. Injektionen von *Botulismustoxin* ist eine effektive Therapie sowohl der spastischen Tonuserhöhung als auch der vegetativen Dysfunktionen und der Stoffwechselentgleisungen möglich.

■ **Praxis-Tip**

Zusammengefaßt muß darauf hingewiesen werden, daß die zügige und intensive Mobilisierung des Patienten eine wichtige und effektive Therapie zur Stabilisierung der vegetativen Funktionen bei stark positivem Effekt auf die gestörte Bewußtseinslage darstellt. Durch entsprechende medikamentöse Einstellung kann unter Beachtung und Beobachtung der Vitalfunktionen, vor allem Blutdruck, Herzrhythmus und Atmung, erreicht werden, daß diese die vorgegebenen Grenzwerte nicht überschreiten und somit keine Gefährdung für den Patienten eintritt.

Die Behauptung, daß durch intensive und regelmäßige Therapie bei Beobachtung des Allgemeinzustandes und der Grenzwerte der vegetativen Parameter eine Überforderung eintritt, ist nicht haltbar und entspricht weder der klinischen noch der physiologischen Erfahrung.

Vielmehr ist es notwendig, die Therapie mit *steigender Anforderung* intensiv mehrfach am Tag auch über das Wochenende konsequent fortzusetzen, um einen positiven Effekt für den Betroffenen zu erreichen.

8 Therapeutische Grundlagen

8.1
Allgemeine Hinweise

Technische oder medikamentöse Verfahren, die eine Besserung der gestörten Bewußtseinslage und Änderung der Wahrnehmungs- und Reaktionsfähigkeit erreichen können, haben bis heute einer kritischen Prüfung nicht standgehalten. Trotzdem darf die Situation nicht zu einem therapeutischen Nihilismus führen. Durch *intensive und zielgerichtete Therapie* ist es möglich, eine Besserung von Wahrnehmungs- und Reaktionsfähigkeit, Wachheit, intellektuellen und kognitiven Leistungen, Motorik und Verhalten zu erreichen. Ziel ist es, den Patienten zunächst zu *einfachen, aber reproduzierbaren Handlungen* zu bringen. Diese werden dann zu komplexen und integrierten Handlungen fortgeführt. Frühzeitig müssen pädagogisch-didaktische Gesichtspunkte beachtet werden, um das endgültige Rehabilitationsziel zu sichern: die *Wiedereingliederung in den sozialen, schulischen und beruflichen Bereich.*

Der bewußtlose oder bewußtseinsgetrübte Patient wird durch einen angemessenen Stimulus zur Wahrnehmungs-, Reaktions- und Handlungsfähigkeit gebracht. Der Zugang erfolgt durch die gleichzeitige Ansprache, Berührung, motorische Führung bei bestehendem oder herbeigeführtem Sichtkontakt. Reaktionen oder Handlungen müssen hiermit angebahnt, durch den Untersucher erkannt, aufgegriffen und zu komplexen Handlungskreisen weitergeführt werden. Die multisensorische Stimulation ist ebenso wie sonderpädagogische Behandlungsverfahren nicht Selbstzweck, sondern dient ausschließlich der zielgerichteten und zügigen Wiederherstellung von komplexen Handlungsabläufen auf intellektuell-kognitivem und motorischem Gebiet.

Stimulierung des bewußtlosen bzw. bewußtseinsgetrübten Patienten:
Stimulus → Wahrnehmung → Reaktion → Handlung
Ansprache + Berührung + Führung + Sichtkontakt
Reaktionen/Handlungen: anbahnen → erkennen → aufgreifen → weiterführen

---

■ **Praxis-Tip**
Bezüglich der didaktischen und methodischen Verfahren wird überwiegend auf Erfahrungen zurückgegriffen, die bei der Förderung von Kindern mit *schwersten angeborenen Behinderungen* gewonnen wurden.

Zur Behandlung von Patienten mit tieferen Graden der Bewußtlosigkeit kommen im deutschsprachigen Raum sonderpädagogische und defizitorientierte motorische Behandlungsansätze mit neuropsychologischen und verhaltenstherapeutischen Inhalten zum Einsatz. In der Regel sind diese jedoch für Betroffene mit angeborenen Behinderungen entwickelt und damit nur bedingt auf andere Schädigungsformen übertragbar.

Die Grundlagen der Therapie, wie sie für Patienten mit angeborenen Behinderungen entwickelt wurden, verbinden Erfahrungen aus
- Sonderpädagogik,
- Neuropsychologie,
- Verhaltenstherapie
und sind defizitorientiert.

Besonders zu erwähnen sind die nachfolgenden Methoden.

8.1.1
Basale Stimulation nach Fröhlich

Als wesentlicher Faktor für die Entwicklung des kindlichen Gehirns wird die Reizanregung durch die Umwelt neben genetischen Faktoren angenommen. Somit bewirkt das Fehlen von Außenreizen eine mangelhafte, wenig differenzierte Strukturierung des Gehirns. Durch körpernahes Anbieten von gezielten Anregungen im Bereich der Sensorik soll die aktive Wahrnehmung und Reaktionsfähigkeit erreicht werden. In der Praxis sind dies *somatosensorische, vestibuläre, orale, olfaktorische, taktile, akustische und optische Stimulationen*. Anzahl, Art und Dauer werden zunächst vom Behandler festgelegt. Durch das Angebot sollen nach dem Modell der Bahnung Wahrnehmungs- und Reaktionsfähigkeit entwickelt werden. Nach *Fröhlich* bedeutet „basal", daß die angebotenen Reize einfachster Art sind und sie auf ein Mindestmaß an innerer Differenzierung reduziert werden. Sie fordern vom Behandler und vom Betroffenen keinerlei Vorkenntnisse, um sie aufzunehmen. Entwickelt wurde dieses Modell für schwerbehinderte Kinder bis zu 6 Lebensmonaten.

■ Praxis-Tip
Fröhlich geht davon aus, daß durch Fehlen von Außenreizen eine mangelhafte Hirnentwicklung eintritt. Durch körpernahes Anbringen von einfachen Reizen wird die Wahrnehmungs- und Reaktionsfähigkeit angebahnt. Diese Methode ist für Betroffene mit angeborener Mehrfachbehinderung entwickelt worden, wobei vorausgesetzt wird, daß deren Entwicklungsstand einem gesunden Kind von 6 Monaten entspricht.

Die basale Stimulation nach Fröhlich beinhaltet folgenden schrittweisen Aufbau:
- Fehlen von Außenreizen:
  - mangelhafte Hirnentwicklung;
- basale Reize:
  - körpernahes Anbringen von einfachen Reizen,
  - Anbahnung von Wahrnehmung und Reaktionsfähigkeit.

8.1.2
Taktil-kinästhetisches Konzept nach Affolter

Es wird angenommen, daß der *Zugang über die taktil-kinästhetischen Wahrneh-mungssysteme Grundlage auch für die Entwicklung aller anderen Sinnesqualitäten darstellt (taktil = den Tastsinn betreffend, Kinästhesie = Bewegungsempfindung).* Im pathologischen Fall sind zunächst die Basisprozesse wie Berühren, Umfassen, Be-wegen oder Loslassen durch die gestörte Wahrnehmung beeinträchtigt. Es kommt nicht zur angemessenen Spür- und Wahrnehmungsinformation. Somit können die Probleme des Alltags nicht adäquat gelöst werden. Der Schwerpunkt der Be-handlung liegt in der Vermittlung angemessener *Spürinformationen (= Wider-standsveränderung),* um den Alltag besser verstehen und bewältigen zu können. Durch *„Führen"* der Hände oder des Körpers während *Alltagsaktivitäten* können das *taktil-kinästhetische System* und damit die *Wahrnehmungsfähigkeit* gebahnt werden. Mit dem „Führen" werden nicht die motorischen Fähigkeiten verbessert, sondern die Information über die *Interaktion Person–Umwelt.* Während der ge-führten Bewegungen wird mit dem Patienten nicht gesprochen, da dies seine Aufnahmekapazität übersteigen würde. Das Modell orientiert sich ebenfalls an der Entwicklungsphysiologie, wobei die Behandlung an den Alltag des Patienten angepaßt wird.

■ **Praxis-Tip**
Zielgruppe des ursprünglichen Konzeptes sind Kinder und Jugendliche mit an-geborenen und schwersten kombinierten Behinderungen. Nach den Erfahrun-gen der Autorin ist es bei Betroffenen mit schwersten Mehrfachbehinderungen möglich, über die Aktivierung des taktil-kinästhetischen Systems auch die übri-gen gestörten Funktionen im visuellen, akustischen, motorischen und intellektu-ell-kognitiven Bereich aufzubauen.

Bei dem taktil-kinästhetischen Konzept (Affolter) werden durch Führung Hand-lungsabläufe angebahnt. Die angemessene Spürinformation wird durch Wider-standsveränderungen bewirkt. Somit kann das taktil-kinästhetische System und damit die Wahrnehmungsfähigkeit angeregt werden. Zielgruppe sind ebenfalls Kin-der mit angeborener schwerster Mehrfachbehinderung.

Beim taktil-kinästhetisch-propriozeptiven (Affolter) Vorgehen werden Handlungsabläufe
- begriffen – spürbar – vertraut,
- geführt durch Therapeuten.

8.1.3
Sensorische Integration nach Ayres

Es handelt sich um ein neurophysiologisches Konzept, wobei nach *Ayres* angenommen wird, daß eine Hirnschädigung die *Verarbeitung* und *Zuordnung sensorischer Impulse* behindert (= mangelnde zentrale Organisation). Durch Stimuli über das taktile, vestibuläre und propriozeptive System soll eine Integration der zerebralen Funktionen mit Verbesserung von Wahrnehmung, Motorik und Gedächtnis erfolgen mit dem Ziel einer günstigen Beeinflussung von Lern- und Verhaltensstörungen. Im Gegensatz zu der basalen Stimulation sollen die *Reize vom Kind selbst* ausgelöst oder zumindest impulshaft angebahnt werden. Reaktionen werden aufgegriffen, entsprechend beantwortet, variiert und modifiziert. Die Beobachtung und Deutung der Reaktion ist wesentlicher Bestandteil der eigentlichen Therapie.

Zielgruppe sind Kinder mit *Entwicklungsstörungen* wie Lernschwierigkeiten, motorischen Auffälligkeiten, Sprach- und Verhaltensauffälligkeiten, autistischen Zügen.

Somit unterscheidet sich dieses Prinzip in der Zielgruppe deutlich von den Konzepten nach *Fröhlich* und *Affolter*. Von den Autoren selbst wird angegeben, daß es sich um ein neurophysiologisches Verfahren handelt.

8.1.4
Weitere Methoden

Ferner sind aus der Schwerbehindertenpädagogik bekannt: Therapie nach *Roman* und *Hartmann* zur Behandlung von Autoaggressionen, *Trogisch* und *Schwörer* zur Förder- und aktivierenden Pflege, *Haupt* und *Fröhlich* zum integrierten Lernen, *Kiphardt, Delacarto, Brekopp* als Desensibilisierungsprogramm für Kinder mit autistischen Syndromen, *Castillio-Morales-Konzept* zur Behandlung von Kindern mit hypotonen Entwicklungsstörungen zur Anbahnung der Trink- und Eßmöglichkeit, *Dipetoe-Methode* – auch konduktive Pädagogik benannt – nach dem ungarischen Arzt Dr. Andres Pitte. Neben motorischen Übungen am Sprossenstuhl und der Lattenpritsche werden auch das Antrainieren der alltäglichen Aktivitäten wie Essen und Trinken sowie die Entwicklung der Sprache geübt. Daneben gibt es die *Musiktherapie* nach *Vogel* zur Entspannung in meditativer Atmosphäre. Snoezelen dient der Förderung von schwerst mehrfachbehinderten Menschen aller Altersstufen, Snoezelen setzt auf Umgebung von optisch-akustisch stimulierenden Räumen mit stark entspannenden Wirkungen.

■ **Praxis-Tip**
Im *angelsächsischen Schrifttum* werden verschiedene Methoden zur Behandlung von akut hirngeschädigten Patienten diskutiert.

8.1.5
Unimodale Stimulation

Hier erfolgt die Aktivierung des Patienten durch Setzen von *zeitlich getrennten Stimuli*, wobei in jeder Behandlungseinheit nur ein sensorischer Zugang gewählt wird. Als Stimuli werden angegeben:

- *auditorische Stimuli:* Geräusche, Musik, Klänge, wiederholte Aufforderungen,
- *visuelle Stimuli:* Spiegel, farbige Bälle, Bilder, vertraute Gegenstände, große Ballone und Blumen,
- *taktile Stimuli:* Berühren, Waschtücher, Handtücher, kaltes Wasser und Objekte, die in die Hand gegeben werden (Bälle, Gabel, Bleistift, Tasse) sowie orale Berührung,
- *Geschmack/Geruch:* Essig, Pfefferminze, Zucker, Salz, Kaffee oder Parfüm.

Die Stimuli werden in einer *strukturierten* und *abgestuften* Weise an den Patienten herangebracht, damit die hervorgerufenen Reaktionen erkannt und verglichen werden können.

8.1.6
Multisensorische Stimulation

Hier werden die *angeführten Stimuli in einer Sitzung nacheinander* an den Patienten herangebracht. Die hervorgerufenen Reaktionen werden beobachtet und protokolliert.

In 10-Sekunden-Intervallen wird 10 min nach Stimulation folgendes Verhalten notiert:

- Augen geschlossen und keine Bewegungen,
- Augen geschlossen und reflexhafte Körperbewegungen,
- Augen geschlossen und spontane Körperbewegungen,
- Augen offen und keine Körperbewegungen,
- Augen offen und reflexhafte Körperbewegungen,
- Augen offen und spontane Körperbewegungen,
- ferner Zunahme der allgemeinen Aktivität und sprachliche Äußerungen.

■ Praxis-Tip
Die Reaktionen bei der multisensorischen Stimulation wurden verglichen mit Werten, die in einer 10-Minuten-Beobachtung 2mal am Tag (morgens und nachmittags) ohne Stimulation gewonnen wurden. Die Zunahme von Aktivitäten wie das Augenöffnen wurde als Indikator für gebesserte Wachheit angesehen.

8.1.7
Sensorische Regulation

Grundlage dieses Zuganges ist, die *sensorische Umgebung des Patienten* zu beeinflussen, um Stimuli nach Ausmaß und Frequenz an ihn heranzubringen, die die *begrenzte Aufnahme* des verletzten Gehirns nicht überschreiten. Dies bedeutet, alle Formen der existierenden Geräusche zu reduzieren und gleichzeitig Art und Frequenz der pflegerischen Aktivität mit dem Patienten zu steuern.

Bei der Durchführung dieser Methode sind einige *Voraussetzungen* notwendig:

- niedrige Umgebungsgeräusche im klinischen Alltag,
- angemessene Abschnitte zwischen den Stimuli während der Therapie und den pflegerischen Aktivitäten, um den Fortschritt der Informationsverarbeitung zu verbessern (Gebrauch von Schlüsselwörtern, telegrammartige Sprache usw.),
- regelmäßige Ruhepausen ohne jegliche Stimulation, um dem Gehirn Erholungsmöglichkeiten zu geben,
- definierte Grundlagen, um die Änderung in den Reaktionen über die Zeit zu beobachten,
- die Übereinkunft, daß jede Form der Behandlung als eine Form der sensorischen Regulation angesehen wird und damit gesteuert werden muß.

8.2
Wertung der einzelnen Therapiemethoden

Kontrovers wird jedoch weiterhin die Frage des therapeutischen Ansatzes und der Zielgruppe diskutiert.

Wie dargelegt, werden häufig Förderansätze aus dem sonderpädagogischen Bereich auf diesen Patientenkreis übertragen. Allerdings wird auch im sonderpädagogischen Schrifttum inzwischen eine *kritische Würdigung* dieser Methoden, vor allem in ihrer *isolierten* und *unreflektierten Anwendung*, vorgenommen.

■ Praxis-Tip
Es muß gefragt werden, ob die Situation der angeborenen Schwerbehinderung mit dem Zustand des Patienten nach akuter Hirnschädigung direkt vergleichbar ist und somit Therapiemethoden ohne Modifikation übertragbar sind.

8.2.1
Unterschiede zwischen akuten und angeborenen Hirnschädigungen

Wenn auch der Verlauf nach akuter Hirnschädigung manche *Ähnlichkeiten mit den Entwicklungsschritten bei Kindern* aufweist, so bestehen bei akut hirngeschädigten Patienten doch grundsätzliche Unterschiede.

■ Praxis-Tip
Es ist notwendig, den Begriff der angeborenen Hirnschädigung zu definieren:
Hierunter werden entweder Behinderte verstanden, bei denen die Auswirkungen massiver prä- oder perinatal irreversibler kortikaler Schädigungen verbunden mit schweren tetraplegischen motorischen Störungen bestehen ohne die geringste Bewegungseigenständigkeit, ohne Selbstversorgungsmöglichkeiten in allen Bereichen, ohne Kommunikationsfähigkeit und anscheinend ohne kognitive Sozialisierungsansätze *(Fröhlich)*.

Eine andere Möglichkeit ist die chronologische Eingliederung des Entwicklungsalters *(Piaget)*.

Schwerstbehindert wäre ein Kind dann, wenn es im Schulalter das Stadium der Entwicklung eines 4monatigen gesunden Kindes nicht erreicht hat. In diesem Alter treten die motorischen Stellreflexe sehr intensiv in den Vordergrund. Das Kind zeigt erste operative Schemata in bezug auf die Visualität, die Phonation und die Audition und erfaßt erste praktische objektbezogene Begriffe kognitiv.

Betrachtet man die Ausgangssituation für den Betroffenen mit *angeborener Schwerstbehinderung*, so muß davon ausgegangen werden, daß *keinerlei Vorerfahrung* im Bereich der Wahrnehmung, des Intellekts, der Kognition, der Sprache des Verhaltens und der Motorik besteht. Ziel der Behandlung ist der *Neuerwerb* dieser Fähigkeiten. Dies geschieht in einem *Lernprozeß*, wobei in der Behindertenpädagogik angenommen wird, daß jede Veränderung in der Verarbeitung von Reizen und in der Beantwortung dieser Reize als Lernprozeß zu betrachten ist. Weiterhin muß davon ausgegangen werden, daß eine *angeborene Behinderung* gewisse Eigenheiten in der Aufnahme und Verarbeitung der vermittelten Reize hat. Die Beobachtung hat gezeigt, daß Kontakt mit der Umwelt zunächst über die *gesamte Körperoberfläche* erfolgt. Diese „somatische Wahrnehmung" umfaßt die Bereiche Berührung, Bewegung, Druck und Temperatur. Die Aufnahme über die Körperoberfläche ist zunächst nicht geeignet, besonders differenziert wahrzunehmen.

Aus Erfahrung und Beobachtung wurde ein Schema zur Dominanz der Förderung der Wahrnehmung bei Kindern mit schwersten angeborenen Behinderungen entwickelt. **!**

■ **Praxis-Tip**
Als erstes erfolgt der Aufbau der somatischen und Körperwahrnehmung. Danach als Zwischenstufe zur akustischen Verarbeitung die vibratorische und vestibuläre Wahrnehmung, schließlich der Aufbau der oralen, akustischen, taktilen, olfaktorischen und der visuellen Wahrnehmungsqualitäten.

So wie man beim gesunden Säugling motorische, kognitive, soziale oder affektive Entwicklung nicht voneinander trennt, sondern als Interaktionsprozeß sieht, sollte beim *behinderten Kind* die Erziehung ebenfalls nicht fraktionär, sondern *ganzheitlich* erfolgen. Allerdings muß beim Aufbau der Wahrnehmungsqualitäten die beschriebene Hierarchie beachtet werden.

Auf diesen Beobachtungen und Erfahrungen gründen sich die vorher beschriebenen sonderpädagogischen Verfahren zur Therapie von Kindern mit angeborener Schwerstbehinderung, wobei am *bekanntesten die basale Stimulation nach Fröhlich* und *die taktil kinästhetische Methode nach Affolter* sind.

Das ganzheitlich orientierte Förderungskonzept erleichtert eine Integration der verschiedenen Fachdisziplinen.

Der Patient mit akut erworbener Hirnschädigung besitzt Altwissen mit intellektueller, kognitiver, motorischer, verhaltensmäßiger, affektiver und sozialer Vorerfahrung. **!**

Diese Teilbereiche brauchen nicht wie bei der normalen Kindheitsentwicklung oder nach angeborenen Behinderungen von Grund auf neu erlernt werden. Somit besteht nach *erworbener Hirnschädigung* für den Behandler auch nicht die Notwendigkeit, schrittweise und hierarchisch die einzelnen Wahrnehmungsqualitäten sowie die damit verbundenen Reaktionsformen aufzubauen. Bei vielen Patienten finden sich sowohl im direkten Befund, aber auch in der Entwicklung *erhebliche Unterschiede* zwischen den einzelnen Störungsbereichen. So können hirntraumatisierte Patienten häufig schon relativ günstige Leistungen auf intellektuell kognitivem Gebiet aufweisen. Diese sind jedoch wegen der gleichzeitig bestehenden massiven motorischen Einschränkung oder der Aufhebung der Sprachwiedergabe nicht oder nur schwer abrufbar.

■ Praxis-Tip

Betroffene mit angeborener Mehrfachbehinderung zeigen sowohl im Störungsbild als auch im Rehabilitationsziel grundlegende Unterschiede zu Patienten mit erworbener Behinderung. Somit sind Behandlungsverfahren, die für Menschen mit angeborener Behinderung entwickelt wurden, nicht grundsätzlich zur Therapie erworbener Behinderungen anzuwenden.

Die Behandlungsverfahren für Betroffene mit angeborener und erworbener Behinderung müssen wie folgt differenziert werden:
● Angeborene Behinderung:
  – hierarchischer Aufbau der Wahrnehmungsqualitäten,
  – alters- und syndromspezifisch.
  Reha-Ziel: Behinderung kompensieren und soziale Kompetenz.
● Erworbene Behinderung:
  – Reaktivierung prätraumatischer Fähigkeiten,
  – patienten- und symptomorientierter Zugang,
  – Altwissen – soziale, schulische/berufliche Erfahrung,
  – kein hierarchischer Aufbau der Wahrnehmung,
  – Zeitfenster.
  Reha-Ziel: schnellste Restitution der prämorbiden Fähigkeiten.

Ein weiterer wesentlicher Punkt ist das *Behandlungsziel in qualitativer und zeitlicher Hinsicht.* Nach *angeborener Schwerstbehinderung* wird normalerweise das Therapieziel die Wiederherstellung von situationsbezogenem oder situationsangewandtem Lernen sein. Der Betroffene soll soziale und lebenspraktische Kompetenz erwerben oder vorhandene Fähigkeiten verbessern (= *soziale Integration mit weitgehender Selbständigkeit und Selbstverwirklichung*). Selbstverständlich müssen bei diesem Ziel die individuelle Situation des Betroffenen und das Schädigungsbild berücksichtigt werden. Zeitliche Grenzen spielen hierbei zunächst keine entscheidende Rolle.

■ Praxis-Tip

Nach *erworbener Hirnschädigung* muß das Ziel der Behandlung die Wiederherstellung des ursprünglichen Zustandes in bezug auf die intellektuellen, kognitiven, verhaltensmäßigen und motorischen Fähigkeiten sein. Die soziale Integration vor dem Unfall wird vorausgesetzt und ist damit nicht das vordergründige Behandlungsziel. Die Erfahrung hat gezeigt, daß die Behandlung ausreichend früh, intensiv und zielgerichtet durchgeführt werden muß, da sonst signifikant schlechtere Ergebnisse zu erwarten sind. Das verfügbare Zeitraster ist sehr begrenzt.

Häufig wird versucht, mit einem *isolierten Therapieansatz* der gesamten Palette von Symptomen gerecht zu werden. Hierbei wird übersehen, daß sich sowohl nach angeborener als auch erworbener Hirnschädigung die unterschiedlichsten Erscheinungsformen des Schädigungsbildes, aber auch des prätraumatischen Zustandes finden.

■ **Praxis-Tip**
Aufgrund der unterschiedlichen Erscheinungsformen des Schädigungsbildes sind nahezu alle Autoren gezwungen, sich zunächst einer bestimmten, genau definierten Schädigungsgruppe zuzuwenden. Dabei müssen notgedrungen spezielle und spezifische Eingrenzungen in bezug auf das Schadensbild und das Lebensalter definiert werden. Das heißt, zunächst muß die Definition der angeborenen Schwerstbehinderung bekannt sein, die der jeweilige Autor zugrunde legt, um die Zielrichtung des Therapieansatzes zu verstehen.

Damit kann der *beschriebene Therapieansatz* nur für die definierte *Personengruppe* gelten, wobei sich davon *abweichende Störungsbilder* nicht zwangsläufig und notwendig den definierten Teilgruppen zuordnen lassen. So kann bei Schwerstbehinderten, die stark voneinander abweichende Fähigkeiten und Lernvoraussetzungen in einzelnen Entwicklungsbereichen zeigen, ein Ansatz, der sich schwerpunktmäßig mit einem isolierten Teilaspekt der Behinderung beschäftigt (Wahrnehmung, Motorik, Sensibilität), auch nur den Teilbereichen gerecht werden. Dies trifft besonders für Patienten nach erworbenen Hirnschädigungen zu, die ja – wie angeführt – normalerweise erhebliche Differenzen im Ausmaß der einzelnen Störungsbereiche bieten.

■ **Praxis-Tip**
Fehler oder *Schwachstellen* eines Ansatzes können bei ausschließlicher Anwendung der Konzeption *akkumulieren*, wobei Maßnahmen, die hierzu eine *Korrektur* bilden, nicht in Betracht gezogen werden können.

So wird es bei dem Prinzip der basalen Situation ausgeschlossen sein, den akut hirngeschädigten Patienten in allen Teilbereichen Kindern im Entwicklungsalter unter dem 6. Lebensmonat zuzuordnen.
Damit können auch andere entwicklungsorientierte Fördersätze für diesen Patientenkreis nur bedingt in Frage kommen.
Bei dem Prinzip der *sensomotorischen Integration* wird davon ausgegangen, daß *keinerlei Reize* von außen gesetzt werden, wenn nicht im Verhalten des Kindes Anhaltspunkte dafür gefunden werden, daß es nach diesen verlangt. Bei *akuten Hirnschädigungen* sind die massiven Antriebsstörungen kombiniert und überlagert mit

den übrigen zentralen Störungen. Um Reaktionen hervorzurufen wird es notwendig, entsprechend *aktive Stimuli* setzen, auch wenn der Patient anscheinend nicht danach verlangt oder Unlustgefühle als Reaktion erkennen läßt.

Zum Beispiel wird es bei länger bettlägerigen Patienten notwendig werden, sie zügig in den Rollstuhl zu mobilisieren. Ein Vorgang, der normalerweise zunächst keine positiven Reaktionen hervorruft, jedoch zur Förderung der Wachheit durch die geschaffenen vestibulären Stimuli notwendig ist.

Des weiteren ist der Ansatz der sensomotorischen Integration zunächst bei leichteren verhaltensmäßigen und motorischen Störungen für Kinder zwischen dem 5. und 9. Lebensjahr entwickelt, so daß auch hier eine direkte Übertragung nicht möglich ist.

■ **Praxis-Tip**

Bei bewußtseinsgetrübten Patienten ist es oft schwierig, die direkte Anwendung von ungesteuerten und ungezielten Reizeinwirkungen wie Bürsten, tiefe Druckempfindungen, olfaktorische Reizstoffe oder ungezielte vestibuläre Stimulation in ihrer Wirkung zu beurteilen und gefahrlos für den Patienten zu dosieren.

! Aus dem mißverstandenen Therapieansatz erklären sich die für den Betroffenen sicher oft unnötigen, therapeutisch nicht wirksamen und oft massiv belastenden Abbürstsituationen als taktil kinästhetische Stimulation, aber auch viele teils nicht vertretbare Abläufe während unsachgemäßer und nicht der strengen Indikation entsprechender orofazialer Stimulation.

Häufig wird vom Betreuer nicht ausreichend darauf geachtet, ob und *welche Reaktionen* hervorgerufen werden. Wie schon mehrfach angeführt, hat der bewußtseinsgestörte Patient keine direkte *Möglichkeit*, sich gegen *belastende oder gefährliche therapeutische Maßnahmen* zu wehren. Wenn dann nicht die Signale auf vegetativem Gebiet oder durch ungesteuerte motorische und verbale Äußerungen beachtet und gewürdigt werden, kann der von dem Behandler *positiv gedachte Ansatz* rasch in stark *negative Folgen* für den Patienten umschlagen.

■ **Praxis-Tip**

Bei taktil kinästhetischer aber auch orofazialer Stimulation im Bereich des Mundes und des Schlundes kann es zu reflektorischen Ventilationsstörungen mit Dyspnoen, aber auch zu Aspiration kommen, die den Patienten gefährden, ohne daß ein positiver Effekt für das Krankheitsbild eintritt.

Ähnlich macht die *Ausschließlichkeit* vieler Methoden wie die sog. Festhaltetherapie nach *Delacato* diesen Ansatz *fragwürdig* und für viele Patienten *stark belastend* und sinnlos. Indikationsgebiete der *Delacato-Methode,* sind Kinder mit schweren autistischen Syndromen. Eine direkte Übertragung auf akut hirngeschädigte Patienten ist nicht möglich.

Vergleichbare Probleme treten bei den *motorischen*, im *wesentlichen defizitorientierten Förderansätzen* wie nach *Bobath*, *Voijta* oder *Kiphardt* auf.

Häufig wird übersehen, daß die oft nur minimal möglichen Willkürbewegungen des Betroffenen für ihn eine wichtige Ausdrucksform sind und deshalb keinesfalls unterdrückt, sondern intensiv und zielgerichtet aufgenommen und weitergeführt werden müssen. ❗

So geht *Bobath* bei seinem Konzept zur Wiederherstellung motorischer Dysfunktionen davon aus, daß der Betroffene ausreichend intellektuell und kognitiv reagieren kann, um die pathologischen Bewegungsmuster zu erkennen und zu steuern. Ziel der Behandlung ist damit die *Wiederherstellung korrekter Bewegungsabläufe mit normalem Muskeltonus und nicht primär die Erlangung der Willkürmotorik.* Nach schwerer Schädel-Hirn-Verletzung wird es jedoch die intellektuelle und kognitive Situation des Patienten bei fehlender Kooperation nicht erlauben, in vertretbarem Zeitrahmen diese Fähigkeiten zu erlernen. Vielmehr kommt es darauf an, den Patienten rasch zur *Entwicklung von Willküraktivitäten* zu bringen, wenn gezielte Unterdrückung pathologischer Reflexe noch nicht möglich ist. Der Aufbau der Willkürmotorik ist jedoch eine wesentliche Voraussetzung der weiteren Förderung.

Ob das Prinzip der *„taktil kinästhetischen Stimulation oder Führung"* tatsächlich über die Wiederherstellung des sensomotorischen Regelkreises zu einer Aktivierung der motorischen, sensiblen Fähigkeiten, aber auch der intellektuellen und kognitiven Funktionen führt, ist bis heute noch *unbewiesen*. ❗

Ähnliche Situationen ergeben sich bei der *orofazialen Stimulation*. Es handelt sich hier mit Sicherheit um eine wichtige Methode bei ausgeprägten Apraxien oder Dyspraxien im orofazialen Bereich. Jedoch zeigt die tägliche Erfahrung, daß die meisten Patienten schon in einer sehr frühen Phase des Krankheitsverlaufes recht zügig den *normalen Schluckakt* beherrschen, so daß aus diesem Grunde die entsprechende Therapie nicht fortgeführt werden muß.

■ **Praxis-Tip**
   Bei der orofazialen Stimulation ist noch nicht bewiesen, ob durch dieses Vorgehen eine weitere sensomotorische Aktivierung erwartet werden kann.

Die Verfahren der sensorischen Stimulation beinhalten ungezielte Reizeinwirkung, fehlenden, fordernden und didaktischen Aufbau und sind deswegen ebenfalls für Patienten nach erworbener Hirnschädigung kritisch zu bewerten.

8.2.2
Kombinierte oder integrative Therapie

■ **Praxis-Tip**
   Auch im Bereich der Behandlung von Patienten nach erworbener Hirnschädigung setzt sich ein *patientenorientiertes Gesamtförderkonzept* durch, das sich an dem individuellen Störungsbild des Betroffenen orientiert und alle beteiligten Disziplinen sinnvoll und ergänzend mit einbezieht.

Dieses Vorgehen stellt jedoch hohe fachliche und menschliche Anforderungen an den Behandler, da nicht ein *einheitliches* und *schematisches* Vorgehen, sondern *subtile Diagnose* und daraus *ableitende Therapie* notwendig sind. Dieser Ansatz darf weiterhin nicht bedeuten, den schwerstkranken Patienten mit einer *Unzahl von Wahrnehmungsqualitäten* ungezielt und ungefiltert zu überhäufen. Vielmehr besteht die Aufgabe des Behandlers darin, eine im Hinblick auf Situation und Fähigkeiten des Patienten *sinnvolle Auswahl* vorzunehmen und anzuwenden. Selbstverständlich können die verschiedenen teilweise dargelegten Konzepte nicht beliebig miteinander nach dem *Zufallsprinzip* kombiniert werden.

Für die Therapie von Patienten nach akuten Hirnfunktionsstörungen sind folgende Punkte zu beachten:

- Der Patient verfügt über prätraumatisch intellektuelle, kognitive, motorische, verhaltensmäßige, affektive und soziale Vorerfahrung.
- Die ausgeprägte Bewußtseinsstörung erlaubt in Verbindung mit der globalen Einschränkung der Hirnfunktion zunächst nur eine bedingte aktive Mitarbeit.
- Es bestehen komplexe Ausfälle, wobei Teilleistungsstörungen nicht sicher abgegrenzt werden können.
- Die Kindheitsentwicklung braucht nicht erneut durchlaufen werden.
- Ein Vergleich mit Betroffenen nach angeborener Behinderung ist nur bedingt möglich.
- Ein hierarchischer Aufbau der Wahrnehmungsqualitäten ist nicht notwendig.
- Isolierte therapeutische Ansätze aus der Sonderpädagogik werden normalerweise dem vorliegenden Krankheitsbild nicht gerecht, da sie auf spezielle Störungsbilder zugeschnitten sind.
- Die gesetzten Stimuli müssen parallel und gleichzeitig über alle Sinnesmodalitäten eingebracht und entsprechend den erzielten Reaktionen variiert werden (ADAMS).
- Die Therapie sollte didaktisch aufgebaut sein und pädagogischen Grundsätzen entsprechen.
- Der Rückgriff auf Altwissen ermöglicht durch Aktivierung gespeicherter Strukturen eine Wiederherstellung der gestörten intellektuellen, kognitiven und motorischen Fähigkeiten.
- Durch die Therapie sollte ein möglichst breites Spektrum der gestörten Fähigkeiten angesprochen werden.
- Der Patient sollte durch die Art der Therapie motiviert werden.
- Der Therapeut muß kontinuierlich die Leistung kontrollieren können, um Fortschritte zu erkennen und um die Steigerung und Änderung der Therapieinhalte sowie notwendige Medienwechsel rechtzeitig und gezielt vorzunehmen.

!
- **Ein Wechsel von einfachen Wahrnehmungs- und Reaktionsübungen auf komplexe Handlungen mit intellektuell/kognitiven Inhalten auf schulisch/berufsbezogener Grundlage muß frühzeitig erfolgen.**

- In allen Bereichen müssen auch die motorischen Funktionen angebahnt werden.
- Der Einsatz moderner Technik wie die computergestützte Therapie ist im Sinne eines möglichen Medienwechsels, aber auch bei ausgeprägten motorischen Behinderungen zwingend notwendig und ergänzt konservative Behandlungseinsätze sinnvoll.

Für alle Bereiche gilt: Therapieansätze, die den Patienten zur aktiven Mitarbeit bringen, sind wertvoller als passive Behandlungsmethoden.   **!**

8.2.3
Aktive direkte adaptierte multisensorische Stimulation

Unter Berücksichtigung dieser Erkenntnisse wurde für Patienten nach erworbener Hirnschädigung in unserer Klinik ein komplexer, integrativer, lern- und therapiezentrierter Therapieansatz entwickelt (= ADAMS).

Mit der *aktiven-direkten-adaptierten-multisensorischen-Stimulation* (ADAMS, Abb. 8.1) wurde ein patienten- und symptomzentrierter Therapieansatz entwickelt. Ziel ist die zügige Anbahnung von Reaktions- und Handlungsfähigkeit des hirngeschädigten Patienten.

Grundlage der Therapie ist die Arbeit in *integrativen Gruppen*. Es werden gleichzeitig Patienten *verschiedener Krankheitsstufen* betreut. Dies betrifft den pflegerischen, aber auch den therapeutischen Bereich. Abgesehen von der Grund- und Behandlungspflege finden alle therapeutischen Maßnahmen in *externen Therapieräumen* statt. Man schafft so eine angemessene Therapie- und Umweltsituation, *losgelöst* von der *Krankenstation*. Der Weg von und zu diesen Räumen ist schon eine wichtige Anregung und Übung zur verbesserten Aufmerksamkeit und Orientierung. Der *Tagesablauf ist strukturiert*, die therapeutischen Einheiten finden zu *festgelegten Zeiten* statt. Weiterer Vorteil ist die *interne Supervision* durch *Therapeutenwechsel* im Tagesablauf. Hierdurch ist eine gegenseitige positive Beeinflussung und die Möglichkeit zur objektiven Beurteilung des Patienten gegeben.

Notwendig für dieses Vorgehen ist die *Mobilisierung* in den Rollstuhl.

Die Behandlung in externen Therapieräumen losgelöst von der Station für Frührehabilitation in integrativen Kleingruppen nach zügiger Mobilisierung wird als Grund- oder Basistherapie bezeichnet.   **!**

■ Praxis-Tip
Grundsätzlich werden *passive Hilfen* wie Video oder Kassetten in der frühen Phase nicht eingesetzt. Die Therapie erfolgt direkt und persönlich durch die pflegerischen und therapeutischen Mitarbeiter.

Abb. 8.1. Bedeutung von ADAMS

A	- aktive
D	- direkte
A	- adaptierte
M	- multisensorische
S	- Stimulation

! Ziel der Behandlung ist die Anbahnung der Funktionssysteme von Wahrnehmung
und Reaktionsfähigkeit auf motorischem und intellektuell-kognitivem Gebiet.

Falls der Patient sich in einem Stadium der tieferen Bewußtseinsstörung mit verminderter Wachheit befindet, muß diese *aktiv verbessert und zeitlich verlängert*
werden. *Der Stimulus wird spezifisch an den Patienten und seine Situation adaptiert.* So wird ein sehr ruhiger Patient nicht zusätzlich durch sensorische Integration, Stimulation, Regulation oder Snoezelen ruhiger gestellt werden, während der
unruhige desorientierte Patient möglichst in eine ruhige Gruppensituation geführt
wird.

■ **Praxis-Tip**
Die Einzelreize der multisensorischen Stimulation erfolgen *nicht zeitlich getrennt,* sondern *gleichzeitig* und *parallel* über alle Sinneskanäle, um einen maximalen Stimulus und die Kompensation gestörter Sinnesleistungen zu erreichen.

Grundlage der weiteren Therapie ist die hervorgerufene und vom Therapeuten beobachtete Reaktion oder Handlungsfähigkeit.

! Der Behandler beobachtet die hervorgerufenen Reaktionen oder Handlungen des
Patienten und steuert über die erzielten Reaktionen die weitere Aktivierung.

■ **Praxis-Tip**
Zwar darf der Patient nicht einer ungesteuerten und unselektiven Reizüberflutung ausgesetzt werden. Dieser Hinweis darf jedoch nicht dahingehend mißverstanden werden, daß der Patient nicht ausreichend und intensiv genug therapiert wird.

Bei paralleler multisensorischer Stimulation ist der Behandler weitgehend sicher,
einen möglichst optimalen Stimulus bei Ausgleich gestörter Sinnesleistungen erbracht zu haben. Dies ist bei zeitlich versetzter oder unimodaler Stimulation nicht
möglich. Die Grundlage der Therapie ist die gezielte und beobachtete Reaktion. Allerdings darf dieser Therapieansatz nicht dahingehend mißverstanden werden, daß
der Patient mit ungesteuerten und unselektierten Reizen überflutet wird. Vielmehr
ist eine gezielte Auswahl von Reizart und -intensität notwendig, die sich an der spezifischen Situation und Reaktion des Patienten orientiert.

Die Prinzipien der aktiven, direkten, adaptierten, multisensorischen Stimulation
(ADAMS) sind:
- maximaler Stimulus,
- Kompensation gestörter Sinne.

Die Grundlagen bilden:
- erzielte und beobachtete Reaktion,
- *nicht* Reizüberflutung – ungesteuert – unselektiert.

Unter Beachtung der Belastungsfähigkeit, kenntlich am Allgemeinzustand und den angegebenen Grenzwerten der vegetativen Funktionen, muß die körperliche und geistige *Belastbarkeit* in den Therapieeinheiten und pro Tag in bezug auf die *Schwierigkeit der Anforderung* und die *zeitliche Ausdehnung* zügig gesteigert werden. Auch an den Wochenenden sind ausreichende Therapieangebote sowohl auf intellektuell-kognitivem als auch auf motorischem Gebiet vorzuhalten.

■ **Praxis-Tip**
Bei allen Patienten kann beobachtet werden, daß verminderte intensive Therapie, aber auch Ausfallzeiten durch falsch verstandene Schonung und bei interkurrenten Infekten zu einer deutlichen Verschlechterung der Reaktionsfähigkeit führen. Deswegen verbietet sich auch die beschriebenen *Intervallbehandlung* mit längeren Behandlungspausen.

Zunächst werden die *Reaktionen* auf den Stimulus überwiegend auf *vegetativem Gebiet* beobachtet mit Änderung des Blutdrucks, des Herzrhythmus, der Atmung, der Speichelproduktion. Mit zunehmender Aufhellung zeigen sich *ungezielte Reaktionen* im Bereich der *Hirnnerven* mit Öffnen der Augen, ungesteuerten Bulbusbewegungen und ersten Versuchen des Fixierens. Im Bereich der *Motorik* wird zunächst eine Zunahme des Streck- oder Beugetonus oder der übrigen pathologischen Reflexe (tonischer Labyrinthreflex) zu beobachten sein. Die anfangs nur *ungezielten* motorischen Halte- und Stellreaktionen gehen zunehmend in *geordnete Bewegungen* über. Der Patient führt zunächst stimmlos, dann stimmhaft einfache *Lautäußerungen* durch.

■ **Praxis-Tip**
Sobald spontan oder unter therapeutischer Intervention *gezielte Handlungen* wie erstes Fixieren, Hinwenden des Kopfes, Greifen oder Bewegen der Extremitäten, Zeigen von Fingern oder Zunge, Augenschluß oder Handdrücken auf Aufforderung ausgeführt werden, spricht man von *zielgerichteten Grundreaktionen*.

Der Patient ist bei Vorliegen von zielgerichteten Grundreaktionen definitionsgemäß nicht mehr als bewußtlos anzusehen. !

Es gehört eine extrem große Erfahrung des Behandlers dazu, die oft nur minimalen Reaktionen auf vegetativem Gebiet, aber auch die geschilderten zielgerichteten Grundreaktionen als Antwort auf ungezielte oder gezielte äußere Einwirkungen zu erkennen und von spontanen Abläufen zu unterscheiden.

Entgegen verschiedener Veröffentlichungen ist das Krankheitsbild nach akuten Hirnfunktionsstörungen nicht allein durch Einschränkung der basalen Wahrnehmung, des taktil-kinästhetischen Bereiches und der Motorik bestimmt. Frühzeitig lassen bei allen Patienten auch *erhebliche intellektuelle* und *kognitive Störungen* erkennen, wobei die bestehenden Teilleistungsstörungen noch nicht sicher unterschieden werden können. Deswegen muß der therapeutische Ansatz auch dem *Wiedererwerb der übergeordneten intellektuellen kognitiven Hirnfunktionen,* vor allem der Speicherung, Verarbeitung und gezielten Wiedergabe, sowie dem Aufbau eines angemessenen Verhaltens dienen.

Das Ziel der Frührehabilitation, die Überleitung in den weiterführenden rehabilitativen Bereich zur erfolgreichen sozialen, schulischen und beruflichen Eingliederung, bildet die Grundlage der therapeutischen Inhalte. Somit müssen neben der Anbahnung von Wahrnehmung und Reaktionsfähigkeit basale Fähigkeiten auf intellektuell-kognitivem und motorischem Gebiet angebahnt werden. Hierzu gehören auch Lesen, Schreiben und einfache objektbezogene Handlungen.

Inhalte der Frührehabilitation umfassen die Reaktivierung basaler Fähigkeiten, insbesondere von:
- Intellekt, Kognition, Sprache,
- Lesen, Schreiben, Rechnen,
- Belastbarkeit, Mobilität, Lebenspraxis,
- objektbezogenen Handlungen (Werken – Hauswirtschaft).

Sie ist die Grundlage für weiterführende Rehabilitationen, die zur sozialen, schulischen/beruflichen Eingliederung beitragen sollen.

Aus diesem Grunde enthält die *aktive, direkte, adaptierte, multisensorische Stimulation* neben der Grund- und Basisstimulation *sonderpädagogische* und *pädagogische* Ansätze, die nach der Situation des Patienten kombiniert und mit verschiedenen Schwerpunkten angewandt werden müssen.

! **Therapeutische Verfahren, die isoliert und ausschließlich der Reaktivierung basaler Funktionen wie Wahrnehmung, Reaktionsfähigkeit und Motorik ohne fördernden Aufbau dienen, werden dem komplexen Krankheitsbild nicht gerecht.**

Auf die wichtige Funktion der pflegerischen Mitarbeit im Rahmen des therapeutischen Teams muß bei der Durchführung dieses therapeutischen Ansatzes besonders hingewiesen werden.

Alle Abläufe der Grund- und Behandlungspflege können gleichzeitig als *therapeutische Intervention* genutzt werden. Körperhygiene, Verabreichen von Medikamenten, Lagerung, Absaugen, Legen von Magensonden und Blasenkathetern stellen einen starken taktilen Reiz für den Patienten dar. Wenn gleichzeitig der Vorgang erklärt wird, kommt es zu einer kombiniert akustischen/taktilen Stimulation. Öffnen der Augen und Fixieren bringen den notwendigen visuellen Reiz. Da in dieser Krankheitsphase mehrere Stunden am Tag am Patienten die Grund- und Behandlungspflege durchgeführt wird, kommt es hierbei gleichzeitig auch zu einer quantitativ ausreichende zusätzliche Stimulation (Abb. 8.2).

Die zügige *Mobilisierung* mit Fahrten zu den Therapieräumen bietet ebenfalls wichtige Möglichkeiten der aktiven therapeutischen Intervention durch das Pflegepersonal (Abb. 8.3). Hierzu gehört die vorbereitende Ansprache, die Erklärung des Weges, wobei der Patient durch Hinsehen und Hinweise *aktiv* an der Fahrt teilnehmen kann. Mit *zunehmender Willkürmotorik* soll er den Rollstuhl selbständig bedienen.

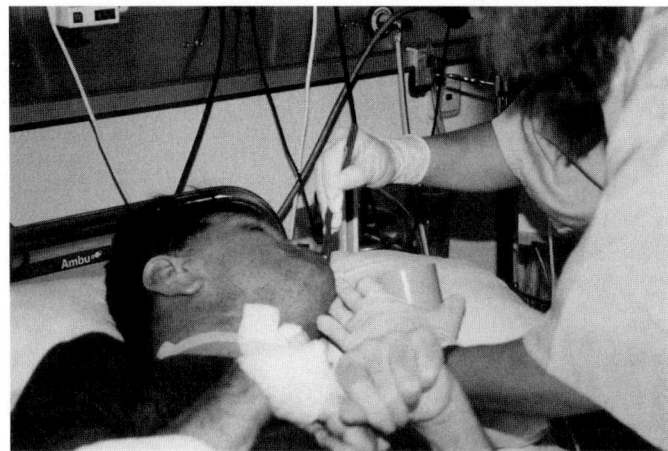

a

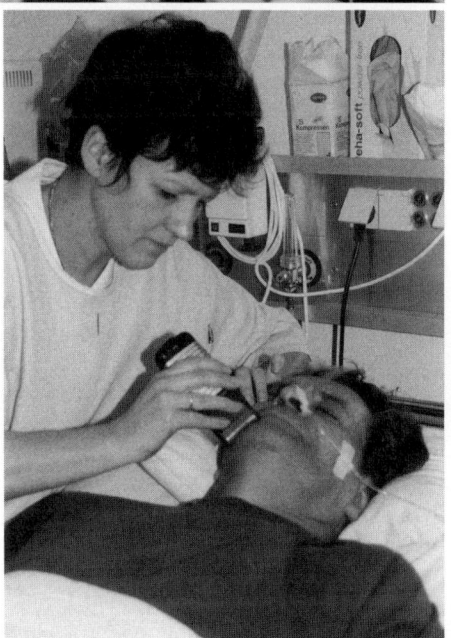

b

Abb. 8.2 a, b. Alle Handlungen der Grund- und Behandlungspflege sind eine wichtige multisensorische Aktivierung des bewußtseinsgetrübten Patienten. Wenn gleichzeitig der Vorgang erklärt und Sichtkontakt hergestellt wird, kommt es zu einer kombinierten und effektiven multimodalen Stimulation. Die Bedeutung der pflegerischen Handlungen für die weitere Stimulation
und Aktivierung des Patienten kann nicht hoch genug eingeschätzt werden. Sie übertrifft in
Ausmaß und Intensität die in der Literatur beschriebenen Stimulationsverfahren oft um ein
Vielfaches

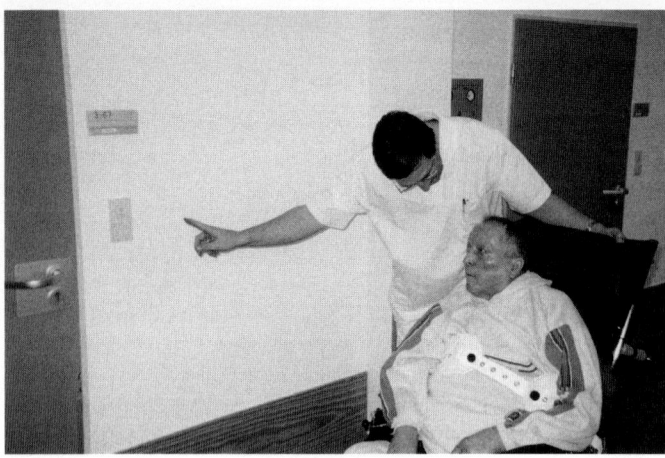

Abb. 8.3. Der Weg zu den externen Therapieräumen stellt neben dem Aufbau der Orientierung eine wichtige Aktivierungsmaßnahme dar. Allerdings müssen die Grundzüge des Zugangs zu dem Patienten mit Ansprache, Blickkontakt und Erklärung beachtet werden. Entscheidend ist auch die sitzende Position

■ **Praxis-Tip**

Wegen der Notwendigkeit frühzeitig die intellektuell-kognitiven Störungen zu behandeln sowie grundlegende Funktionen wie Lesen, Schreiben, Rechnen und objektbezogenes Handeln wieder aufzubauen, ist es zwingend notwendig, frühzeitig Neuropädagogen sowie neben den übrigen therapeutischen Disziplinen wie Ergotherapie, Krankengymnastik und Logopädie arbeitstherapeutische Maßnahmen einzusetzen.

So umfaßt das *die Therapie* von Patienten nach schwerer Schädel-Hirn-Verletzung in der Frühphase die Kombination verschiedener Ansätze wie die neuropädagogische Frühförderung, Ergotherapie, Krankengymnastik, Logopädie sowie objektbezogene Übungen im arbeitstherapeutischen oder hauswirtschaftlichen Bereich, pflegerische, rehabilitative Therapie sowohl isoliert als auch im Rahmen der Grund- und Behandlungspflege. Das *Wochenende* muß übungsmäßig genutzt werden. *Therapiepausen* dürfen nur bei ausgeprägten interkurrenten Infekten, aber auch anderen Zwischenfällen eintreten und müssen durch Behandlung am Bett oder im Liegerollstuhl im Krankenzimmer *überbrückt* werden. Die *pflegerische Therapie* wie Körperhygiene, Essen, Anbahnung der Willkürmotorik sollte ebenfalls *außerhalb des Bettes*, am Waschtisch oder in den Eßräumen vorgenommen werden. Die übrigen Therapieansätze erfolgen ausschließlich in externen Therapieräumen nach einem festen Stundenplan in integrativen Kleingruppen mit wechselnder Betreuung.

■ **Praxis-Tip**

Die Behandlung wird täglich nach einem festen Stundenplan in externen Therapieräumen durchgeführt. Die angeführte Behandlungsintensität ist notwendig, um einen echten Erfolg für den Betroffenen zu erreichen. Auch Wochenenden müssen übungsmäßig genutzt werden.

Das Behandlungskonzept kann folgendermaßen aussehen:
- 2 h pädagogische Frühförderung,
- 1–2 h Ergotherapie,
- 2 h Krankengymnastik,
- $^1/_2$–1 h Logopädie,
- 5–8 h pflegerische Therapie.

Dazu sind erforderlich:
- externe Therapieräume,
- Stundenplan,
- integrative Kleingruppen,
- wechselnde Betreuung,
- Wochenende: Fortführung der Therapie.

Da in diesem Stadium die *Aufmerksamkeitsspanne* extrem kurz ist, sollten die Patienten innerhalb der *integrierten Kleingruppe* im Laufe der Therapiestunden so häufig wie möglich *aktiviert* werden. Die nachfolgenden Erholungspausen nutzt der Therapeut, um mit einem weiteren Patienten zu arbeiten.

Somit wechseln im Laufe einer Therapiestunde Phasen von aktiv herbeigeführter Wachheit mit kurzen Erholungsphasen.

■ Praxis-Tip
Wachere Patienten können schon miteinander kommunizieren, bewußtseinsgestörte Patienten erhalten zusätzlich durch das aktive Umfeld einen weiteren Anreiz.

9   Reaktivierung der Motorik

Bei den meisten Patienten wird neben dem *massiv erhöhten Muskeltonus* eine *abnorme Haltungsreflextätigkeit* mit fehlenden oder gestörten Stell- und Gleichgewichtsreaktionen zu beobachten sein. Überlagert werden diese Symptome durch *zentrale und periphere motorische Lähmungen* der Extremitäten und *Koordinationsstörungen*. In vielen Fällen haben Kontrakturen der Sehnen und Muskeln sowie Kalkeinlagerungen die Gelenkbeweglichkeit eingeschränkt. Ferner bestehen oft *Atrophien* der Muskulatur durch Paresen oder Inaktivität. Weitere Verletzungen der häufig *polytraumatisierten* Patienten komplizieren die Situation, so daß sich dem Behandler ein nicht einheitliches oder eindeutig zu klassifizierendes Krankheitsbild bietet.

9.1
Normale Haltungsreflexe

Die normalen Haltungsreflexe bestehen aus einer großen Anzahl automatischer Bewegungen, die eine wesentliche Grundlage für physiologische Bewegungsabläufe der Fein- und Grobmotorik sind. Es werden 3 Gruppen unterschieden, die im folgenden näher beschrieben werden.

Stellreflexe
Diese unwillkürlich ablaufenden Reaktionen bewirken die *Aufrechterhaltung der normalen Stellung* des Rumpfes im Raum mit Ausrichtung des Rumpfes und der Gliedmaßen. Ihre Bewegungsmuster zeigen sich beim Umdrehen aus der Rückenlage in die Bauchlage, beim Heben des Kopfes aus der Rückenlage in die Bauchlage, beim Vierfüßlerstand sowie beim Aufsitzen oder Aufstehen. Ohne Ausbildung und automatischen Ablauf der Stellreflexe ist es nicht möglich, vom Boden aufzustehen, aus dem Bett zu steigen, sich zu setzen oder zu knien.

Gleichgewichtsreaktion
Die Gleichgewichtsreaktionen stellen die Balance sicher, indem sie Gegenbewegungen bei der Auslenkung aus der Normallage bewirken. Bei motorischer Störung erschwert die normalerweise gleichzeitig bestehende Spastik die Ausbildung der Gleichgewichtsreaktion. Ohne ausgebildete Gleichgewichtsreaktion ist das aufrechte Gehen oder Stehen jedoch nicht möglich.

Automatische Adaptation der Muskeln bei Haltungsänderung

Diese ist Teil des normalen Haltungsreflexmechanismus und kontrolliert sozusagen das Gewicht der Gliedmaßen bei Bewegungen mit oder gegen die Schwerkraft. Dieser Vorgang kann auch *Haltungsausgleich gegen die Schwere* genannt werden. Ohne die automatische Adaptation der Muskeln sind abgestufte und gut kontrollierte Bewegungen gegen die Schwerkraft nicht möglich.

Der normale *Haltungsreflexmechanismus* mäßiger Intensität ist eine wichtige Voraussetzung *willkürlicher* und *funktioneller Aktivitäten*:

- Zur Stabilisierung der Haltung gegen die Schwerkraft müssen vom zentralen Nervensystem die entsprechenden Muskeln aktiviert werden, um der Schwerkraft zu widerstehen und freie Bewegungen zuzulassen.
- Die normale reziproke Wechselwirkung der Muskulatur regelt das kontinuierliche lückenlose Zusammenspiel von Agonisten und Antagonisten bei jeder Bewegung, ferner die automatische Adaptation der Muskeln an Haltungsänderungen während der Bewegung.
- Die automatischen Bewegungsmuster der Stellreflex- und Gleichgewichtsreaktion bilden die Grundlage für die spätere willkürliche funktionelle Aktivität.

Die Anbahnung der physiologischen Haltungsreflexe steht bei der Reaktivierung der Motorik zunächst im Vordergrund. Allerdings darf die Anbahnung der Willküraktivität darüber nicht vernachlässigt werden.

Voraussetzung für willkürliche und funktionale Aktivität sind folgende normale Reflexe:
- normaler Haltungsreflextonus mäßiger Intensität,
- normale reziproke Wechselwirkung der Muskeln,
- automatische Bewegungsmuster der Stellreflexe.

9.2
Pathologische Haltungsreflexe

Eine Läsion im oberen Neuron führt zu einer Störung der physiologischen Haltereflexmuster. Anstelle eines normalen Haltungstonus zeigt der Patient eine *spastische Tonuserhöhung* der Muskulatur. Die *reziproke Innervation* der Muskulatur weicht zunehmenden Kontrakturen der Muskeln und Sehnen mit nachfolgenden Atrophien. Anstelle der normalen Koordination finden sich statische und stereotype Haltungsmuster.

9.2.1
Hauptfaktoren einer abnormen Haltungsreflextätigkeit

Assoziierte Reaktionen

Assoziierte Reaktionen sind Haltungsreaktionen, die der willkürlichen Kontrolle entzogen sind und zu den tonischen Reflexen gezählt werden. Es kommt zu einer

Erhöhung der Spastik in der geschädigten Extremität, wenn der Patient Willkürbewegungen in der gegenüberliegenden Seite auszulösen versucht. Assoziierte Reaktionen können aber auch im spastischen Arm beobachtet werden, wenn der Patient sein betroffenes Bein hebt oder versucht, es zu benutzen.

Asymmetrisch-tonischer Nackenreflex (ATNR)

Schon in der Ruhelage fällt die Asymmetrie mit fehlender Mittelstellung des Kopfes, Neigung, Drehung und Überstreckung der Halswirbelsäule, Streckstellung meistens auf der Seite der Blickrichtung der Extremität sowie Beugestellung der entgegengesetzten Seite auf. Die aktive Drehung des Kopfes bewirkt gesichtsseitig eine Tonuserhöhung der Strecker von Extremitäten und Rumpf, hinterhauptseitig eine Beugereaktion der Extremitäten und des Rumpfes. Die ständige Fehlhaltung der Beine kann zu *Spitzfußkontrakturen*, *Beugekontrakturen* im Fuß-, Hüft- und Kniegelenk bis hin zur *Subluxation* und *Luxation* im Hüftgelenk führen.

Symmetrisch-tonischer Nackenreflex (STNR)

Es liegt eine symmetrische Spontanhaltung vor, ferner eine Symmetrie der Spontanbewegungen an Rumpf und Extremitäten und eine symmetrische Erhöhung der Ruhespannung der Muskulatur. Die Kopfbewegung aus der Ruhelage bewirkt eine Zunahme der Armbewegungen und löst eine Streckreaktion an den Beinen aus.

Tonische Labyrinthreflexe (TLR)

Beim Versuch des Therapeuten, den Kopf oder den Patienten aus der Rückenlage anzuheben, wird eine Körperhaltung ausgelöst, die durch ein totales Streckmuster, d.h. durch eine Streckreaktion von Kopf und Nacken mit Überstreckung der Wirbelsäule und des Rumpfes, gekennzeichnet ist. Diese ist Folge eines gleichzeitig auftretenden Hypertonus der Beuge- und Streckmuskulatur. Werden die Patienten aktiv oder passiv in eine Beugehaltung gebracht, schlägt das totale Streckmuster in eine völlige und schlaffe Beugereaktion um.

Der Nachweis abnormer Haltungsreflexe weist auf pathologische Abläufe im Großhirn und Hirnstamm hin. Wie angeführt, darf jedoch der Abbau dieser Reflexaktivität nicht losgelöst von der Anbahnung der Willkürmotorik gesehen werden.

Abnorme Haltungsreflexe sind:
- assoziierte Reaktion,
- asymmetrisch tonischer Nackenreflex,
- positive Stützreaktion (= allgemeine Streckreaktion).

Stellreaktion

Solange tonische Reflexe nicht abgelöst sind, erfolgt auf eine passive Kopfbewegung entweder ein typisches Bewegungsmuster oder auch eine totale Drehung. Der Nachweis von Stellreaktionen zeigt daher, ob abnorme Haltungsreflexe schon abgebaut sind.

Man prüft deswegen in Rückenlage, ob
- auf passive Bewegung des Kopfes eine nachfolgende Drehung der Schultern erfolgt,
- auf Drehung der Schultern sowohl Rumpf- als auch Beckenbeuger nachfolgen.

Zuletzt wird noch die Drehung von den Beinen her getestet. Dazu wird an den Beinen passiv gebeugt und dann von den Beinen her eine Drehung mit nachfolgender Schulter- und Kopfstellung veranlaßt.

Reflexhemmende Muster

Durch die Einstellung oder Auslösung von reflexhemmenden Mustern werden abnorme Reaktionen gehemmt. Hauptansatzpunkte liegen im Nacken, in der Wirbelsäule, der Schulter und dem Beckengürtel. Eine Reduzierung der Spastik kann aber auch durch Bewegen der Zehen, Fuß-, Finger- und Handgelenke erreicht werden. Durch Einnahme reflexhemmender Muster wird die Anbahnung der Willkürmotorik erleichtert.

Das wichtigste *reflexhemmende Muster*, das einem Beugespasmus im Rumpf entgegenwirkt, ist die Streckung von Hals und Wirbelsäule sowie die Außenrotation des Armes in der Schulter mit gestreckten Ellenbogen. Eine weitere Reduktion des Beugespasmus im Arm kann man durch zusätzliche Streckung des Handgelenks mit Supination und Abduktion des Daumens erreichen.

Die Ausgangslage zur Reduktion von Streck- wie auch Beugespastik in den Beinen ist eine Abduktion mit Außenrotation und Extension von Hüfte und Knie. Eine weitere Verbesserung kann durch Extension der Zehen und Fußgelenke erreicht werden.

Die Hauptansatzpunkte zur Einnahme reflexhemmender Ausgangslagen sowohl in den oberen als auch in den unteren Extremitäten müssen dem Behandler bekannt sein. Die Anbahnung der Willküraktivität aus diesen Haltungen erleichtert dem Patienten die Durchführung. Allerdings darf die Beherrschung der Spastik nicht Vorrang vor der Entwicklung der Willkürmotorik haben.

Die Hauptansatzpunkte zur Einnahme reflexhemmender Ausgangslagen sind:
- Arm:
  - Beugung Unter- gegen Oberarm,
  - Innenrotation,
  - Adduktion,
  - Pronation,
  - Abduktion im Handgelenk,
  - Adduktion des Daumens,
  - Flexion der Finger;
- Bein:
  - Beugung im Kniegelenk,
  - Innenrotation,
  - Adduktion,
  - Plantarflexion und Supination des Fußes.

Es muß jedoch eindringlich darauf hingewiesen werden, daß in der *Frühphase* nach der Verletzung die *Anbahnung der Willkürmotorik Vorrang vor Beherrschung der Spastik* mit einem reflexhemmenden Ausgangsmuster hat. Die Patienten werden lange Zeit nicht in der Lage sein, diesen Vorgang zu verstehen, kooperativ mitzuarbeiten und die Anweisungen umzusetzen. Somit ist es Aufgabe des Therapeuten, die entsprechende Ausgangslage herzustellen, um dann möglichst aus dieser Ausgangslage heraus die Willkürmotorik zu entwickeln.

■ Praxis-Tip

Wenn mit der Anbahnung der Willkürmotorik gewartet wird, bis der Patient aktiv und gezielt mitarbeiten kann und willentlich durch Einnahme gezielter Ausgangslage die Spastik minimiert, ist nach Schädel-Hirn-Verletzungen wertvolle Zeit zum Aufbau der übrigen Funktionen verstrichen.

Verdienst des Ehepaares *Bobath* ist, die Grundlage der Reflextätigkeit sowie die entsprechenden reflexhemmenden Muster dargelegt zu haben. Die angegebene Therapie kann jedoch *nicht ungeprüft* mit Patienten nach *akuten Hirnfunktionsstörungen* durchgeführt werden.

■ Praxis-Tip

Für Patienten mit akuten Hirnfunktionsstärungen ist das primäre Ziel der Behandlung die Anbahnung der Willkürmotorik und Wiederherstellung der aktiven Mobilität zu einem möglichst frühen Zeitpunkt. Das Erreichen von physiologischen Bewegungsmustern muß dabei zunächst in den Hintergrund treten.

Die frühzeitige Anbahnung einer effektiven Willkürmotorik in den oberen Extremitäten bewirkt eine rechtzeitige Selbstversorgung und angemessene Therapie der Hirnleistungsstörungen durch Schreibvermögen oder Bedienung des Computers. In den unteren Extremitäten führt sie ebenfalls zur Möglichkeit der Selbstversorgung und Fortbewegung bei gleichzeitiger Zunahme von Wachheit, Handlungsfähigkeit und Orientierungsmöglichkeit.

Die Anbahnung einer effektiven Willkürmotorik bewirkt:
- obere Extremitäten, Kopf, Hals:
  - Selbstversorgung,
  - Therapie der Hirnleistungsstörungen (z. B. Schreiben);
- untere Extremitäten, Rumpf:
  - Selbstversorgung,
  - Fortbewegung,
  - Besserung von Reaktion, Handlung und Orientierung.

Stehbrett

Eine wichtige Hilfe sind Übungen auf dem Stehbrett. Einmal kommt es hierbei auch bei nicht kooperationsfähigen Patienten zu einem *Aufbau der Stellreflexe*, vor allem des Kopfes gegen den Rumpf und des Rumpfes gegen die unteren Extremitäten. Entscheidend ist ein guter *Bodenkontakt* der Füße, hauptsächlich der Ferse, was bei eingetretener Spitzfußstellung durch entsprechende Korrekturunterlagen erreicht werden soll. Bei überwiegendem *Kontakt* mit dem *Vorfuß* stößt sich der Patient ab, und es kommt dann zur Verstärkung des pathologischen Musters. Unter Beachtung der *Kreislaufverhältnisse* beginnt man zunächst mit einer Viertelhebung, um den Patienten allmählich voll in die Vertikale zu bringen. Auch am Stehbrett muß der Patient – jedoch unter Beachtung der Grenzwerte – zügig an größere Belastungen herangebracht werden (Abb. 9.1).

Durch Entfernen der Spitzfußkorrekturunterlage ist es dann häufig möglich, durch den Druck des Körpergewichtes auf den Fuß nach und nach *die vorhandene Spitzfußstellung* zu korrigieren.

Auch in der Krankengymnastik müssen alle Regeln der aktiven und adaptierten multisensorischen Stimulation beachtet werden. **!**

Nach vorbereitender Ansprache wird die Übung erklärt, der Patient wird zur Durchführung verbal aufgefordert und während der Durchführung angeleitet, wobei nötigenfalls vorsichtiges und zurückhaltendes motorisches Führen der Extremität bei gleichzeitigem Blickkontakt erfolgt.

Das häufig angewandte „Durchbewegen" ohne gleichzeitigen verbalen, optischen und taktilen Kontakt darf bei Patienten nach erworbenen Hirnschädigungen nicht stattfinden. **!**

Abb. 9.1. Das Training am Stehbrett fördert den Aufbau der Stell- und Haltereflexe. Wichtig ist, daß ein guter Bodenkontakt des gesamten Fußes erreicht wird

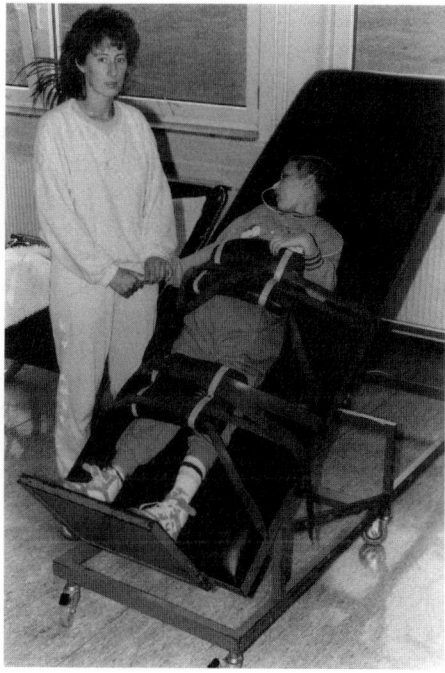

9.3
Antispastische Therapie

Die Behandlung des stark erhöhten spastischen Muskeltonus wird inzwischen nach einem bewährten Schema vorgenommen.

Grundlage ist die beschriebene *aktive krankengymnastische Therapie* mit multisensorischer Stimulation aus reflexhemmender Ausgangslage mit dem Ziel, die freie Gelenkbeweglichkeit zu erhalten, Atrophien der Muskulatur mit Verkürzung der Sehnen und Gelenkveränderungen zu verhindern, um zügig und zu einem frühen Zeitpunkt *Willkürmotorik* und *Mobilität* anzubahnen.

Verschiedene Medikamente führen nach Erfahrung der Autoren aber auch den Angaben der Literatur zu einer Reduktion der spastischen Tonuserhöhung der Muskulatur. Allerdings wird die Wirkung durch zunehmende Sedierung und Abnahme der Muskelspannung eingeschränkt.

Eine Reduktion der zentralen Spastik erfolgt durch:
- Lioresal (Baclofen): zentral und spinal,
- Dantamacrin (Dantrolene): muskulär,
- Akatinol (Memantine): zentral,
- Valium (Diazepam): zentral und spinal.

Cave: Sedierung, Muskelhypotonie!

Bei ausgeprägter spastischer Tonuserhöhung kann eine Reduktion des erhöhten Muskeltonus durch die *medikamentöse Einstellung* mit *Baclofen* erfolgen. Die Kombination mit niedrig dosiertem *Diazepam* oder *niederpotenten Neuroleptika* verstärkt oft die antispastische Wirkung.

■ **Praxis-Tip**
Die zunehmende *Sedierung* des Patienten, die notfalls eine Reduktion der Dosis erfordert, muß beachtet werden.

Lokal führt *Eisbehandlung* zu einer Senkung des Muskeltonus. Leichte *Bindegewebsmassage* kann einen ähnlichen Effekt haben.

Ob durch Akupunktur eine Änderung der Spastik tatsächlich herbeigeführt werden kann, ist zum jetzigen Zeitpunkt noch nicht sicher zu beurteilen.

Unterstützend kann eine redressierende Behandlung durch Schienen oder zirkuläre Gipse erfolgen.

■ **Praxis-Tip**
Redressieren bedeutet immer die Hemmung der Willkürmotorik. Deswegen sollten die Anlegezeiten von Gipsen oder Schienen so kurz wie möglich gehalten werden, wobei eine Absprache mit allen Behandlern notwendig ist.

Neben der aktiven Therapie zur Wiederherstellung der Motorik bewirkt die Behandlung am Stehbrett eine Anbahnung der physiologischen Haltungsreflexe. Lokale Eisbehandlung führt in Verbindung mit medikamentöser Therapie, aber auch gezielter und angemessener Redression zu einer Reduktion der spastischen Tonuserhöhung und ist gleichzeitig eine wirksame Prophylaxe der abnehmenden Gelenkbeweglichkeit und Atrophie der Muskulatur. Redression führt immer zu einer Einschränkung der Willkürmotorik. Deswegen muß die Therapie sorgfältig überwacht werden.

> Unterstützende Therapien sind:
> - Stehbrett,
> - Eisbehandlung,
> - Medikamente,
> - Redression:
>   – Schienen,
>   – Gips,
>   – Innenschuhe.

9.3.1
Baclofen intrathekal – Botulismustoxin

Baclofen überwindet die Blut-/Liquorschranke nur in eingeschränktem Maße. Damit sind bei schweren Formen *orale Dosierungen* über 100 mg oder mehr pro Tag erforderlich, was mit ausgeprägten Nebenwirkungen wie *Müdigkeit* und *Verwirrtheitszuständen* belastet ist. Die unmittelbare *intrathekale Verabreichung* ermöglicht eine *geringere Dosierung*. Man erreicht damit trotzdem weit höhere Konzentrationen an den Rezeptoren als bei oraler Zufuhr. Die notwendige Dosis ist intrathekal etwa um 100- bis 1000fach niedriger als bei oraler Gabe.

Während es zur Behandlung der *spinalen Spastik* durch intrathekale Baclofengabe zahlreiche Veröffentlichungen gibt, steht eine zusammenfassende Untersuchung vor allem bei Patienten nach traumatischer Schädigung des Gehirns noch aus. Wir konnten bei *50 Patienten mit ausgeprägter bis schwerster zentral ausgelöster Spastik* entsprechende Untersuchungen durchführen. Hiervon hatten 35 ein schweres Schädel-Hirn-Trauma, 2 kombinierte Gehirn- und spinale Verletzungen erlitten. In 8 Fällen lag eine intrazerebrale Blutung, bei 6 weiteren Patienten ein supratentorieller Tumor zugrunde. Das Ausmaß der Spastik wurde mittels der Asworth-Skala sowie intensiver klinischer Beobachtungen und Untersuchungen bestimmt.

Alle Patienten durchliefen das beschriebene Rehabilitationsprogramm (ADAMS).

Durchführung und Ergebnisse der Untersuchung

Das *Durchschnittsalter* der untersuchten Patienten betrug 29,5 Jahre (12 – 60 Jahre). Entsprechend dem Gesamtkollektiv waren $^2/_3$ männlich, $^1/_3$ weiblich. Bei der Be-

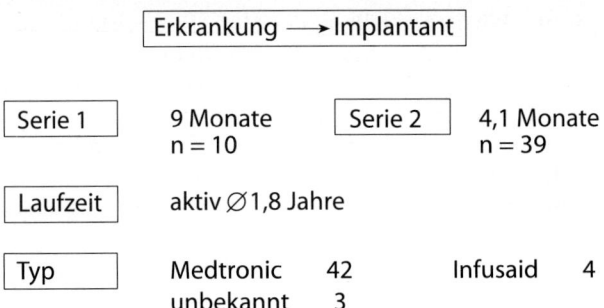

Abb. 9.2. In Serie 1 wurde die Füllung der Baclofenpumpe nach den Angaben der Literatur erst bei beginnender Kooperationsfähigkeit des Patienten vorgenommen. In Serie 2 erfolgte dies frühzeitig bei konservativ nicht beherrschbarer spastischer Tonuserhöhung (4,1 Monate nach dem Ereignis)

urteilung der Ergebnisse müssen 2 Serien von Untersuchungen unterschieden werden:

In der Anfangsphase wurde entsprechend den Angaben der Literatur mit der Implantation gewartet, bis Kooperationsfähigkeit des Patienten eintrat. Aus diesem Grund betrug die Zeitdauer zwischen Erkrankung und Implantation des Systems bei 10 Patienten 9 Monate.

In einer 2. Serie wurde ausschließlich nach dem klinischen Bild vorgegangen. Das Versagen der konservativen Methode war Indikation zur Implantation (Abb. 9.2).

In 42 Fällen wurden die in vivo justierbaren Pumpen der Firma *Medtronic*, in der Anfangsphase die der Firma Infusaid benutzt, in 3 Fällen ist der Typ nicht bekannt. Die maximale Laufzeit beträgt bis zum Zeitpunkt der Berichterstattung 1,8 Jahre (zwischen 6 Monaten und 1,8 Jahren).

Klinisches Bild

Vom *klinischen Bild* boten alle Patienten initial eine ausgeprägte bis schwerste Tetraparese, in der Regel seitenbetont mit schweren vegetativen Entgleisungen (Abb. 9.3).

Der GCS lag *initial* bei 26 Patienten unter 8, bei 13 Patienten zwischen 8 und 10 und bei 10 Patienten zwischen 10 und 14. Zum *Ende der Laufzeit* betrug der GCS bei 7 Patienten unter 8, bei 42 Patienten über 14. Die *Asworth-Skala* ergab initial im Durchschnitt 4,2, am Ende 2,2.

Kein *Effekt* zeigte sich bei 5 Patienten. Alle hatten einen GCS unter 6 und einen Asworth von 4–5, d.h., sie boten alle ein apallisches Vollbild mit schwerster Tetraspastik.

Dosierung

In der 1. Serie betrug die *Initialdosis* 170 µg (n = 10), in Serie 2 87,4 µg (n = 39). Die *Enddosierung* betrug in Serie 1 205 µg, in Serie 2 192 µg bei einer *Maximaldosis* im Gesamtkollektiv von 420 µg. Bei 34 Patienten mußte die Dosis während der Laufzeit mehrfach erhöht werden, bei 10 Patienten entsprechend der Wirkung erniedrigt. Eine gleichbleibende Dosis erhielten 5 Patienten. Eine Anhebung bzw. Reduktion der Dosis mußte in den beschriebenen Fällen bis zu 12mal pro Laufzeit durchgeführt werden (Abb. 9.4).

Tetraparese n=49

Asworth Scala

Initial ∅ 4,2   Ende ∅ 2,2
Kein Effekt   n=5   (alle GCS < 6 Asworth 4-5)

GCS initial				GCS Ende	
< 8	8-10	10-14		< 8	> 14
26	13	10		7	42

vegetativ instabil

Anfang   Ende
  44   5

Abb. 9.3. Bei der überwiegenden Zahl der Patienten wurde unter der intrathekalen Baclofen-medikation ein positiver Effekt auf die bestehende Spastik beobachtet. Bei 5 Patienten zeigte sich keine Wirkung. Diese befanden sich alle im apallischen Syndrom (GCS unter 6). Unter der Behandlung besserte sich nicht nur die spastische Tonuserhöhung, am Ende der Laufzeit fanden sich auch die Glasgow-Koma-Skala und der vegetative Befund signifikant gebessert

Dosis (initial)		Serie 1	$n = 10$ $= 172$ µg

Serie 2 $n = 39$ $= 87,4$ µg

Dosis (Ende)

Serie 1 $n = 10$ $= 205$ µg
Serie 2 $n = 39$ $= 192$ µg

Dosis maximal 420 µg

Dosis ↑	$n = 34$ (69%)
Dosis ↓	$n = 10$ (19,5%)
Dosis →	$n = 5$ (11%)

Abb. 9.4. Die angewandte Dosierung lag deutlich unter den Angaben der Literatur. Bei allen Patienten konnte eine erhebliche Sedierung aber auch Zunahme weiterer Nebenwirkungen beobachtet werden, wenn die Dosierung 500 µg überschritt. Das angewandte System (Medtronic) erlaubt eine nahezu kontinuierliche Anpassung der Dosis nach dem klinischen Befund. Dieses Vorgehen erfordert eine genaue Beobachtung von Bewußtseinslage, motorischem Stand und vegetativer Situation des Patienten, erlaubt jedoch die beschriebene niedrige durchschnittliche Dosierung des Baclofens

Nebenwirkungen

Alle Nebenwirkungen wurden zwischen 0 und 3 Tagen nach Füllung beobachtet: in 2 Fällen Erbrechen, in 2 Fällen Hypotonie, in 2 Fällen Zunahme der vegetativen Dysfunktion. Ebenfalls bei je 2 Patienten kam es zu einer deutlichen Darmatonie, Zunahme der Speichelsekretion und Verschlechterung des Bewußtseins. Da die beschriebenen Symptome bei einigen Patienten kombiniert auftraten, zeigten sich bei insgesamt 9 Patienten Nebenwirkungen. Alle *Komplikationen* konnten in kurzer Zeit *konservativ* beherrscht werden, so daß eine Gefährdung oder Beeinträchtigung des Patienten nicht aufgetreten ist. Von seiten des Systems ergab sich bei einem Patienten ein Lokalinfekt, wobei die Pumpe explantiert wurde, in einem Fall eine Diskonnektion am Eingang zur Pumpe. Bei 6 Patienten war die *Restmenge* bei dem errechneten Termin der Füllung zu hoch, in 17 Fällen zu niedrig. Von seiten der *Laborwerte*, EEG, EKG und CT zeigten sich keine Veränderungen gegenüber dem nicht behandelten Kollektiv (Abb. 9.5).

Bei 12 Patienten war zwar die ausgeprägte Tetraspastik sehr gut rückläufig, nach Senkung der spastischen Tonuserhöhung konnten jedoch überwiegend in den oberen Extremitäten bleibende Symptome einer *erheblichen Monospastik* festgestellt werden, teilweise mit zunehmenden Kontrakturen in den Gelenken und Verkürzung der Sehnen. Bei diesen 12 Patienten erfolgte die *Kombination mit Dysport*. Hierunter ergab sich dann ein nahezu *optimaler Effekt*, indem durch das Baclofen die seitenbetonte Tetraspastik signifikant reduziert wurde und durch das zusätzliche Botulismustoxin die bleibende Monospastik erfolgreich therapiert werden konnte.

Nebenwirkungen		n = 49 0-3 Tage nach Füllung alle konservativ	
Erbrechen	2	Darmatonie	2
Hypotonie	2	Sekretion	2
vegetativ	2	Bewußtsein	2
		Total = 9	

System			
	Lokalinfekt	1	(Pumpe ex)
	Diskonnektion	1	
	Restmenge ↑	6	
	Restmenge ↓	17	

Labor - EEG - EKG ∅

Abb. 9.5. Die beobachteten Nebenwirkungen entsprachen den Angaben der Literatur. Alle Komplikationen wurden konservativ behandelt und führten zu keiner signifikanten Beeinträchtigung der gesamten Therapie. Nur bei einem Patienten mußte wegen eines Lokalinfektes die Pumpe explantiert werden. Von seiten der technischen Untersuchungen ergaben sich keine Hinweise auf pathologische Nebenwirkungen

Eine *Dosis des Baclofen von über 500 µg konnte bei keinem Patienten überschritten werden.* **!**

Ab dieser Grenze zeigten sich zunehmende Nebenwirkungen mit massiver *Schleimproduktion*, Zunahme der *Atemdepression*, aber auch Senkung der *Bewußtseinslage*. Da in der Literatur weit höhere Dosen von bis zu 2000 µg angegeben werden, kann aus unseren Erfahrungen nur gefolgert werden, daß diese Dosierungen wahrscheinlich zu hoch und ohne intensive Beachtung des klinischen Bildes gewählt wurden.

Vorgehen

Bezüglich der *Indikation* wurde zunächst das beschriebene Testverfahren durchgeführt. Die Patienten erhielten bis zu 3mal an verschiedenen Tagen die Testdosis von 50–100 µg in einem Bolus intrathekal. Wir versuchten dann die Wirkung zu beurteilen, um danach die Indikation zur Pumpenimplantation abzuleiten.

Bei über 50% der untersuchten Patienten war keine Wirkung zu beobachten. Aus diesem Grund wurde das Vorgehen geändert. **!**

Unter *kontinuierlichem Monitoring* der vegetativen Funktionen sowie einem sicheren venösen Zugang und kontinuierlicher Überwachung von Vitalfunktionen und Bewußtseinslage wurde ein *einmaliger Bolus* entsprechend dem Körpergewicht intrathekal verabreicht. Hauptfragen sind dabei einmal die *Verträglichkeit* (anaphylaktische Reaktion) sowie die Untersuchung des *Liquors*. Wenn unter diesem Vorgehen keine *Nebenwirkungen* beobachtet wurden, konnte die Pumpe *implantiert* werden. Am 2.–3. Tag nach Implantation des Systems wurde dieses gefüllt und die Medikation mit einer niedrigen Dosierung von 60 µg begonnen. Unter Beobachtung des klinischen Bildes in bezug auf Bewußtseinslage, vegetativen Status und Ausmaß der beobachteten Spastik wurde dann die Dosierung kontinuierlich bis etwa 200 µg bei erwachsenen Patienten angehoben (Abb. 9.6).

Test	Monitoring - venöser Zugang kontinuierliche Überwachung Vitalfunktion + Bewußtseinslage > 24 h		
1x Bolus	100 µg > 70 KG/kg	50 µg 70-50 KG/kg	25 µg < 50 KG/kg
Frage:	Verträglichkeit? Liquor?		

Abb. 9.6. Bei $^1/_4$ der Patienten fanden sich positive Wirkungen des intrathekal zugeführten Baclofens erst in der 4. Woche nach Aktivierung des Systems. Aus dieser Erfahrung wurde auf die Gabe einer Testdosis mit nachfolgender Beurteilung der Wirkung verzichtet. Ebenso scheinen kontinuierliche Infusionen über eine externe Liquordrainage bis zu 2 Wochen nicht sinnvoll. Die Gabe der Testdosis in der dargelegten Dosierung diente der Frage der Verträglichkeit sowie der Liquoruntersuchung. Wenn hier keine pathologischen Befunde zu erheben waren, erfolgte die Implantation des Systems mit nachfolgender Aktivierung und langsamer Dosissteigerung

! Es zeigte sich, daß bei 48 % der untersuchten Patienten innerhalb von 48 h nach Beginn der Therapie sichtbare Effekte zu beobachten waren. Bei 28 % war dies erst nach einer Woche, bei weiteren 24 % nach über einer Woche bis zu 4 Wochen der Fall.

Empfehlungen zur intrathekalen Baclofengabe nach Schädel-Hirn-Trauma

Somit können aus der vorliegenden Untersuchung folgende Schlußfolgerungen gezogen werden:

- Die intrathekale Baclofengabe ist eine äußerst wirksame Methode zur Senkung der zentral ausgelösten Spastik.
- Die Implantation des System muß so früh wie möglich nach dem Ereignis durchgeführt werden. Die Daten in der Literatur (bis zu 1 oder 2 Jahren nach dem Ereignis) sind viel zu spät.
- Es besteht nicht die Notwendigkeit, daß Patienten kooperativ sind. Die Dosierung und die Laufzeit werden dem klinischen Bild angepaßt (Spastizität, Sprache, Bewegung, Bewußtseinslage, vegetativer Status, Schluckvermögen und Schutzreflexe des Hirnstamms).
- Die anfangs niedrige Dosierung muß kontinuierlich erhöht werden, bis die gewünschten Wirkungen beobachtet werden.
- Die vorgeschlagene Testdosis (Bolus 1- bis 3mal vor der Implantation des Systems) erlaubt in der Regel keine Beurteilung des Effektes. Bei über 60 % der Patienten war die erste Wirkung erst innerhalb von 1–4 Wochen nach Implantation zu beobachten.
- Konzentrationen über 500 µg beeinflussen in der Regel die Bewußtseinslage negativ und führen zu starken Nebenwirkungen. Aus diesem Grunde müssen sie normalerweise vermieden werden. Höhere Konzentrationen machen die kontinuierliche und genaue Beobachtung der Situation des Patienten (Bewußtseinslage und vegetativer Status) notwendig, damit frühzeitig eine Reduktion erfolgen kann.
- Die Kombination mit Botulinustoxin (Dysport) verstärkt die Wirkung, besonders in den Fällen einer bleibenden Monospastik mit Atrophin und Kontrakturen der Sehnen und Muskeln.
- Unter Baclofen kommt es zu einer sichtbaren Stabilisierung des vegetativen Zustandes.

Zahlreiche Patienten waren erst nach *Gabe von Baclofen* und der hierdurch bewirkten Reduktion der Spastik in der Lage, *gezielte Reaktionen* im orofazialen und übrigen motorischen Bereich zu erbringen (Abb. 9.7).

Diese Erfahrung ist äußerst wichtig, da anscheinend bei zahlreichen Patienten durch die ausgeprägte Spastik die Motorik soweit eingeschränkt wird, daß hierdurch Handlungen oder Reaktionen nicht mehr erbracht werden können. Damit wird er fälschlicherweise als bewußtlos oder im apallischen Syndrom befindlich eingestuft.

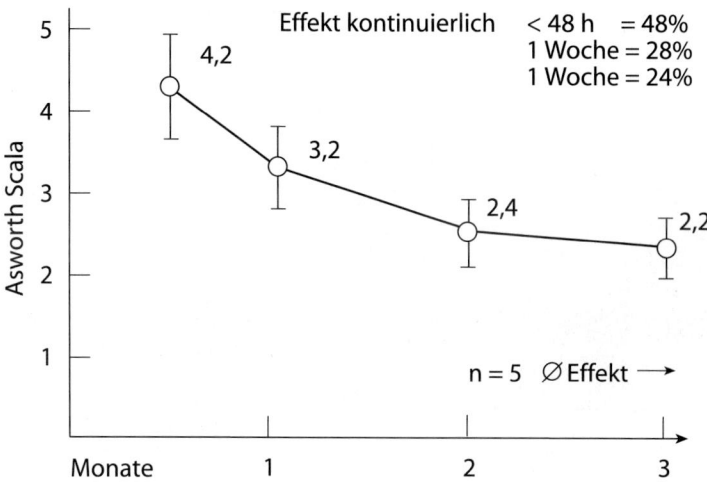

Abb. 9.7. Der positive Effekt des intrathekal verabreichten Baclofens war sowohl nach der Asworth-Skala als auch den klinischen Befunden signifikant. Wichtig ist die Beobachtung, daß bei über $^1/_3$ der Patienten erst zwischen der 1. und 4. Woche positive Wirkungen zu verzeichnen waren. Der maximale Effekt trat im Durchschnitt nach über 3 Monaten ein

Die Implantation des *Baclofensystems* sowie die Kombination mit *Botulismustoxin* stellen eine wirksame Methode zur *Reduktion der zentralen Spastik* dar. Höhere orale Dosierungen der antispastisch wirkenden Medikamente mit den bekannten Nebenwirkungen, vor allem Einschränkung der Bewußtseinslage, können vermieden werden. Viele Patienten konnten erst nach intrathekaler Baclofengabe mit der dargelegten aktiven Rehabilitationsmethode behandelt werden und machten in bezug auf Wachheit und Entwicklung der Willkürmotorik dann deutliche Fortschritte.

Nach Reduktion der *spastischen Tonuserhöhung* entweder durch orale Gabe, durch lokales Botulismustoxin oder intrathekales Baclofen wird bei einigen Patienten zusätzlich eine unterstützende mechanische Behandlung notwendig. *Durch Anlegen von zirkulärem Gips* über mindestens ein Gelenk und *regelmäßigen Wechsel* kommt es zu einer zunehmenden Reduktion der spastischen Tonuserhöhung mit *Wiedererwerb der freien Gelenkbeweglichkeit.*

Aufgrund der gewonnenen Erfahrung sollte die intrathekale Baclofengabe frühzeitig bei Patienten mit Tetra- und Hemispastik durchgeführt werden. Die initiale, aber auch die bleibende Monospastik können durch die Kombination von Baclofen und lokalem Dysport in vielen Fällen erfolgreich behandelt werden. Die Möglichkeit zur kontinuierlichen Anpassung der Dosis erlaubt eine nahezu optimale Steuerung der Therapie in bezug auf Wirkung und Nebenwirkung.

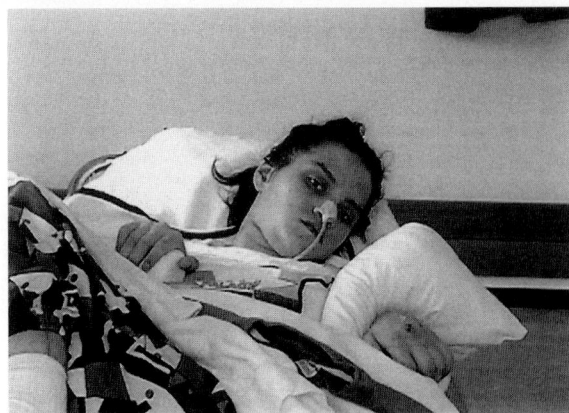

a

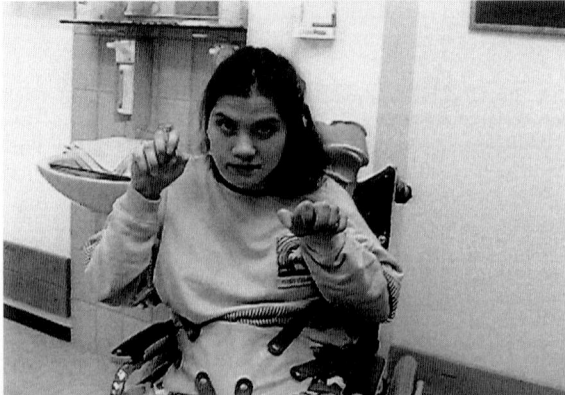

b

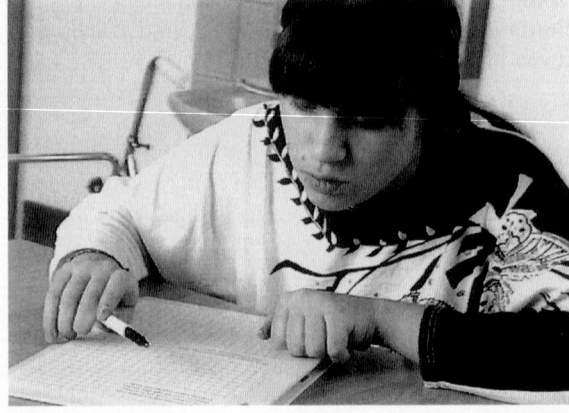

c

Abb. 9.8a–c. Das dargestellte Beispiel zeigt die günstige Wirkung des intrathekal gegebenen Baclofens. Aufgrund der massiven Tetraspastik der Extremitäten ist der Patient bei fehlender Kopfkontrolle nicht in der Lage, gezielte motorische Handlungen durchzuführen (**a**), 3 Wochen nach Implantation des Systems zeigen sich bei zunehmender Kopfkontrolle zunehmend Willküraktivitäten in den oberen Extremitäten (**b**), 3 Monate später ist der Patient in der Lage, schriftlich im Bereich der neuropädagogischen Frühförderung zu arbeiten (**c**). Zum Zeitpunkt der Implantation des Systems lag der Unfall schon über 4 Monate zurück, so daß die konservativen Möglichkeiten ausgeschöpft waren

Folgende Erfahrungen wurden mit der intrathekalenBaclofengabe bei Patienten mit zentraler Spastik gewonnen:
- optimaler Effekt:
  - Tetraspastik,
  - Tetraspastik seitenbetont,
  - Hemispastik;
- wenig bis kein Effekt:
  - Monospastik (initial, bleibend, Kontraktur + Spastik);
- Optimierung: bleibende Monospastik (+ Kontrakturen) = Kombination Baclofen + Dysport.

Wichtig: kontinuierliche Anpassung der Dosis in Hinblick auf Wirkung und Nebenwirkung.

Die Behandlung der spastischen Tonuserhöhung erfolgt nach dem beschriebenen und erprobten Schema. Wegen der Wechselwirkung und gegenseitigen Beeinflussung der zentral ausgelösten Spastik und vegetativer Regulationsstörungen führt die Behandlung der vegetativen Dysregulation häufig zu einer Reduktion der Spastik, während die intrathekale Baclofengabe einen positiven Einfluß auf die vegetative Dysregulation hat.

Die Grundzüge der Therapie gestalten sich folgendermaßen:
- Spastik:
  - Diazepam, Lioresal oral,
  - Baclofenimplantat: Hemi- bzw. Tetraspastik,
  - Botolinus: Monospastik (+ Eis, Schienen, Gips, orthopädische Schuhe);
- vegetative Dysregulation:
  - Diazepam, niedrigpotente Neuroleptika (Eunerpan, Neurocil, Melleril),
  - β-Blocker,
  - intrathekales Baclofen.

Cave: **Gefahr der Muskelatrophie und Zunahme der Parese bei repetitiver Botulinusgabe.** !

■ **Praxis-Tip**
Nach dem jetzigen Wissensstand sollte die Behandlung schrittweise ablaufen: zunächst orale medikamentöse Behandlung, dann intrathekale Baclofengabe, nach Indikation kombiniert mit Botulismusinjektion, unterstützend zirkuläre Gipse mit Übergang in den orthopädischen Schuh oder entsprechende Schienen (Abb. 9.8).

10 Besonderheiten im Erholungsverlauf

10.1
Apallisches Syndrom

Die in der Initialphase beobachteten Symptome des *Mittel- bzw. Bulbärhirnsyndroms* sind als Vorstadium eines Zustandes aufzufassen, der in der deutschsprachigen Literatur als *apallisches Syndrom* oder *Coma vigile* und im angelsächsischen Sprachraum mit *Persistent-vegetative-State* (PVS) bezeichnet wird. Über die Ursachen und die Symptome des apallischen Syndroms bestehen sowohl in der Fachliteratur als auch in anderen Veröffentlichungen durchaus *widersprüchliche Angaben*.

Die Beschreibung von Kretschmer aus dem Jahr 1940 gibt die Symptome folgendermaßen wieder:

Der Patient liegt wach da, mit offenen Augen. Der Blick starrt geradeaus und gleitet ohne Fixationspunkte verständnislos hin und her. Auch der Versuch, die Aufmerksamkeit hinzulenken, gelingt nicht oder höchstens ansatzweise. Ansprechen, Anfassen, Vorhalten von Gegenständen erwecken keinen sinnvollen Widerhall. Die reflektorischen Fluchtabwehrbewegungen fehlen. Trotz Wachsein ist der Patient unfähig zu sprechen sowie sinnvolle Handlungsformen erlernter Art durchzuführen.

Dagegen sind bestimmte vegetative Elementarfunktionen, wie etwa das Schlucken, erhalten. Daneben treten die bekannten frühen Primitivreflexe wie Saugreflex, Greifreflex oder Würgreflex auf.

Die *Beobachtungen* in der Klinik entsprechen zumindest teilweise dieser Beschreibung. So kommt es in der Intensivphase nach Tagen, Stunden, Wochen oder sogar Monaten zu einer *Abnahme* der *vegetativen Dysfunktionen*. Blutdruckschwankungen, Herzrhythmusstörungen und Temperaturentgleisungen treten seltener oder weniger extrem als direkt nach dem Ereignis auf. Die Atmung ist über längere Zeit ausreichend spontan. Die beginnende Normalisierung der Stoffwechsellage führt zu einer deutlichen *Gewichtszunahme*, wobei vor allem das Gesicht aufgedunsen und verschwollen wirkt. Der Patient beginnt, die *Augen zu öffnen*, wobei sie entsprechend den Beschreibungen von Kretschmer *ungezielt* bewegt werden. Es kommt häufig zu spastischen Tonuserhöhungen der Muskulatur, ferner können Wälz- und Massenbewegungen der Extremitäten und des Körpers beobachtet werden.

Wesentlich ist jedoch, daß eine sichtbare Wahrnehmungs- und Reaktionsfähigkeit auch unter intensiver multisensorischer Stimulation nicht gegeben ist. Unter Berücksichtigung der Definition der Bewußtlosigkeit muß der Patient deswegen weithin als *bewußtlos* angesehen werden.

10.1.1
Pathophysiologie des apallischen Syndroms

Den beschriebenen Zustandsbildern liegen entweder ausgedehnte *multiple Kontusionsherde* im Bereich beider Großhirnhemisphären oder *Mikroblutungen* mit Kontusionsherden im Bereich des Hirnstamms zugrunde. Ebenso führt eine ausgeprägte *zerebrale Hypoxie* unabhängig von der Genese ebenfalls in der Regel zur Ausbildung eines apallischen Syndroms. Nach heutiger Vorstellung ist davon auszugehen, daß die beschriebenen kontusionellen Schädigungen *Unterbrechungen* oder *Funktionsverluste* der *aktivierenden Bahnen* verursachen, die vom Hirnstamm zum Großhirn ziehen, oder daß im Großhirn selbst die entsprechenden aktivierenden Zentren geschädigt sind. In der englischsprachigen Literatur wird auch von einer *diffusen Verletzung* der Axone gesprochen, wobei die schwerste Form in der mechanischen Unterbrechung von zahlreichen Axonen in beiden Hirnhemisphären und in den Verbindungen vom Zwischenhirn und Hirnstamm besteht (*"severe diffuse axonal injury"*).

10.1.2
Technische Untersuchungen

Die technischen Untersuchungsmethoden erbringen *keine eindeutigen hinweisenden Befunde.*

Im *Hirnstrombild* kann es zu einer allgemeinen Verlangsamung des Grundrhythmus mit Vorherrschen von δ-Wellen, aber auch zusätzlich oder isoliert zu fokalen Dysrhythmien kommen.

Häufig zeigt die vorhandene δ-Wellen-Aktivität eine periodische Abflachung der Amplituden über allen Hirnpartien.

Weiterhin sind generalisierte Entladungen von steilen Abläufen oder sogar Aktivitäten aus dem α-Frequenzbereich (α-Koma) zu sehen. In Einzelfällen findet sich auch ein extrem spannungsarmes oder gar isoelektrisches Elektroenzephalogramm.

Aufgrund unserer eigenen Beobachtungen und den Angaben der Literatur lassen sich aus diesem Befund diagnostische oder prognostische Rückflüsse nicht sicher ziehen. Ebenfalls zeigen die *evozierten Potentiale* keinen reproduzierbaren Befund, der mit der Schwere des klinischen Bildes korreliert. Allerdings bilden die klinischen Symptome mit Fortbestehen des apallischen Syndroms ohne Zeichen der sichtbaren Wahrnehmungs- und Reaktionsfähigkeit in Verbindung mit pathologischem Enzephalogrammbefund, Latenzzeitverlängerung oder Potentialverlusten bei der Ableitung der evozierten Potentiale eine *ungünstige Prognose.*

Das *Computertomogramm* kann diffuse oder umschriebene Kontusionsherde im Bereich beider Großhirnhemisphären und dem Hirnstamm zeigen. Normalerweise sind die inneren und äußeren Liquorräume symmetrisch erweitert, ohne daß Zeichen für einen erhöhten intrakraniellen Druck abzuleiten sind. Somit lassen sich auch hier *keine sicheren Zusammenhänge* zum klinischen Bild, aber auch zur Prognose erkennen.

Ähnliche Befunde zeigen die *kernspintomographischen Untersuchungen.* Über die Problematik der Beurteilung des PET in bezug auf Klinik und Prognose wurde schon hingewiesen. Entgegen den Angaben der Literatur läßt sich hier ein sicherer Rückschluß auf Umfang und Schwere der Erkrankung sowie einen evtl. Verlauf nicht finden. Ebenfalls zeigen die *Laborwerte* keine Beziehung zu dem bestehenden apallischen Syndrom.

10.1.3
Wertung der Symptome

■ **Praxis-Tip**

Die Diagnose des *apallischen Syndroms ([AS] = vegetative state [VS] = „persistant vegetative state" [PVS])* ist im wesentlichen ein Ausdruck der intensiven klinischen Beobachtung und weniger der pathologischen, anatomischen oder technischen Befunde. Vor allem sagt sie zunächst wenig über den zu erwartenden Verlauf aus.

In Übereinstimmung mit den Angaben der Literatur kann eine Definition dieses Zustandsbildes wie folgt vorgenommen werden:
● kein Anzeichen der Eigenwahrnehmung oder der Erkenntnisse der Umwelt und die Unfähigkeit mit anderen zu kommunizieren,
● kein Hinweis für sichere reproduzierbare, zielgerichtete oder willkürliche Reaktionen auf visuelle, auditorisch-taktile oder schmerzhafte Reize,
● kein Hinweis auf Sprachverständnis oder Sprachwiedergabe,
● wechselnde Wachheit mit gestörtem Schlaf-Wach-Rhythmus, ausreichende hypothalamische und Hirnstammfunktionen, um das Überleben mit medizinischer und pflegerischer Betreuung zu ermöglichen, Stuhl- und Urininkontinenz, teilweise erhaltene Hirnstamm- und spinale Reflexe.

Diese Definition der British-Medical-Association (BMA) entspricht im wesentlichen auch der deutschsprachigen Formulierung, die wie folgt zusammengefaßt werden kann:
● Bewußtlosigkeit, jedoch Augenöffnen ohne Fixieren möglich,
● zunehmende Stabilisierung der gestörten vegetativen Funktionen,
● Fortbestehen von Streck- oder Beugemechanismen mit erhöhtem Muskeltonus oder allgemeine Hypotonie der Muskulatur,
● auf Schmerzreize höchstens Massenbewegungen, keine sicheren Abwehrmechanismen,
● Fehlen von einzelnen oder Gruppen von Hirnstammreflexen bzw. Auftreten pathologischer Hirnstammreflexe,
● orale Schablonen wie Kauen, Schmatzen und Schlucken,
● höchstens ungezielte, nicht gerichtete Reaktionen auf intensive multisensorische Stimulation.

Die Differentialdiagnose des apallischen Syndroms gegenüber folgenden Zustandsbildern ist wichtig:
● Bewußtlosigkeit oder Koma: keine verbalen Antworten, kein Befolgen von Aufforderungen und kein Augenöffnen weder spontan noch nach intensivem Stimulus.

- Hirntod: kein Hinweis für erhaltene Hirnstammfunktionen mit Fehlen der vegetativen Funktionen wie Atmung und Kreislauf. Diese Patienten benötigen künstliche Beatmung um zu überleben, da sie nicht fähig sind, spontan zu atmen.
- „Locked in syndrom": Hierbei sind die Patienten hochgradig gelähmt und können normalerweise nur durch Augenbewegen antworten, wobei diese Funktion auch eingeschränkt sein kann. Diese Patienten bieten oft ausreichende bis gute Hirnleistungsfunktionen.

10.1.4
Schwierigkeiten der Diagnose

Die sichere Feststellung des apallischen Syndroms stellt den verantwortungs-bewußten Behandler vor massive Schwierigkeiten. Er kann in der Beurteilung nicht auf technische Untersuchungen, sondern ausschließlich auf die Reaktions-möglichkeiten und Fähigkeiten des Patienten unter Stimulation oder im spontanen Ablauf zurückgreifen. Somit wird bei keinem anderen Krankheitsbild in einer ähnlichen Häufigkeit eine Fehldiagnose gestellt, wie dies bei Patienten im apallischen Syndrom (PVS = VS) geschieht.

Der Nachweis des apallischen Syndroms oder das Erkennen von Zeichen der beginnenden Wahrnehmungs- und Reaktionsfähigkeit stellen jedoch für die *Therapie* und die *Prognosen* entscheidende Unterschiede dar.

■ Praxis-Tip
Eine Fehldiagnose in dem Sinne, daß eine beginnende Remission nicht erkannt wird, führt normalerweise zu nicht angemessenen Therapieansätzen und verwehrt dem Patienten einen positiven Heilungsverlauf.

Auf Art und Weise der Stimulation sowie die Beobachtung der Wahrnehmungs- und Reaktionsfähigkeit des Patienten auch unter Berücksichtigung der eingeschränkten Bewußtlosigkeit wurde in den vorherigen Kapiteln ausführlich eingegangen.

Einige grundlegende Tatsachen müssen berücksichtigt werden, um die Diagnose zu ermöglichen und zu sichern (BMA):

- Der Patient soll in einem guten Allgemeinzustand sein. Selbst einfache Tatsachen wie Abführprobleme oder chronische Entzündungen des Urogenitaltraktes oder bronchopulmonale Probleme können verhindern, daß der Patient Reaktionen zeigt.
- Die Patienten müssen in einem guten Ernährungszustand sein. Nicht wenige Patienten zeigen bei der Einlieferung Zeichen der Unterernährung oder mangelnder Flüssigkeitszufuhr. Der frühzeitige Einsatz der Sondenernährung kann diese Zustände verhindern.
- Sedierende Medikamente sollten mit einer ausreichenden Latenz abgesetzt sein oder müssen zur niedrigsten notwendigen Dosierung reduziert werden. Dies betrifft auch antispastische und antiepileptische Medikationen.
- Um eine genaue Diagnose zu ermöglichen, sollten diese Medikamente mindestens über 36 h abgesetzt sein.

- Eine optimale Lagerung in sitzender Position sollte angestrebt werden. Es kann beobachtet werden, daß die Stimulation der aufsteigenden retikulären Systeme effektiver in sitzender als in liegender Position vorgenommen werden kann. Gleichzeitig bewirkt eine gute Lagerung eine Abnahme des pathologischen Muskeltonus und erlaubt damit Willkürbewegungen.
- Die Untersuchung soll nach einer Ruheperiode stattfinden und nicht nach therapeutischer oder pflegerischer Behandlung.
- Die Beobachtung und Aktivierung benötigt Zeit und soll häufiger wiederholt werden.
- Wichtig sind möglichst standardisierte Zugänge und klare Kriterien für die Beurteilung der Reaktionen.
- Wie die Erfahrung gezeigt hat, ist es extrem schwierig, die Diagnose durch eine einmalige neurologische Untersuchung am Krankenbett zu stellen.

Diese Vorschläge der BMA stimmen im wesentlichen mit den Erfahrungen der Autoren und den Ausführungen in den entsprechenden Kapiteln über multisensorische Stimulation, Mobilisierung und Aktivierung des bewußtlosen Patienten in diesem Buch überein.

■ Praxis-Tip
Die zentrale Frage für die Angehörigen sowie auch die Behandler besteht darin, welchen Stellenwert ein apallisches Syndrom im Ablauf der Erholungsphase nach schwerer Schädel-Hirn-Verletzung hat.

Verschiedene Autoren aber auch eigene Untersuchungen haben gezeigt, daß die Zahl der Patienten mit gesichertem *apallischen Syndrom* ohne Wahrnehmungs- und Reaktionsfähigkeit in den letzten Jahren *signifikant abgenommen* hat. Dies liegt wahrscheinlich in der Verbesserung der erst- und weiterführenden Versorgung in der Akutphase begründet.

■ Praxis-Tip
Die überwiegende Zahl der Patienten, die in unserer Einrichtung als „Apalliker" verlegt wurde, zeigte bei intensiver Stimulation und Beobachtung sichere Zeichen der Reaktion und Wahrnehmungsfähigkeit, wenn auch auf einem sehr niedrigen Reaktionsniveau.

Diese Patienten entsprachen dann nicht mehr den Kriterien, die für die Diagnose eines apallischen Syndroms dargelegt wurden. Von den Patienten, die in unserer Klinik nach den dargelegten Kriterien unter der Diagnose eines apallischen Syndroms eingestuft werden mußten, erreichte die überwiegende Zahl nach intensiver und langdauernder medizinischer und therapeutischer Behandlung einen deutlich gebesserten Zustand. Auf die Ergebnisse darf in dem entsprechenden Kapitel verwiesen werden.

! **Der Ausdruck apallisches Syndrom (AS – VS – PVS) sollte durch die Bezeichnung apallisches Durchgangssyndrom ersetzt werden.**

Während die Aussage *apallisches Syndrom (= „vegetative state")* häufig mit therapeutischer *Resignation* gleichgesetzt wird, enthält die Neubezeichnung hoffnungsvolle Ansätze. Es ist deshalb berechtigt und notwendig, von *therapeutischen Aktivitäten* bei Patienten im *apallischen Durchgangssyndrom nach Schädel-Hirn-Verletzung* zu sprechen.

In seinem Buch „Das traumatische apallische Syndrom" unterscheidet Gerstenbrandt folgende Verlaufsformen:
- bleibendes apallisches Syndrom (= PVS),
- Erreichen einer Remissionsphase,
- Durchlaufen aller Remissionsphasen, jedoch bleibendes Defektstadium unterhalb des prätraumatischen Zustandes,
- Restitution ohne größere Defekte.

Gerstenbrandt bezeichnet die *Tendenz zur Besserung als Remission*, wobei für den Verlauf zwischen einem *beginnenden Remissionsstadium* und dem eigentlichen oder *Vollstadium der Remission* unterschieden werden muß.

Innerhalb des Remissionsverlaufes werden noch weitere Unterteilungen gemacht:
- apallisches Phase (= Coma vigile = vegetativer Status = „persistent vegetative state"),
- primitiv-psychomotorische Phase,
- Phase des Nachgreifens,
- Klüver-Buzy-Phase,
- Korsakow-Phase (auch Durchgangssyndrom),
- Integrationsstadium.

In der Praxis lassen sich diese Stadien normalerweise nicht sicher erkennen und definieren, da ein fließender Übergang besteht. Somit bringt eine solche Unterteilung weder für die Diagnose noch für die Behandlung zusätzliche Hilfe.

10.2
Medizinische Behandlung des Patienten im apallischen Syndrom

Das ausgeprägte Krankheitsbild mit tieferen Stadien der Bewußtseinstrübung sowie schweren vegetativen Entgleisungen macht die Behandlung von Patienten im apallischen Durchgangssyndrom aufwendig und schwierig. Wie ausführlich beschrieben ist die Aufnahme auf entsprechend personell und organisatorisch eingerichteten *Intensivstationen* notwendig, um eine optimale ärztliche und pflegerische Betreuung des schwerkranken und hilflosen Patienten sicherzustellen.

Es muß darauf hingewiesen werden, daß Patienten im *apallischen Durchgangssyndrom* als *schwerstkrank* im medizinischen Sinne anzusehen sind und damit entsprechender Betreuung bedürfen. Es liegen keinesfalls primär psychische oder psychosomatische Zustandsbilder vor.   **!**

Diese Unterscheidung ist extrem wichtig, da sie einen völlig verschiedenen Zugang zum Patienten beinhaltet.

■ **Praxis-Tip**

Der Patient im apallischen Syndrom kann nicht bewußt wahrnehmen und reagieren, er hat keine bewußte Erinnerung oder Verarbeitung. Unter der Annahme einer primären psychischen oder psychosomatischen Störung kann dies jedoch durchaus gegeben sein. Die Hemmung der Wahrnehmung oder Reaktionsfähigkeit liegt dann auf einer weit höheren zerebralen Funktionsebene.

! **Die Unterscheidung zwischen psychischer oder organischer Erkrankung wird in der Literatur nicht immer ausreichend beachtet, so daß Behandlungs- und Therapiemethoden angewandt werden, welche zwar bei Erkrankungen aus dem psychischen Formenkreis angezeigt wären, dem organisch geschädigten Patienten jedoch nicht angemessen sind.**

Konsiliarische Untersuchungen in den Bereichen Unfallchirurgie, Augen, HNO, Innere Medizin, Kieferchirurgie und Haut müssen sichergestellt sein.

10.3
Grundlage der Therapie

Technische oder *medikamentöse* Verfahren, die eine Besserung der gestörten Bewußtseinslage erreichen können, haben bis heute einer kritischen Prüfung nicht standgehalten.

■ **Praxis-Tip**

Alle Anstrengungen, die an und um den Patienten unternommen werden, sind neben der Vermeidung von Sekundärkomplikationen als Stimulierung zur Anbahnung der fehlenden oder zur Verbesserung der massiv gestörten Bewußtseinslage zu sehen mit dem Ziel des Wiedererwerbs von Wahrnehmungs- und Reaktionsvermögen.

Hierzu gehören besonders
● aktive direkte multisensorische adaptierte Stimulation (ADAMS),
● aktivierende Pflege mit Mobilisierung und Anbahnung der Lebenspraxis, Sprache, Orientierung, Verhalten,
● krankengymnastische Behandlung zum Abbau der pathologischen Haltungs- und Stehreflexe, Senkung des spastischen Muskeltonus, Wiederherstellung der Gelenkbeweglichkeit, der physiologischen Gelenkstellungen und Anbahnung der Willkürmotorik,
● Einbeziehung der Angehörigen.

■ **Praxis-Tip**

Patienten im apallischen Durchgangssyndrom sind als schwerstkrank im medizinischen Sinne anzusehen und bedürfen damit entsprechender Betreuung. Die vorliegenden tiefen Stadien der Bewußtseinstrübung haben immer organische Ursachen. Sie dürfen keinesfalls als sinnvoller Schutz oder als Kompetenz für eine Neuentwicklung und den Aufbau einer neuen Identität im psychiatrischpsychologischen Sinne gesehen werden. Es ist auch nicht zulässig, von einem funktionellen Schock oder einer Katastrophenreaktion im psychodynamischen Sinne zu sprechen.

Von der großen Zahl der in unserer Klinik betreuten Patienten im apallischen Durchgangssyndrom war es keinem einzigen möglich, sich tatsächlich an die Zeit der tiefen Bewußtseinstrübung trotz intensiver Exploration zu erinnern. Vielmehr zeigte sich, daß bei wiedergegebener oder vermeintlicher Erinnerung in der Regel sekundäre Darstellungen von Verwandten oder Freunden als eigene Erinnerung wiedergegeben werden.

In der Natur ist ein längeres Stadium tieferer Bewußtseinsstörung, gleich ob aus äußerer oder innerer Ursache, mit dem *Überleben nicht vereinbar*. Sie versetzt das Individuum in einen Zustand *völliger Hilflosigkeit*, so daß es schutzlos schädigenden Einflüssen ausgesetzt ist. Von keiner Spezies ist ein Sozialverhalten bekannt, das in Phasen gestörter oder aufgehobener Wahrnehmungs- und Reaktionsfähigkeit Schutzmechanismen dem Geschädigten gegenüber entwickelt.

■ Praxis-Tip
Die biologischen Mechanismen sind dahin ausgerichtet, entweder Bewußtlosigkeit nicht eintreten zu lassen oder das Stadium der Hilflosigkeit so rasch wie möglich zu überwinden.

Diese Tatsache läßt sich bei allen Lebewesen bei der Narkoseein- und -ausleitung sehr gut beobachten. Vor dem völligen Erliegen der Abwehrreaktion oder bei deren Wiederkehr wird immer ein *Exitationsstadium* durchlaufen, das durch starke *Unruhe* und *ängstliche Grundstimmung* geprägt ist.

■ Praxis-Tip
Viele Lebewesen entwickeln an der Grenze zur Bewußtlosigkeit bei nicht ausreichend tiefer Sedierung erhebliche aggressive Tendenzen.

Ausnahme ist das sog. *Totstellen* unter massiver Streßbelastung oder als Schreckreaktion. Dies ist jedoch ein *aktiver Vorgang* über äußerst kurze Zeitspannen. Bei Beendigung der auslösenden Situation ist das Lebewesen ohne Übergang voll wach und zu aktiven Handlungen fähig.

Diese Tatsache bedeutet, daß auch das apallische Syndrom keineswegs von der Evolution als Schutzmechanismus im organischen aber auch psychopathologischen Sinne gedeutet werden darf.

Das oberste Ziel der Behandlung von Patienten im apallischen Syndrom ist, so rasch wie möglich die Wahrnehmungs- und Reaktionsfähigkeit des Betroffenen wiederherzustellen, um das Stadium der totalen Hilflosigkeit so kurz wie möglich zu halten. **!**

Wie dargelegt, müssen alle *sensiblen Perzeptionen* wie Gefühle, Hören und Sehen sowie die Motorik als *Stimulus* in einem *multidisziplinären Behandlungsteam* eingesetzt werden. Der Patient wird in ein Stadium zunehmender Wahrnehmungs-,

Reaktions- und Handlungsfähigkeit gebracht. Erst ab einer bestimmten und für jeden Patienten spezifischen und durchaus unterschiedlichen Stufe der gebesserten
Bewußtseinstrübung kann der Patient selbst zunehmend aktiv in der Therapie mitarbeiten.

Trotzdem dürfen die oben angeführten Darlegungen nicht zu dem Schluß ver-
leiten, daß eine *Kommunikation* mit dem Patienten im *apallischen Durchgangssyndrom* unmöglich ist. Vielmehr hat die Erfahrung gezeigt, daß bei Beachtung und
Kenntnis der möglichen *Signale* des Patienten *(„covert behaviour")* auf äußere Einwirkungen durchaus ein *Dialogaufbau* möglich ist.

*Welche Möglichkeiten stehen dem Patienten zur Verfügung, Signale oder Antwor-
ten auf äußere Einwirkungen zu geben?*

- Motorische und reflektorische Reaktionen:
  - Zunahme der Massen- und Wälzbewegungen sowie Auftreten von ungezielten
    Abwehrbewegungen,
  - Öffnen der Augen mit ungesteuerten oder gesteuerten Bulbusbewegungen,
  - Schmatz-, Kau- und Schluckbewegungen,
  - Zunahme der spastischen Tonuserhöhung sowie Verstärkung des patholo-
    gischen Reflexverhaltens, vor allem der Stellreflexe und der assoziierten Re-
    aktionen;
- vegetative Reaktion: Herzfrequenz, Blutdruck, Atemtyp- und -form, Speichel-
  fluß, Schwitzen, Körpertemperatur.

■ Praxis-Tip

Auf einer höheren Wahrnehmungs- und Reaktionsstufe erfolgt Auftreten von
teils unartikulierten, teils artikulierten verbalen Äußerungen, Grimassieren oder
Weinen.

Bei den *technischen Untersuchungen* kann bei vielen Patienten im apallischen
Syndrom beobachtet werden, daß es bei Änderungen der äußeren und inneren
Situation durch gewollte oder ungewollte Stimulation zu einer Beschleunigung des
Grundrhythmus im EEG mit vermehrtem Auftreten von steilen Wellen kommt.

Neuere Arbeiten weisen darauf hin, daß sich bei den elektrischen Untersuchungen durch Nachweis einer sog. P-300-Welle Hinweise auf unterschwellige Wahrneh-
mungsmöglichkeiten beim apallischen Patienten ergeben.

10.3.1
Komastimulation

! **Die Gesamtheit aller Verfahren, welche geeignet sind, eine Besserung der gestörten
Bewußtseinslage zu erreichen und den Patienten zunächst zur unbewußten, dann
zur bewußten Wahrnehmungs- und Reaktionsfähigkeit zu bringen, wird als Komastimulation bezeichnet.**

Allerdings umfaßt die Literatur hierüber ein weites und in der endgültigen Aussage
nicht einheitliches Feld. Während in der angelsächsischen Literatur den *sensorischen Stimulationsverfahren* der Vorzug gegeben wird, berichteten Behandler aus

dem deutschsprachigen Raum über gute Erfahrungen bei der Anwendung von *sonderpädagogischen Ansätzen*.

■ **Praxis-Tip**
    Ausgehend von einer großen Zahl behandelter Patienten hat sich in unserer Klinik das beschriebene Verfahren der aktiven direkten adaptierten multisensorischen Stimulation (ADAMS) bewährt.

Therapieinhalte verschiedener Methoden werden in einer aktiven, intensiven und patientenzentrierten Form individuell angewandt. Bei dem äußerst heterogenen Krankheitsbild kann es einen *isolierten* oder gar *standardisierten Zugang* ohne Berücksichtigung der *individuellen Situation* und den *aktuellen Notwendigkeiten* des Patienten *nicht geben*. Hiermit würde man den Besonderheiten im Störungsbild sowie dem Krankheitsverlauf dieser Patientengruppe auf keinen Fall gerecht.

Durch die Maßnahmen der Komastimulation erfolgt eine Anbahnung der gestörten Funktionssysteme, vor allem von Wahrnehmungs- und Reaktionsfähigkeit. Der Zugang muß parallel über alle sensiblen Perzeptionen gesucht werden.   **!**

10.3.2
Spezifische therapeutische Ansätze

■ **Praxis-Tip**
    Im Bereich der gesamten Medizin gibt es kein schwierigeres diagnostisches Problem als die Frage, ob bei dem Betroffenen tatsächlich ein apallisches Syndrom („vegetative state") im Sinne der Definition vorliegt.

Wie ausgeführt, bieten technische Untersuchungen wie die Elektrophysiologie, bildgebenden Verfahren aber auch laborchemische Befunde nur mittelbare, aber keine verläßlichen Hinweise. Zum anderen ist es ausgeschlossen, die Diagnose während einer einmaligen oder zeitlich begrenzten Untersuchung des Patienten zu stellen.

■ **Praxis-Tip**
    Aus den Beobachtungen aller Behandler, nämlich dem medizinisch-pflegerischen Bereich, dem therapeutischen Bereich, aber auch der Angehörigen, unter Berücksichtigung der technischen Befunde erfolgt mosaikartig die Beurteilung.

Für den Patienten und den notwendigen therapeutischen Ansatz ist es zwingend, die Diagnose   **!**
● **apallisches Vollbild (= PVS = VS) ohne sichere Reaktions- und Wahrnehmungsfähigkeit oder**
● **Remissionsstadium mit nachweisbaren Reaktionen und Wahrnehmungen**
zu stellen, da die therapeutischen Zugänge grundlegend verschieden sind.

Welche Reaktionen des Patienten weisen auf eine beginnende Remissionsphase hin?

Im wesentlichen werden dies die beschriebenen, zunächst *ungezielten motorischen Äußerungen* im Bereich des Kopfes, des Rumpfes und der Extremitäten, der Versuch des Fixierens und verbale Äußerungen sein.

Die beschriebenen Antworten auf *vegetative Reaktionen* werden nicht unbedingt als Hinweis auf eine beginnende Bewußtseinsaufhellung gewertet werden können. Sie zeigen jedoch, daß eine *Kontaktfähigkeit* (*Dialogaufbau*) auch unterhalb der Bewußtseinsebene möglich ist. Deswegen ist ein durchgehendes *Monitoring* der Vitalfunktionen unumgänglich.

Um die Zeichen der beginnenden Remission oder deren Ausbleiben sicher beurteilen zu können, müssen die notwendigen Stimuli in ausreichender Häufigkeit und *zeitlicher Dauer* und *Intensität* möglichst *gleichzeitig über alle Sinneswahrnehmungen* an den Patienten herangebracht werden.

■ Praxis-Tip

Bei jeder medizinisch-pflegerischen oder therapeutischen Handlung am Patienten muß diese zunächst erklärt und begleitend sprachlich kommentiert werden, wobei der Patient zur aktiveren Mitarbeit aufgefordert werden soll.

Der Zugang zu dem bewußtseinsgestörten oder bewußtlosen Patienten erfolgt nach einem bewährten und notwendigen Schema. Nach vorbereitender Ansprache und Sichtkontakt wird die Aktivierung über die multisensorische Stimulation vorgenommen. Die angebahnte und erwartete Handlung muß dem Patienten zunächst erklärt, dann demonstriert werden, wobei der Betroffene sie unter Anleitung und Unterstützung durchführen muß. Wichtig sind eine zurückhaltende Hilfe und möglichst geringe motorische Führung, um den Patienten selbst zur Handlungsfähigkeit anzuregen.

Der Dialogaufbau erfolgt über eine Grund- und Basisstimulation:
- Dialogaufbau:
  - vorbereitende Ansprache,
  - Sichtkontakt,
  - multisensorische Stimulation (Aktivierung)
= ADAMS.
- Handlung (= erklären, demonstrieren):
  - unter Anleitung und Unterstützung durchführen,
  - zurückhaltende Hilfe und motorische Führung
= aktiver Patient.

Unterstützend erfolgt eine motorische, möglichst zurückhaltende Unterstützung durch den Therapeuten. Auf das Öffnen der Augen und den Versuch des Fixierens ist zu achten. Mit diesem Vorgehen ist ein ausreichender multisensorischer Zugang gesichert.

! **Grundlage der Aktivierung ist immer die *Mobilisierung* (Abb. 10.1) zunächst in den Rollstuhl und auf das Stehbrett.**

Abb. 10.1. Zur Sicherung der Mobilisierung des kooperationsgestörten Patienten sind geeignete Lifter und passende Rollstühle in ausreichender Zahl in der Rehabilitationsklinik vorzuhalten

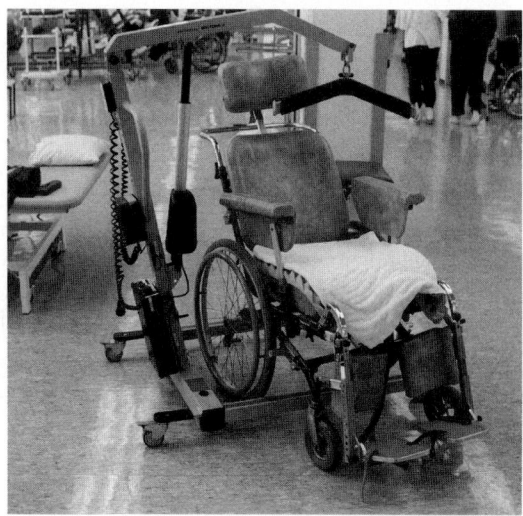

Im Bereich der Komastimulation nimmt die Mobilisierung über den Rollstuhl in die stehende Position sowie die Strukturierung des Umfeldes mit externen Therapieräumen und dadurch erzielter normaler Therapiesituation sowie eines fest strukturierten Tagesablaufes einen hohen Stellenwert ein. Der Patient muß in den Ablauf der Rehabilitationsklinik integriert werden. Dieses Vorgehen wird auch als Grund- oder Basisstimulation bezeichnet.

Elemente der Grund- oder Basisstimulation sind:
- Mobilisierung:
  - sitzen > liegen,
  - stehen > sitzen;
- Umfeld:
  - externe Therapieräume,
  - normale Therapiesituation (Gruppe),
  - strukturierter Tagesablauf.

Noch einmal muß darauf hingewiesen werden, daß wegen der Notwendigkeit des *aktiven patientenzentrierten multisensorischen* Zuganges für den Patienten *negative Folgen* eintreten, wenn das Koma – wie angeführt – als psychische *Schutzreaktion* angesehen wird, in deren Verlauf der Patient überwiegend *passiv* behandelt und wenig belastet werden soll. Schematische isolierte und ungezielte therapeutische Abläufe werden dem Krankheitsbild keineswegs gerecht.

Hierzu zählen besonders taktile Reize durch Bürsten oder Tücher, ein großer Teil der inneren orofazialen Stimulation sowie akustische, visuelle und olfaktorische Reize durch Klangkörper, Geruchsstoffe oder Licht.

! **Alle Therapien müssen direkt am und mit dem Patienten unter Beobachtung der hervorgerufenen Reaktionen vorgenommen werden.**

■ **Praxis-Tip**

Das *aktive* und *patientenzentrierte* Vorgehen erfordert eine große Bereitschaft aller Beteiligten. Es ist oft nicht einfach mit Patienten, die noch starke Sekretproduktion, erhebliche Schweißabsonderungen, Erbrechen und unkontrollierten Stuhl- und Urinabgang haben, in der beschriebenen aktiven Form zu arbeiten. Diese Symptome werden verständlicherweise unter gezielter Aktivierung und Belastung intensiver und häufiger auftreten, als dies bei einem Patienten in Ruhelage oder unter ungezielter, nicht fordernder Stimulation zu beobachten ist.

10.4
Multidisziplinäres Team

Die Behandlung des Patienten im *apallischen Syndrom*, aber auch in den nachfolgenden Erholungsphasen erfolgt in einem *multidisziplinären Team*. Verschiedene Berufsgruppen arbeiten nicht nur *berufsspezifisch*, sondern auch *übergreifend interdisziplinär* zusammen. Die *Koordination* und *Leitung* liegt bei einem neurotraumatologisch, rehabilitativ und mit den besonderen Fragestellungen des vorliegenden Krankheitsbildes erfahrenen Arztes.

Neben der Wiederherstellung der gestörten Wahrnehmungs- und Reaktionsfähigkeit sollen die Patienten auch wieder in die *physiologischen Biorhythmen wie Tag-Nacht-Rhythmus, Essens- und Ruhezeiten* gebracht werden.

■ **Praxis-Tip**

Es ist zwingend notwendig, die Behandlung nach einem festen Schema durchzuführen.

Dies ist auch erforderlich, da sich der Patient *weiterhin auf einer Intensivstation* befindet, wobei die notwendigen Abläufe innerhalb dieser Station schon einen festgelegten Rhythmus fordern. Es werden Zeiten für *medizinische Erfordernisse* wie Kanülenwechsel, Blutabnahme, Legen von Kathetern, diagnostische Maßnahmen (CCT, EEG), klinische Untersuchungen des Patienten und konsiliarische Untersuchungen einzuplanen sein, ferner die Notwendigkeiten der *Grund- und Behandlungspflege* wie Körperhygiene, Wechseln von Verbänden, Zufuhr von Sonden- oder oraler Nahrung und Überwachung der vegetativen Funktionen.

■ **Praxis-Tip**

Für Patienten im apallischen Syndrom wird sich ein *Behandlungsrhythmus* herausbilden, der den *Tag* überwiegend für die *beschriebenen Aktivitäten* einschließlich der therapeutischen Zugänge nutzt, wobei die *Nacht als Ruhephase* gedacht ist.

Der Tag wird zweckmäßigerweise mit der Durchführung der *Körperhygiene*, mit Verabreichen der *Medikamente, Blutabnahme, Kanülenwechsel* sowie *oraler Nah-*

rungsaufnahme beginnen. Dann schließt sich ein Block therapeutischer Behandlungen an. Über die *Mittagszeit* erfolgt erneut die Grund- und Basisbehandlung auf ärztlichem und pflegerischem Gebiet, gefolgt von einer *Ruhepause*. Am *Nachmittag* werden erneut mehrere *therapeutische Einheiten* durchgeführt. Der *späte Nachmittag* oder der *Abend* dient der *Körperhygiene* sowie den notwendigen *medizinisch-therapeutischen Maßnahmen*, während die *Nacht* im wesentlichen als *Ruhezeit* gedacht ist. Zwischen den Therapien am Nachmittag und der beginnenden Nachtruhe ist ausreichend Zeit für *Besuche der Angehörigen*.

Ein solches Vorgehen entspricht den Notwendigkeiten des Krankheitsbildes und erlaubt den sinnvollen aber auch ökonomischen Einsatz aller Beteiligten und ermöglicht damit eine fachlich kompetente Organisationsstruktur.

Um für den Patienten schädigende Situationen auszuschließen, ist die Fortführung der kontinuierlichen medizinisch-pflegerischen Überwachung und Therapie unumgänglich.

10.4.1
Pflegerischer Bereich

Eine wesentliche Aufgabe der pflegerischen Mitarbeiter ist die *Sicherstellung* der *intensivmedizinischen Versorgung* mit der notwendigen *Grund- und Basispflege*.

■ **Praxis-Tip**
Alle Beteiligten müssen sich darüber klar sein, daß die pflegerischen Aktivitäten gleichzeitig als Stimulus der gestörten Wahrnehmungs- und Reaktionsfähigkeit anzusehen sind.

Körperliche *Hygiene* mit Baden, Betten und Lagern, Verabreichen von Sondennahrung und Medikamenten, aber auch die pflegerisch-medizinische Behandlung dient nicht nur der tatsächlichen Funktion, sondern ist gleichzeitig eine besondere und intensive Form der *multisensorischen Stimulation*. Da die *pflegerischen Mitarbeiter* die meiste Zeit von allen Behandlern am und mit den Patienten verbringen, haben sie somit eine wichtige und entscheidende Funktion im *multidisziplinären Behandlungsteam*.

■ **Praxis-Tip**
Notwendig ist, daß sich die pflegerischen Mitarbeiter über ihre *Doppelfunktion*, aber auch die Verantwortung sowohl im medizinisch-pflegerischen als auch therapeutischen Bereich im klaren sind. Alle Tätigkeiten an und mit den Patienten müssen nach den oben dargelegten Kriterien strukturiert und durchgeführt werden.

Im praktischen Ablauf wird der Patient zunächst *angesprochen* im Sinne einer Begrüßung, auch wenn er am Tag schon mehrfach durch den gleichen Pfleger/die gleiche Schwester betreut wurde (Kontaktaufnahme – Bereitstellungsreaktion). Hiermit wird eine angemessene und *ausgeglichene therapeutische Situation* hergestellt, auch wenn die nachfolgende Handlung für den Patienten unangenehm oder belastend sein wird (z. B. Absaugen).

Danach ist dem Betroffenen die *beabsichtigte Handlung* verbal darzustellen. Während der Durchführung wird diese dann erklärend begleitet. *Hilfen* dürfen nur soweit gegeben werden, daß mögliche Aktivitäten des Patienten nicht *gehemmt* werden. Um den visuellen Kontakt und die visuelle Stimulierung zu gewährleisten, sollte der Patient nicht aus der *Rückenlage* angesprochen werden, sondern es muß versucht werden, aus dem *Sichtbereich* an diesen heranzutreten. Falls die Augen geschlossen sind, muß nach den vorher dargelegten Richtlinien versucht werden, ein Öffnen der Augen zu erreichen *(visueller Kontakt).*

■ **Praxis-Tip**
Die Behandlung selbst stellt die medizinisch-pflegerisch notwendige, aber auch therapeutisch gewünschte Stimulierung mit ausreichenden multisensorischen Reizen dar.

! **Während der Behandlung beobachtet die durchführende Pflegekraft die hervorgerufenen Reaktionen auf kognitiv-motorischem und vegetativem Gebiet. Diese müssen aufgegriffen und weitergeführt sowie an die übrigen Behandler übermittelt werden.**

Falls schon einfache kognitiv-motorische Reaktionen spontan oder durch diese Behandlung hervorgerufen werden (einfache ungezielte Greiffunktionen), sollten diese in den Ablauf der Maßnahme einbezogen werden (Halten der Zahnbürste und dabei Führen der Hand durch den Behandler).
Entsprechendes Vorgehen ist auch während der *Mobilisierung* in den Rollstuhl, aber auch auf den *Wegen von der Station zur Therapie* notwendig. Auch wenn der Patient anscheinend sinnvolle Reaktionen hierbei nicht erkennen läßt, muß ihm doch der Ablauf geschildert und erklärt werden.

10.4.2
Schluck- und Eßtraining

Eine frühzeitige *orale Nahrungsaufnahme* ist für Patienten im apallischen Durchgangssyndrom sinnvoll und deswegen anzustreben. Man vermeidet durch frühzeitige Entfernung der Ernährungssonde ein erhebliches *Gefährdungspotential* durch Aspiration nach unkontrolliertem Ziehen während der Aufwachphase.

■ **Praxis-Tip**
Die orale Ernährung ist eine wichtige Therapie zur weiteren Besserung der Mund- und Schlundmotorik, Wiederherstellung der Schutzreflexe des Hirnstamms bei gleichzeitigem günstigen taktilen Reiz.

Es ist nicht immer möglich nach den in der Literatur angegebenen *Vorschlägen zur Schluck- und Eßtherapie* vorzugehen. Die veröffentlichten *Erfahrungen* sind im wesentlichen bei zwar neurologisch geschädigten, jedoch *kooperationsfähigen Patienten* gewonnen und deswegen nur bedingt auf den besprochenen Patientenkreis anwendbar.

Zunächst wird man beobachten, ob das *Abhusten* von Schleim und Sekret bei ungeblockter oder entfernter Trachealkanüle in *ausreichender Intensität* erfolgt. Danach kann man durch Anbieten von zunächst angedickter Nahrung – selbstverständlich in *sitzender Position* des Patienten – prüfen, ob ein *effektiver Schluckreflex* vorhanden ist. Im positiven Fall ist es möglich, durch langsame Steigerung der zugeführten Menge die orale Nahrungsaufnahme aufzubauen. Wenn möglich, kann durch endoskopische Untersuchungen geprüft werden, wie die Funktionsabläufe im Bereich des Kehlkopfes sowie des oberen Ösophagus sind. (Eindeutige Hinweise auf die Möglichkeit des Aufbaus der oralen Nahrungszufuhr lassen sich bei stark bewußtseinsgetrübten Patienten jedoch hiermit nicht gewinnen.)

■ Praxis-Tip
Es liegt an der Erfahrung und Bereitschaft der pflegerischen Mitarbeiter, die orale Nahrungsaufnahme mit dem Ziel der Entfernung der Ernährungssonde frühzeitig zu beginnen (Abb. 10.2).

Selbstverständlich ist hier eine *ärztliche Anleitung und Überwachung* notwendig, um den Patienten nicht zu gefährden. Einfacher ist die Situation bei *liegender geblockter Trachealkanüle*, weil dann normalerweise eine *Aspiration* nicht erfolgen kann.

Abb. 10.2. Eßversuche müssen so früh wie möglich durchgeführt werden, um den gestörten Schluckakt wieder zu aktivieren. Bei gleichzeitiger Ansprache und erreichtem Sichtkontakt erfolgt ebenfalls eine gezielte multimodale Stimulation

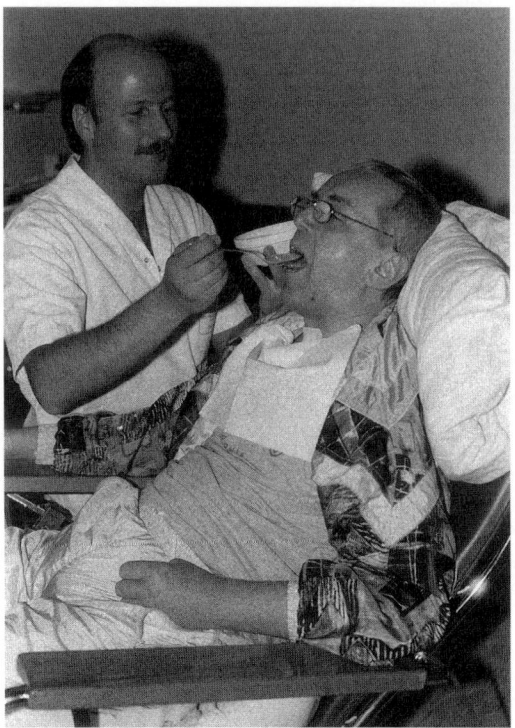

■ **Praxis-Tip**

Aus Gründen der Nahrungsaufnahme darf keineswegs die geblockte oder ungeblockte Trachealkanüle länger als notwendig belassen werden. Kriterien zum Übergang auf eine ungeblockte Kanüle oder zur Extubation sind verminderte Schleimproduktion, ausreichender Hustenreflex und zunehmende Kooperation und nicht die orofaziale Stimulation. Ebenfalls werden Ernährungssonden entfernt, wenn ausreichendes Schluckvermögen nachweisbar ist.

Mit diesem *pragmatischen Vorgehen* wird es möglich sein, bei den meisten Patienten im *apallischen Durchgangssyndrom* eine *überwiegende oder volle orale Nahrungsaufnahme* zu erreichen. Eine genaue Bilanzierung der Nahrungsmenge ist notwendig, um die Gefahr einer *Exsikkose* zu vermeiden.

10.4.3
Kontinenztraining

Die Durchführung eines *gezielten Kontinenztrainings* ist in dieser Phase weder *sinnvoll* noch für den nicht kooperationsfähigen Patienten *notwendig*. Aus diesem Grunde wird man etwa ab der 2.–3. Woche nach Unfall den Patienten mit einer *suprapubischen Blasenableitung* versorgen.

Auf die Gefahr eines frühzeitigen und unkontrollierten Blasentrainings wurde schon hingewiesen (Blasenruptur, vegetative Krisen, Unruhezustände).

Die Gefährdung durch Ausbildung einer Schrumpfblase bei verzögertem Blasentraining ist in der Literatur massiv überschätzt worden. *Viel gefährdender sind vegetative Entgleisungen, ausgelöst durch überfüllte Harnblasen.*

Stuhlentleerungen müssen in dieser Phase medikamentös oder durch physikalisch therapeutische Manipulation (Kolonmassage) regelmäßig, spätestens alle 2 Tage angeregt werden. Ein gezieltes Trainings ist nicht möglich und sinnvoll.

10.4.4
Lagerung

! **Für den pflegerischen Bereich gilt der gleiche Grundsatz wie für die übrigen therapeutischen Einheiten: Aktivität geht vor Passivität, Mobilität vor Lagerung.**

Keine der angegebenen *Lagerungsmethoden* führt zu einem signifikanten Rückgang der *spastischen Tonuserhöhung* oder zu einer *Besserung der Bewußtseinslage*. Im Gegenteil bewirkt die *Immobilität* eine deutliche Verschlechterung des Reaktionsvermögens, der Motorik sowie der vegetativen Dysfunktion. Es muß jedoch sowohl im Bett als auch im Rollstuhl auf eine möglichst *entspannte Körperhaltung* und *regelmäßige Umlagerung* geachtet werden. Häufig signalisiert der Patient selbst diese Notwendigkeit durch Zeichen der vegetativen Dysfunktion und zunehmende Unruhe.

10.5
Neuropädagogik

Zunächst stellt sich die Frage, warum der Einsatz von neuropädagogischen Mitarbeitern in dieser frühen Phase des Heilungsverlaufes nötig ist.

■ **Praxis-Tip**

Es ist zwingend notwendig, mit Beginn der Therapie sonderpädagogische Verfahren mit einem didaktisch-pädagogischen Aufbau zu berücksichtigen und frühzeitig schulisch-pädagogische Inhalte wie Lese-, Schreib- und Rechenvermögen zu reaktivieren, um das endgültige Behandlungsziel, nämlich die Wiedereingliederung in den schulischen, beruflichen und sozialen Bereich, sicherzustellen. Die in der Literatur angegebenen Therapieansätze, die überwiegend auf sonderpädagogischer Basis beruhen, müssen kritisch gewürdigt werden.

Somit ist der Einsatz von *pädagogisch ausgebildeten Mitarbeiter/innen* sinnvoll und notwendig. Im wesentlichen werden dies *Grund- und Hauptschullehrer* sein, denen entsprechende Erfahrungen mit den Besonderheiten des Krankheitsbildes vermittelt wurde.

■ **Praxis-Tip**

In der *pädagogischen Frühförderung* steht die Anbahnung von *reproduzierbaren intellektuellen und kognitiven Reaktionen* an erster Stelle. Parallel dazu müssen auch die Funktionen der gelähmten Gliedmaßen mit Anbahnung der *Willkürmotorik* aktiviert werden.

Die neuropädagogische Therapie findet in *externen Therapieräumen* in *integrativen Kleingruppen* statt. Die Position des Patienten im Rollstuhl ist möglichst *sitzend*, zumindest halb liegend. Der Rollstuhl sollte an einen entsprechend einstellbaren Tisch herangefahren werden oder mit einem Rollstuhltisch versehen sein. *Die Stimulierung geschieht durch zielgerichtete Ansprache, Berühren, Setzen leichter bis mäßiger Schmerzreize wie Klopfen, Durchbewegen der spastisch-paretischen Gliedmaße, Bewegen des Kopfes und vorsichtiges Öffnen der Augenlider durch den Therapeuten.* Zeichen für einen *erfolgreichen Stimulus* werden zunächst – wie beschrieben – auf *vegetativem* Gebiet zu beobachten sein mit Zunahme der Atemfrequenz und erhöhter Sekretproduktion mit vermehrter Speichelbildung, was häufig zu einem produktiven Hustenreiz führt. Im *motorischem Bereich* erfolgen Zunahme der Streck- oder Beugespastik, vermehrtes pathologisches Reflexverhalten des Kopfes wie Schmatz- und Kaubewegungen, vereinzelt schon Öffnen der Augen, wobei fragliches Fixieren eintreten kann. *Im Sinne der basalen Stimulation,* aber auch der *multisensorischen Stimulierung* können unterstützend verschiedene Materialien und Reizstoffe eingesetzt werden.

Noch einmal muß auf den *Unterschied* in der Therapie der *erworbenen* und *angeborenen Behinderung* hingewiesen werden. Nach Schädel-Hirn-Trauma folgt diese nicht dem in der Behindertenpädagogik notwendigen hierarchischen Aufbau der Wahrnehmungsqualitäten entsprechend der basalen Stimulation, aber auch anderer Verfahren. Der Zugang zum Patienten wird *parallel, intensiv* und *zielgerichtet* über alle Sinneskanäle gesucht. Die *Stimulierung* erfolgt im Verlauf so häufig wie möglich. Die Behandlung in *integrativen Gruppen* ermöglicht, daß sich im Verlauf

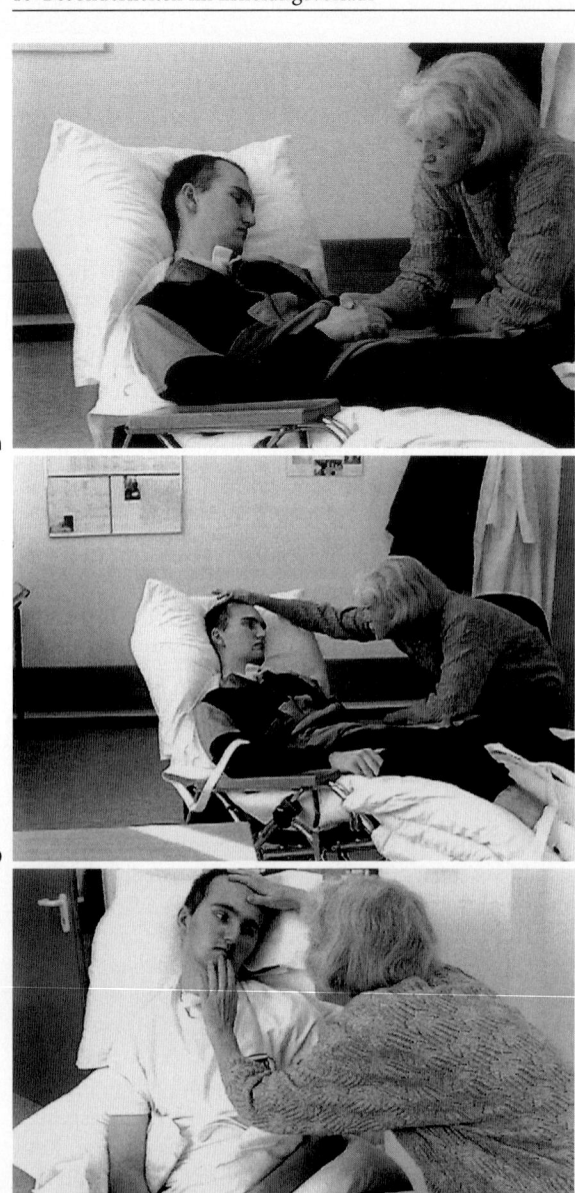

Abb. 10.3 a–c. Unter Ansprache (**a**), hergestelltem Sichtkontakt und taktiler Stimulation (**b, c**) wird der Patient in einen Zustand verbesserter Wahrnehmungs- und Reaktionsfähigkeit gebracht

Abb. 10.3 d – e. Ziel ist es, ihn zu einfachen Reaktionen oder Handlungsabläufen zu bringen, im vorliegenden Beispiel das Zeigen zweier Finger (**d**). Das eigene Gesicht in einem Spiegel zu sehen erleichtert dem Patienten das Fixieren und ist ein guter Aktivierungsanreiz (**e**). Wichtig ist die sitzende, mindestens halb liegende Position, wobei die Therapie in externen Räumen durchgeführt wird

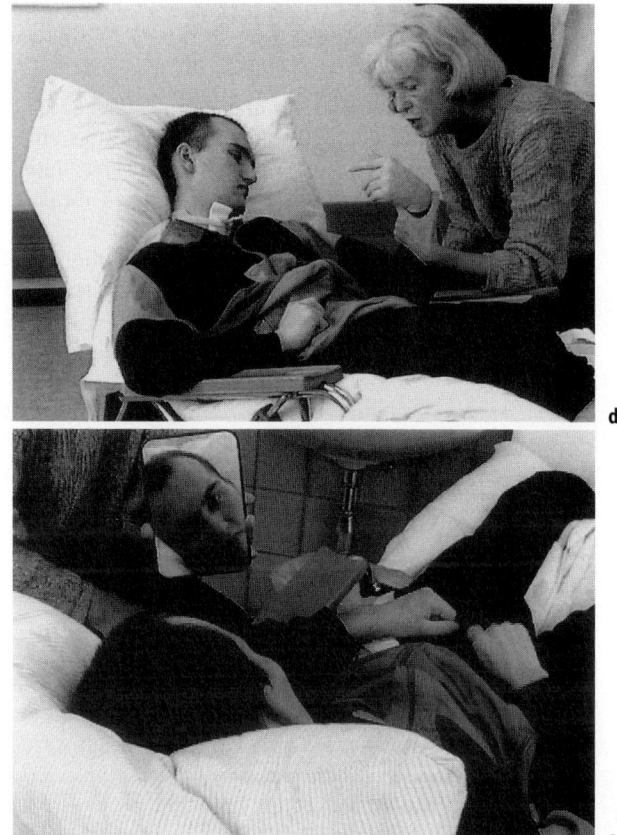

d

e

einer Therapieeinheit zunehmend Phasen von aktiv hervorgerufener erhöhter Wachheit mit kurzen Erholungsphasen abwechseln können.

Stimulierung und Aktivierung hat das Ziel, Reaktionen des Patienten hervorzurufen. Diese sind dann Grundlage für den weiteren Aufbau der Therapie.   !

Der *therapeutisch didaktische* Aufbau hat folgenden Verlauf:

■ **Praxis-Tip**
Durch die *multisensorische Stimulation* wird der Patient zu ungesteuerten Reaktionen gebracht wie Öffnen der Augen, ungezielte motorische Bewegungen, vielleicht auch schon Äußerungen von nicht verständlichen Lauten. Der Übergang zu *einfachen Handlungskreisen* besteht darin, den Patienten über das Öffnen der Augen zum Fixieren, von den ungesteuerten zu gesteuerten Bewegungen und von unartikulierten unverständlichen zu verständlichen Lauten zu bringen. Damit wäre dann der Übergang in die *beginnende Remissionsphase* erreicht (Abb. 10.3).

10.6
Krankengymnastik

Ziel und Schwerpunkt der krankengymnastischen Therapie im apallischen Syndrom sind der Abbau der pathologischen Haltungsreflexmuster (Abb. 10.4), Durchführung von willkürlichen Bewegungsmustern möglichst aus reflexhemmender Ausgangslage in den großen und kleinen Gelenken und frühzeitigem Einsatz des Stehbrettes zum Aufbau der Stellreflexe. Wichtig ist die rechtzeitige medikamentöse Minderung der Spastik (Diazepam, Baclofen, Baclofen intrathekal, Dysport) sowie begleitend die physikalische antispastische Therapie mit Gips- und Eisbehandlung.

■ **Praxis-Tip**
Ziel ist die zunehmende freie Beweglichkeit der Gelenke, Verhinderung von Atrophien der Muskulatur und der Sehnen, Abbau der assoziierten Reaktion mit Aufbau der Stellreflexe, der Gleichgewichtsreaktion und der automatischen Adaptation der Muskeln bei Haltungsänderung (Abb. 10.5).

! **Wichtigstes Ziel der krankengymnastischen Behandlung muß die Anbahnung der aktiven Willkürbewegungen sein (Abb. 10.6).**

Die *Therapie* wird ebenfalls *außerhalb des Stations- oder Intensivbereiches* in *speziellen Therapieräumen* durchgeführt. Obgleich auch in integrativen Kleingruppen gearbeitet wird, sollte für *tracheotomierte Patienten* aus Gründen der Infektionsprophylaxe ein *gesonderter Gruppenraum* gewählt werden.
Entsprechend den Richtlinien der *aktiven multisensorischen Stimulation* werden die Handlungen dem Patienten zunächst nach *vorbereitender Ansprache* erklärt und demonstriert werden. Auf das *Öffnen der Augen* und möglichen *Blickkontakt* ist zu achten. In der Durchführung sind diese dann begleitend zu *kommentieren*, wobei der Patient zu *eigenen Abläufen* aufgefordert wird. Zunächst wird über-

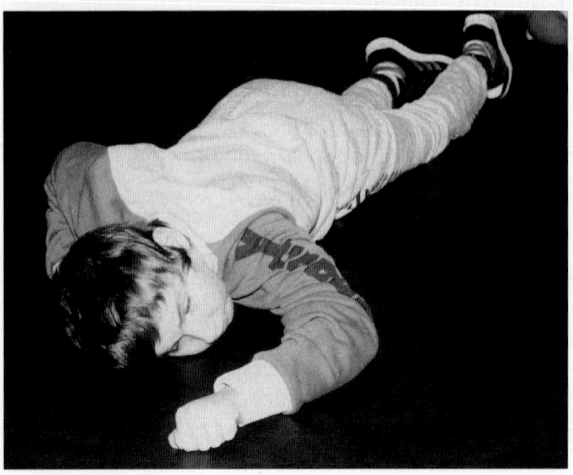

Abb. 10.4. Ausgeprägte asymmetrische tonische Labyrinthreflexe in Bauchlage

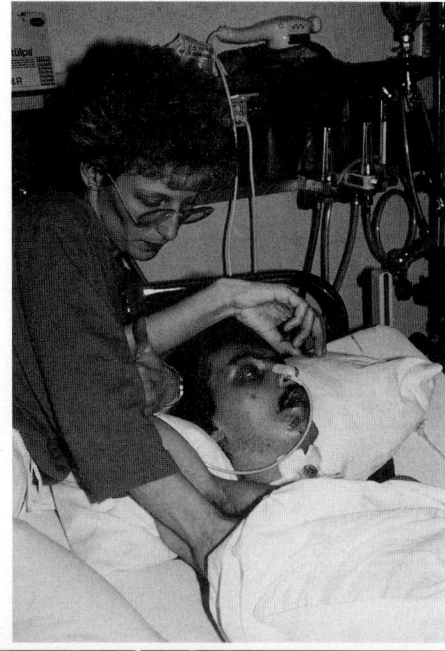

a

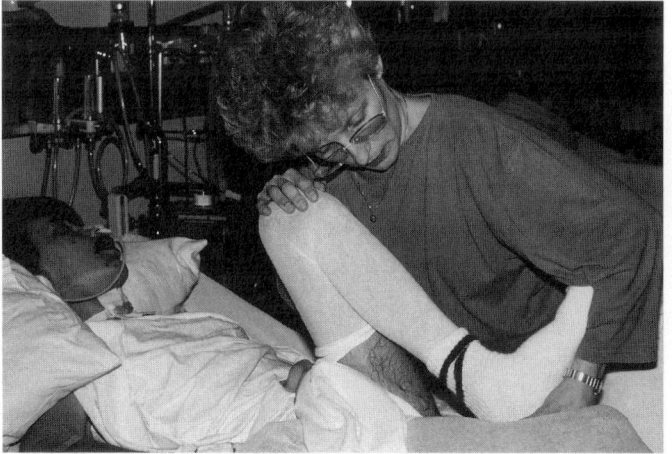

b

Abb. 10.5 a, b. Bei nicht kooperationsfähigen Patienten werden durch Bewegungen in den einzelnen Gelenken entsprechend den Hauptbewegungsachsen Atrophien in der Muskulatur sowie fortschreitende Kontrakturen verhindert. Durch gleichzeitige begleitende Ansprache und Sichtkontakt erfolgt eine günstige multisensorische Stimulation. So früh wie möglich werden die Therapien außerhalb der Intensivstation in speziellen Räumen durchgeführt

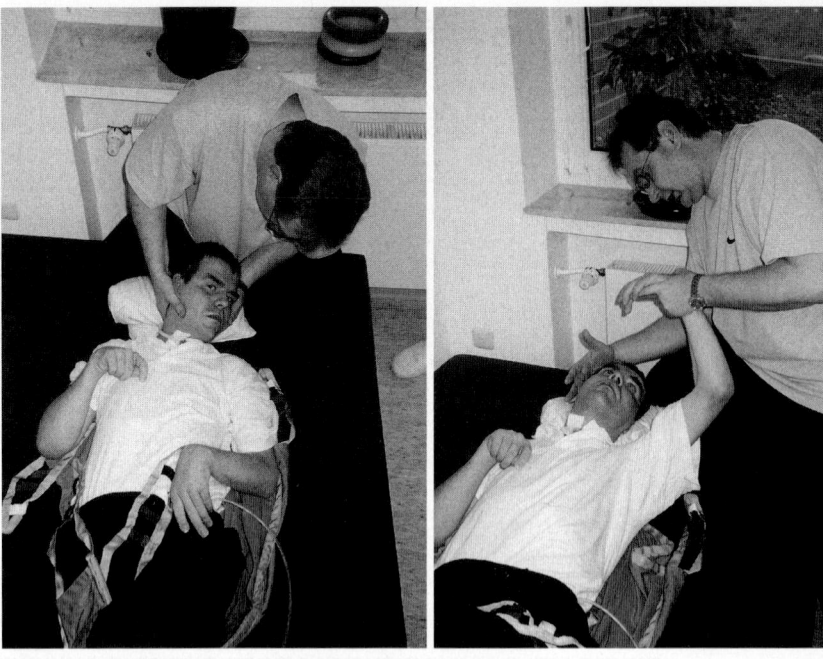

a   b

Abb. 10.6 a, b. Prüfen der Stellreaktionen. Auf Bewegung des Kopfes (a) erfolgt eine nachfolgende Drehung der Schultern und der Arme. Die assoziierte Reaktion im Bereich der linken Körperhälfte (b) wird zur Auslösung einer einfachen Willkürbewegung genutzt. Sichtkontakt und Ansprache sind auch hierbei unumgänglich

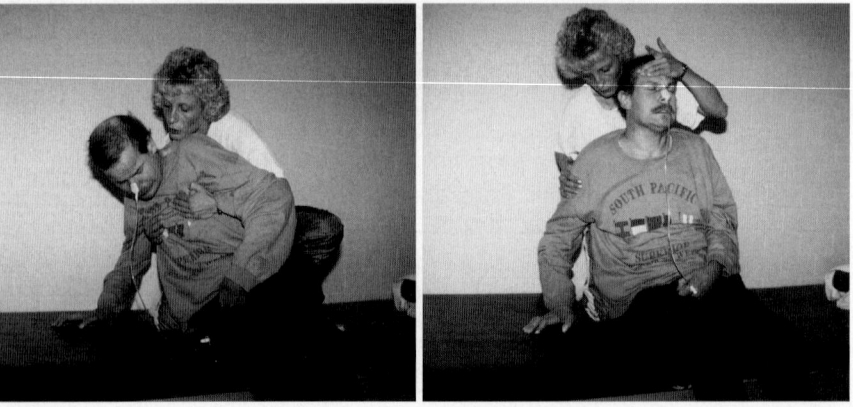

a   b

Abb. 10.7 a, b. Der Patient im apallischen Durchgangssysndrom führt unter Ausnutzen der assoziierten Reaktion eine Stützbewegung des rechten Armes durch. Bei gleichzeitiger Drehung des Kopfes wird eine Stabilisierung des Rumpfes erreicht. Somit kann auch der stark bewußtseinsgetrübte Patient unter Ausnutzung der pathologischen Reflexe in eine sitzende Position gebracht werden

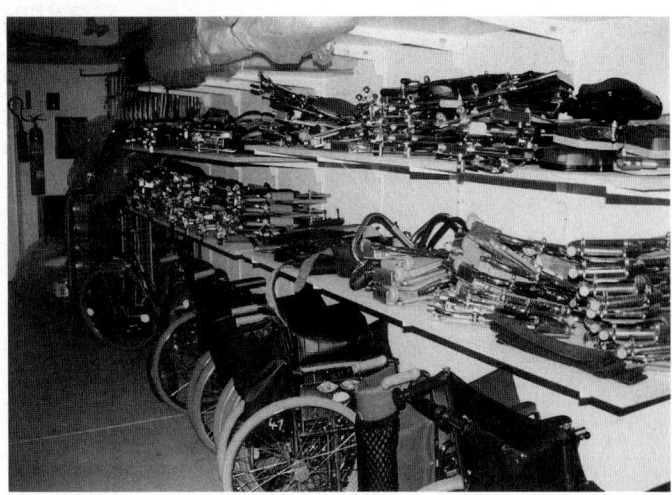

Abb. 10.8. Die intensive Mobilisierung setzt eine große Auswahl von geeigneten Rollstühlen und den notwendigen Stützmaterialien voraus. Nur durch eine ausreichende Lagerhaltung wird eine adäquate Behandlung dieser Patienten gewährleistet

wiegend ein *motorisches Führen* notwendig, welches jedoch *zielgerichtet* und *zurückhaltend* eingesetzt werden muß, um die Aktivitäten des Patienten nicht zu behindern. Mit diesem Vorgehen erhält der Patient nicht nur die spezifische krankengymnastische Therapie zur Anbahnung der *Willkürmotorik,* sondern auch *intensive Aktivierung* über alle *Perzeptionskanäle.* In der Krankengymnastik ist es ebenfalls wichtig, den Patienten mehrfach an die *obere Leistungsgrenze* zu bringen (Abb. 10.7). Allerdings kann hier ein Überfordern, vor allem in bezug auf die vegetative Situation eher eintreten als in den übrigen Therapien (Abb. 10.8).

Aus diesem Grunde sollte vor allem die Belastung auf dem Stehbrett zunächst vorsichtig gesteigert werden (Blutdruck- und Herzfrequenzkontrolle).

10.7
Ergotherapie

Bei dem noch stark geminderten und wenig differenzierten Wahrnehmungs- und Reaktionsvermögen werden erhebliche *Überschneidungen* der Therapieinhalte zur *neuropädagogischen, krankengymnastischen,* aber auch zur *pflegerischen Therapie* auftreten.

Die *Behandlungsgrundsätze* entsprechen den vorher gemachten Angaben wie Behandlung in *sitzender Position,* in *externen Therapieräumen* und in *integrativen Kleingruppen.*

■ Praxis-Tip
Durch körpernahes direktes und gezieltes Anbieten multisensorischer Reize wird die Aufhellung der Bewußtseinslage erreicht und die Wahrnehmungs- und Reak-

tionsfähigkeit angebahnt. Zunächst sind nur die beschriebenen ungezielten motorischen oder verbalen Reaktionen, aber auch vegetative Äußerungen zu erwarten.

In der *frühen Phase* können ebenfalls Elemente der *basalen Stimulation* und weitere Therapieverfahren einfließen. Durch *funktionelle Therapie* überwiegend in den oberen Gliedmaßen, möglichst aus spasmushemmender Ausgangslage und durch angepaßte Sitzhaltung, wird eine Reduktion des spastischen Reflexverhaltens erreicht bei zunehmender freier Gelenkbeweglichkeit. Das aktive und passive Bewegen oder motorische Führen erfolgt in den Hauptachsen der Gelenke mit Aufhebung oder gegen die Schwerkraft.

■ **Praxis-Tip**
Mögliche spontane Bewegungen müssen angebahnt, erkannt und in den Ablauf mit einbezogen werden.

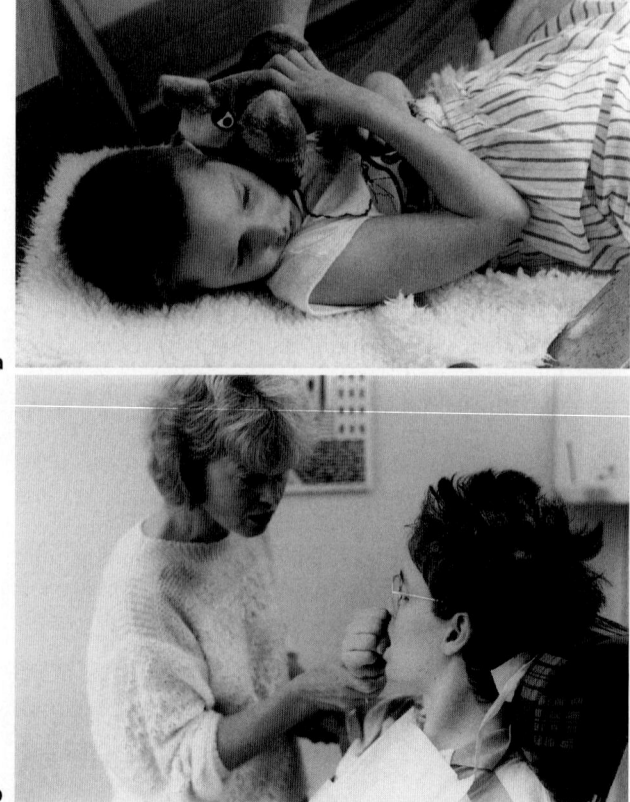

a

b

Abb. 10.9a, b. Neben der Stimulation durch direkte körpernahe Reize kann ergänzend durch Techniken der basalen Stimulation eine Aktivierung des Patienten erreicht werden

Entscheidend ist auch im Bereich der Ergotherapie der *gleichzeitige Zugang* über alle *Sinnesqualitäten*. Entsprechend den Angaben bei den übrigen Therapieformen werden nach *vorbereitender Ansprache* die Inhalte zunächst *erklärt* und bei der Durchführung *kommentiert*. Auf *Sichtkontakt* ist ebenfalls zu achten, so daß der Zugang zum Patienten nur aus dem möglichen Sichtwinkel und nicht von rückwärts erfolgen darf.

■ **Praxis-Tip**
    Wegen der Gefahr der Aspiration sollte die innere orofaziale Stimulation nur auf der Station unter Aufsicht von erfahrenen Pflegekräften erfolgen.

In allen therapeutischen Bereichen können unterstützend und ergänzend neben der direkten aktiven Stimulation durch körpernahe Reize mit der Technik der basalen, kinästhetischen oder orofazialen Stimulation zusätzliche Aktivierungen erfolgen (Abb. 10.9).

10.8
Einbeziehung von Angehörigen

Die engen Angehörigen des Patienten sind sinnvoll in den Therapieablauf einzubeziehen. Dies bedeutet, daß sie wie Therapeuten und Pflegepersonal darauf hingewiesen werden sollten, dem Patienten Anregungen möglichst gleichzeitig über alle Sinne zu geben.

■ **Praxis-Tip**
    Angehörige sollten den Patienten ansprechen, ihn berühren, Kopf oder Extremität bewegen oder führen sowie möglichst Sichtkontakt herstellen.

Allerdings kann bei den von uns betreuten Patienten nicht sicher nachgewiesen werden, daß der Einfluß von Angehörigen auf die Änderung von Wahrnehmungs- und Reaktionslage einen positiveren Effekt hat, als dies durch Therapeuten oder Pflegepersonal der Fall ist. Wir haben vielmehr den Eindruck, daß eine Behandlung mit Therapeutenwechsel und zeitweiliger Betreuung durch die Familie günstiger ist, als wenn Angehörige nahezu ausschließlich den Patienten betreuen. Dies mag damit zusammenhängen, daß jeder Betreuer mit unterschiedlicher und veränderter Art versucht, den Patienten anzuregen.

■ **Praxis-Tip**
    Wir bevorzugen einen sinnvollen Wechsel der Betreuung zwischen Therapeuten, Pflegepersonal und Angehörigen.

Bei dieser Regelung haben auch *ausbleibende Besuche* aus entfernungs-, familiären, beruflichen oder witterungsbedingten Gründen *keinen negativen Einfluß* auf den

Verlauf der Therapie. Allerdings sollten frühzeitige *Wochenendbeurlaubungen* erwogen werden, wenn dies
- medizinisch vertretbar ist,
- aus Gründen der Therapieinhalte sinnvoll ist,
- von den Angehörigen bewältigt werden kann.

■ **Praxis-Tip**
Bei der Beurlaubung sehen die Angehörigen häufig die Probleme und Schwierigkeiten in der Betreuung der Patienten klarer als bei Besuchen in der Klinik. Selbstverständlich werden aus den Beobachtungen während der Beurlaubung wertvolle Hinweise auf die übrigen Therapien gewonnen. Somit sind sie therapeutisch notwendig.

10.8.1
Information durch Angehörige

■ **Praxis-Tip**
Für alle Betreuer ist es unumgänglich, *verläßliche Vorinformationen* über die *persönliche* und *berufliche Situation* des Patienten zu erhalten. Hierzu zählen besonders Tragen von Sehhilfen, Hörstörungen, Händigkeit, schulische, berufliche Interessen. Über diese Informationen ist es dem Behandler möglich, gezielt und passend auf den Patienten einzugehen. In unserer Klinik wurde ein entsprechender Patientenfragebogen entwickelt, der dann durch das Pflegepersonal oder den aufnehmenden Arzt den Angehörigen vorgelegt und schnellstens an alle Beteiligten weitergeleitet wird. Er gibt wertvolle Informationen und erleichtert den Therapieablauf.

10.9
Zusammenfassung

Die Diagnose eines apallischen Vollbildes (vegetativer Status, persistent-vegetativer Status) wird klinisch aufgrund genauer Beobachtung der Wahrnehmungs- und Reaktionsfähigkeit des Patienten sowohl in Ruhe als auch nach gezielter Einwirkung (Aktivierung) gestellt, wobei der Patient sich in sitzender Position befindet und nicht sediert ist.

! **Es wird vorgeschlagen, den Ausdruck *apallisches* oder *vegetatives Durchgangssyndrom* zu benutzen, da bei entsprechendem ärztlichen, pflegerischen und therapeutischen Einsatz, Einbeziehung der Angehörigen sowie Vermeidung von Sekundärkomplikationen ein Großteil dieser Patienten in die *beginnende Remissionsphase* kommen kann.**

Als vorherrschendes Symptom ist die *ausgeprägte Bewußtseinsstörung* bis hin zur *Bewußtlosigkeit* zu sehen. Die Therapie ist unter dem Oberbegriff einer *Stimulierung* oder Anregung der gestörten *Wahrnehmungs-* und *Reaktionsfähigkeit* gleichzeitig über alle Sinneskanäle mit *nachfolgend gebesserter Bewußtseinslage* zu sehen. *Ziel ist es*, zunächst ungezielte, dann gezielte Reaktionen auf kognitivem, motorischem, verbalem, aber auch verhaltensmäßigem Gebiet zu erreichen. Ein *standardisierter schematischer* Therapieablauf ist nicht möglich. Vielmehr muß entsprechend des Schädigungsbildes und der aktuellen Situation des Patienten ein *patientenorientierter, gezielter und fördernder* Zugang gewählt werden.

■ **Praxis-Tip**

Individuell sind Inhalte der multisensorischen Stimulation und anderer Therapieverfahren anzuwenden. Eine frühzeitige Mobilisierung des Patienten in den Rollstuhl sowie Therapie in externen Therapieräumen ist als Grund- und Basisstimulation erforderlich.

Wichtig ist die *Differentialdiagnose* des apallischen Syndroms gegenüber *zentralen* oder *peripheren* Unfallursachen, die in ihrer Wirkung den Patienten als vermeintlich nicht kontaktfähig erscheinen lassen.

■ **Praxis-Tip**

Die Diagnose eines apallischen Vollbildes darf nur nach intensiver Beobachtung und Behandlung nach den dargelegten Kriterien durch ein erfahrenes multidisziplinäres Behandlungsteam gestellt werden. Erfahren bedeutet, daß verantwortliche Mitglieder des Teams eine mehrjährige Erfahrung in der Frührehabilitation dieses Personenkreises besitzen, wobei pro Jahr mindestens 150 Patienten betreut wurden.

Ein wichtiger Inhalt der Therapie ist die Wiederherstellung der *physiologischen* und *biologischen* Abläufe. Hierzu gehören besonders der Schlaf-Wach-Rhythmus, Einnahme der Mahlzeiten, Durchführung der Lebenspraxis, aber auch Ruhezeiten. Aus diesem Grunde ist die Therapie nach einem *festen Schema* mit ausreichender *Intensität* und *Zeitdauer* über den Tag verteilt durchzuführen: täglich 3–6 h Therapie zuzüglich der Grund- und Behandlungspflege entsprechend den Notwendigkeiten des Krankheitsbildes. Grundsätzlich sollte die medizinische Behandlung in dieser Phase auf *Überwachungsstationen mit Intensivcharakter* erfolgen.

Auch der Patient im apallischen Syndrom ist zu einem *Dialogaufbau* fähig. Grundlage ist das *Signalverhalten* oder „*covert-behaviour*", welches zunächst auf *vegetativem* Gebiet, dann in einfachen, überwiegend *motorischen oder verbalen Reaktionen* zu erwarten ist.

Ein gezielter und zügiger Aufbau der erreichten Reaktionen zu einfachen dann komplexeren Handlungsabläufen ist notwendig.

11   Beginnende Remissionsphase

11.1
Klinische Befunde

! Das Leitsymptom der beginnenden Remissionsphase ist die *zunehmende Bewußt-seinsaufhellung* mit weiterer *vegetativer Stabilisierung* und Normalisierung pathologischer Hirnstammreflexe und *ersten sicheren Reaktionen* auf äußere oder innere Reizeinwirkungen. Da die Bewußtseinsaufhellung nur allmählich und oft nur angedeutet eintritt, muß bei Patienten im apallischen Durchgangssyndrom immer wieder intensiv darauf geachtet werden, ob nicht schon *Zeichen der zunehmenden* Reaktionsfähigkeit und damit gebesserte Wachheit zu beobachten sind.

■ **Praxis-Tip**
Für die Therapieführung ist die Diagnose des beginnenden Remissionsstadiums extrem wichtig, da ab diesem Zeitpunkt ein grundlegender Wechsel der Therapieinhalte erfolgen muß, um eine weitere Besserung herbeizuführen. Von den aus der Sicht des Patienten überwiegend passiven Maßnahmen der multisensorischen Stimulation oder anderer Therapieverfahren muß schnellstens auf eine aktive Therapie umgestellt werden (Abb. 11.1).

Klinisch ist dieses Stadium durch fortschreitende *Reorganisation* der Hirnstamm- und Großhirnfunktionen gekennzeichnet. Im Bereich der Hirnnerven sind erste Anzeichen der Wiederkehr der *physiologischen Hirnstammreflexe* wie Korneal-, Schluck- und Würgreflex zu beobachten. Weiter ist das Verschwinden oder die Abschwächung der normalerweise durch die Großhirntätigkeit unterdrückten Reflexe

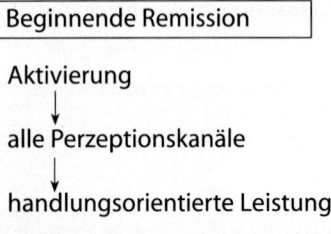

Beginnende Remission

Aktivierung
↓
alle Perzeptionskanäle
↓
handlungsorientierte Leistung

anbahnen - erkennen - fortführen

Abb. 11.1. Sobald Zeichen der beginnenden Remission hervorzurufen sind, ändert sich die Therapiesituation völlig. Von der passiven Stimulation wird auf eine Aktivierung über alle sensiblen Perzeptionen übergegangen, um den Patienten zu handlungsorientierten Leistungen zu motivieren

wie *Palmomentalreflex*, orale *Schnapp-, Schnauz-* und *Sperreflexe* sowie *Greif-* und *Handschlußreflexe* zu beobachten. Der *Zephalookularreflex* ist wie der *Vestibulo-okularreflex* in dieser Phase ebenfalls nicht mehr regelmäßig auszulösen. Die im apallischen Syndrom zu beobachtenden ausgeprägten Störungen der *Okulo-* und *Pupillomotorik* mit Divergenz der Bulbi sowie diskonjungierter schwimmender Bulbusbewegung und Störung der Lichtreaktion der Pupillen sind nicht mehr in gleicher Intensität und nur noch zeitweise nachweisbar. Es muß jedoch dringend darauf hingewiesen werden, daß die beschriebene Besserung der *Hirnstammreflex-tätigkeit* und die Großhirnfunktionen normalerweise dissoziiert erfolgen. So kann der Schluckreflexe schon wiedergekehrt sein, während der *Kornealreflex* noch fehlt.

Im Bereich des Rumpfes und der Extremitäten finden weiter *erhebliche* und *zunehmende spastische Tonuserhöhungen*, die von *ataktischen* oder *dyskinetischen* Störungen überlagert sein können. Die oberen Extremitäten zeigen ausgeprägte symmetrische oder asymmetrische *Beuge- und Streckhaltungen*, während an den unteren Extremitäten eine *starke Streckhaltung* mit Adduktion im Oberschenkelbereich und Extension des Fußes zu beobachten ist. Im Sinne eines asymmetrischen tonischen Nackenreflexes kann es immer noch zum Abweichen des Kopfes nach der Beugeseite kommen. Als Ausdruck eines symmetrisch tonischen Nackenreflexes zeigt der Kopf sich maximal überstreckt. Die Patienten neigen noch zu erheblichen *vegetativen Entgleisungen* mit pathologischen Atemformen (Tachypnoe, Apnoe, gestörter Atemrhythmus), hyper- bzw. hypotonen Blutdruckwerten, Herzrhythmusstörungen mit tachykarden Zustandsbildern, endokrinen Entgleisungen, vor allem von Blutzucker und Elektrolyten, sowie Beeinträchtigungen der Temperaturregulation. Bei gleichzeitig *gestörter Hirnstammreflextätigkeit* ist der Patient somit immer noch *vital gefährdet*.

Zu diesem Zeitpunkt müssen Frakturen mindestens übungs- besser noch belastungsstabil sein. Deswegen ist in der Initialphase ein aktives unfallchirurgisches Vorgehen zwingend notwendig, um dieser Forderung zu entsprechen. Anderenfalls ist die zügige Mobilisation nicht möglich.

11.2 Technische Untersuchungen

In den *Hirnstrombildern* wird eine Zunahme der α-Aktivität zu beobachten sein, während in den akustisch *evozierten Potentialen* sich schon häufig physiologische Abläufe mit einer Normalisierung der Latenzzeit zeigen.

Die *bildgebenden Verfahren (Computertomogramm oder Kernspintomographie)* stellen primäre Kontusionsherde in der beginnenden Demarkierung oder allgemeine innere und äußere Atrophien der Liquorräume dar. Sekundär hypodense Zonen als Folge abgelaufener Durchblutungsstörungen können differenziert werden. Noch einmal muß jedoch davor gewarnt werden, von dem *neuroradiologischen* oder *elektrophysiologischen* Befund auf die *Wiederkehr klinischer Funktionen* zu schließen. Die Erholungstendenz korreliert normalerweise nicht mit Art und Ausmaß der radiologisch oder elektrophysiologisch nachgewiesenen Schädigungsbilder. Die Domäne neuroradiologischer Untersuchungen ist der Nachweis von *Komplikationen* wie sekundärer Hydrozephalus, subdurale Ergüsse oder ausgedehnte Kontusionsherde.

11.3
Symptome der beginnenden Remission

Die beginnende Bewußtseinsaufhellung mit zunehmender *Reaktionsfähigkeit* wird häufig bei *pflegerischen Maßnahmen* am Patienten zum ersten Mal beobachtet, besonders beim Absaugen, Legen einer Magensonde oder eines Blasenkatheters, während der Blutabnahme, Lagerung oder Körperpflege. Der Patient wird *motorische* oder *verbale* Reaktionen zeigen wie Unmutsäußerungen, oder er versucht, nach dem Absaugkatheter, der Kanüle oder dem Behandler zu greifen.

! **Ein sicheres Zeichen der beginnenden Remissionsphase ist der Nachweis von gezielten Reaktionen auf äußere Reize.**

Diese bestehen normalerweise in *einfachen Handlungen* wie Öffnen der Augen mit kurzzeitigem Fixieren, Halten von Gegenständen oder Befolgen von Aufforderungen, Hand drücken oder Zunge zeigen. Adäquate mimische oder verbale Äußerungen sind in diesem Stadium noch nicht zu erwarten. Es können aber allgemeine Unlustgefühle wie weinerliche Laute oder Verziehen des Gesichts beobachtet werden, die der Situation nicht zu entsprechen brauchen. *Unruhezustände* mit Übergang des Streck- oder Beugetonus in Massenbewegungen des Rumpfes und der Extremitäten, teilweise schon mit gezielten motorischen Abläufen wie Greifen nach der störenden Magensonde, Trachealkanüle oder dem Urinkatheter, treten auch spontan auf und sind ebenfalls Zeichen für die beginnende Bewußtseinsaufhellung. Sie erschweren aber die Pflege und Therapie und machen eine *intensive Überwachung* notwendig, um eine Gefährdung des Patienten auszuschließen. In einzelnen Fällen kann es notwendig werden, den Patienten durch speziell *angepaßte Handschuhe* oder leichtes *Fixieren* vor *Selbstverletzungen* durch Ziehen der Kanüle, des Urinkatheters, durch Kratzen oder Scheuern oder unkontrollierten Fall zu schützen.

■ **Praxis-Tip**
Zustände verbesserter Bewußtseinslage mit vermehrten Möglichkeiten zur gezielten Reaktionsfähigkeit werden immer von längeren Phasen mit stark verminderter oder fehlender Reaktionsfähigkeit abgelöst, in denen eine Kontaktaufnahme nur auf intensive äußere Reize hin möglich ist.

Deshalb ist eine häufige Hinwendung zum Patienten sowie die *Beobachtung seiner Reaktionen* unumgänglich, um spontan auftretende Zeichen verbesserter Bewußtseinslage zu erfassen und dann durch gezielte Stimulation die abrufbaren Fähigkeiten anzuwenden und auszuweiten.

■ **Praxis-Tip**
In den *spontanen* oder *aktiv* herbeigeführten Phasen verbesserter Reaktions- und Handlungsfähigkeit ist eine gezielte und aufbauende Therapie möglich.

Somit muß der Patient durch intensive Aktivierung auch bei zunächst fehlender oder stark verminderter Reaktionsfähigkeit in eine verbesserte Bewußtseinslage gebracht werden, so daß dann gezielte therapeutische Maßnahmen eingeleitet werden können.

■ **Praxis-Tip**
Phasen der gebesserten Wachheit müssen erkannt, durch die beschriebenen Stimulations- und Aktivierungsmethoden aktiv herbeigeführt werden, um sie dann aktiv zu verlängern.

Ziel ist die graduelle Steigerung der beschriebenen Reaktions- und Handlungsfähigkeit, der Mobilität sowie der körperlichen und geistigen Belastbarkeit bei deutlich gebesserter Bewußtseinslage.

Die ersten gezielten Reaktionen werden auch als zielgerichtete Grundreaktionen bezeichnet, nämlich Fixieren, Hinwenden, Greifen, Bewegen, Finger und Zunge zeigen, Augenschluß und Hand drücken. !

■ **Praxis-Tip**
Die frühzeitige und exakte Diagnose von Zeichen der beginnenden Remission ist für den weiteren Verlauf extrem wichtig. Im apallischen Durchgangssyndrom wird nach den beschriebenen Methoden der multisensorischen Stimulation, aber auch anderer Therapieverfahren mit dem Patienten gearbeitet, um zunächst die Wahrnehmungs- und Reaktionsfähigkeit anzubahnen, die Bewußtseinslage zu verbessern und das pathologische Reflexverhalten zu vermindern. Mit dem Nachweis der Fähigkeiten zu zielgerichteten Grundreaktionen können jetzt individuelle und aktive therapeutische Schritte erfolgen (Abb. 11.2). Der beschriebene Dialogaufbau, der im apallischen Syndrom überwiegend vom Behandler an den Patienten herangetragen wird *(= Stimulation)*, wird abgelöst

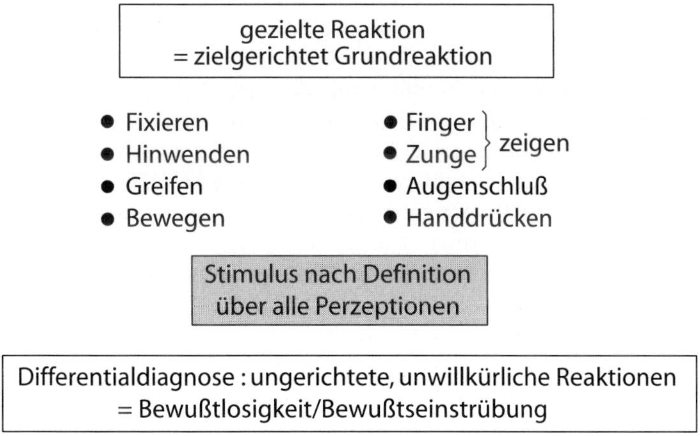

Abb. 11.2. Einfache gezielte Reaktionen werden auch als zielgerichtete Grundhandlungen bezeichnet. Sie werden entweder im spontanen Auftreten oder nach Aktivierung über alle Perzeptionen aufgegriffen und weitergeführt

durch ein Hervorrufen von gezielten Reaktionen, die dann erkannt, aufgegriffen und mit steigender Anforderung zu komplexen Funktionskreisen ausgebaut werden (= Aktivierung). Wird die Änderung des Therapieansatzes beim Übergang vom apallischen Syndrom zur beginnenden Remissionsphase nicht entsprechend diesen Anforderungen geändert und der Patient weiterhin ausschließlich nach stimulierenden Methoden behandelt, muß davon ausgegangen werden, daß nur ein geringer Teil der Patienten im Sinne einer spontanen Remission die folgenden Erholungsphasen erreicht.

11.4
Ärztliche und pflegerische Behandlung

Von der medizinischen Seite her unterscheidet sich die notwendige Behandlung nicht im wesentlichen von den Ausführungen zum apallischen Durchgangssyndrom. Die weiter bestehende *Hirnstammfunktionsstörung* mit *vegetativen* Symptomen erfordert auch jetzt die regelmäßige *Überwachung* der *Vitalparameter*, von Ein- und Ausfuhr, Laborwerten und Blutgasen. Weiterhin sind *Bewußtseinslage* sowie *Hirnstammreflexe* häufig zu prüfen und aufzuzeichnen. Eine zunehmende Bewußtseinstrübung sowie das Verschwinden oder die Abschwächung schon wiederkehrender Hirnstammreflexe legen den dringenden Verdacht auf *intrakranielle Komplikationen* nahe. Auch ohne diese Hinweise sind regelmäßige neuroradiologische Kontrolluntersuchungen in Abständen von 10–14 Tagen dringend angezeigt. Die Versorgung von Trachealkanüle, Magensonde und Urinkatheter entspricht den vorher aufgestellten Grundsätzen.

11.4.1
Ernährung

In der beginnenden Remissionsphase kommt es zu einer zunehmenden *Normalisierung* der zunächst *katabolen Stoffwechselsituation*. Jedoch ist weiterhin eine ausreichende *Flüssigkeitszufuhr* mit der erforderlichen *Kaloriensubstitution* notwendig. Bei den meisten Patienten wird schon eine kombinierte Ernährung durch Sondennahrung und orale Zufuhr oder eine ausschließlich orale Ernährung möglich sein. Auch jetzt müssen etwa *25 kcal/kg KG (1500 – 1800 kcal/Tag)* zugeführt werden. Geschmackskorrigierte Fertignahrungen erlauben bei Patienten, die überwiegend auf orale Ernährung umgestellt sind, eine adäquate Nahrungsaufnahme.

Allerdings hat die Erfahrung gezeigt, daß die meisten Patienten mit Beginn der oralen Ernährung in der *Klinikküche* hergestellte Nahrung wie Breie und passierte Kost, aber auch Joghurt und Eis der industriell gefertigten Sondennahrung vorziehen. In diesen Fällen muß auf eine ausreichende Versorgung von *Eiweiß* und *Vitaminen* geachtet werden. Nötigenfalls erfolgt eine zusätzliche Substitution. Tee, Kaffee und Säfte decken den täglichen *Flüssigkeitsbedarf*. Die Menge von 25 ml/kgKG und Tag darf nicht unterschritten werden und erfordert eine genaue *Bilanzierung*. Regelmäßige Überwachungsprotokolle über Zeitpunkt und Art der Nahrungs- und Trinkmenge sind notwendig.

Bei ungenügender Flüssigkeitszufuhr droht dem Patienten eine Exsikkose mit den **!**
bekannten Sekundärfolgen wie Elektrolytentgleisungen und Verschlechterung der
Hirndurchblutung. Bei nicht kooperationsfähigen Patienten ist die Flüssigkeitszufuhr unterhalb der Bedarfswerte häufig Ursache von neurologischen Störungen
wie Verschlechterung der Bewußtseinslage, aber auch Krampfaktivität, so daß hier
eine gezielte Überwachung der Zufuhr notwendig ist.

11.4.2
Lagerung und Mobilisation

Der Patient sollte mittlerweile schon mindestens 1–2 h ununterbrochen im *Roll-*
stuhl sitzen können. Entsprechendes *Lagerungsmaterial* sowie ein *Rollstuhltisch*
sorgen für eine möglichst physiologische Körperhaltung. Ausreichende Nachtruhe ist notwendig, um Phasen verbesserter *Wachheit* möglichst auf den *Tag* zu
legen. Allerdings darf auch während der *Nachtruhe* nicht die weitgehend kontinuierliche *Überwachung* und Behandlung von *Vitalfunktionen*, Bewußtseinslage,
Kanülen, Kathetern und Sonden unterbleiben, um ernste Komplikationen zu
vermeiden. Des weiteren ist darauf zu achten, daß der Patient sich in der Nacht in
einem *ruhigen Umfeld* ohne Störungen durch Nebengeräusche oder zu *helles Licht*
befindet.

■ **Praxis-Tip**
Bei genauer Prüfung wird man feststellen, daß Patienten, die am Tag kaum oder
nur wenig ansprechbar sind, nachts durch eine unruhige Umgebung wach werden und dann am Tag die notwendigen Schlafphasen nachholen.

11.5
Spezifische rehabilitative Maßnahmen

Ein wesentliches Merkmal der beginnenden Remissionsphase ist das *Fehlen von*
differenzierten intellektuellen, kognitiven oder motorischen Funktionen bei häufig
extrem kurzer Belastbarkeit. Die Patienten erbringen normalerweise nur selten
spontan die beschriebenen zielgerichteten Grundreaktionen. Deswegen ist für alle
Betreuer dieses Stadium äußerst schwierig und mühselig. Es kommt darauf an,
durch *direkte* und *intensive Aktivierung* über alle Sinnesorgane eine weitere Besserung der Bewußtseinstrübung zu erreichen und den Patienten zur *Handlungsfähig-*
keit zu bringen. Damit ist die Möglichkeit zur Auslösung der zwar einfachen, aber
zielgerichteten Grundreaktionen möglich. Da Phasen verbesserter Bewußtseinslage
und damit die Möglichkeit zur gezielten Therapie zunächst extrem kurz sind, muß
die Aktivierung so häufig wie möglich über den Tag verteilt erfolgen.

■ **Praxis-Tip**
Die neuropädagogische, ergotherapeutische und krankengymnastische Therapie findet in den dafür vorgesehenen externen Therapieräumen statt.

Eine *Ausnahme* bilden Patienten, die durch Infekte oder noch bestehende ausgeprägte vegetative Störungen direkt gefährdet sind und deswegen den Bereich der Station nicht verlassen können. Auch jetzt ist der Transport von und zu den Therapieräumen eine wichtige *Aktivierungsmöglichkeit* für den Patienten und schafft durch die veränderte Umwelt *Außenreize*. Allerdings muß während des Transportes eine Gefährdung des Patienten ausgeschlossen sein. Deswegen ist auch auf dem Weg von und zu den Therapien eine ununterbrochene *Überwachung* der *Bewußtseinslage* sowie der *Vitalfunktionen* des Patienten notwendig, um bei auftretenden Zwischenfällen wie der Verlegung einer Kanüle sofort handeln zu können.

11.5.1
Pflegerische Therapie

Lebenspraxis
Wie beim apallischen Syndrom beschrieben bietet auch jetzt die Durchführung der *Grund- und Behandlungspflege* eine gute Möglichkeit der *Aktivierung* des Patienten. Die dort aufgestellten Grundsätze müssen auch jetzt beachtet werden: zunächst vorbereitende Ansprache des Patienten, um bei diesem eine Bereitstellungsreaktionen und damit Aufnahmefähigkeit anzubahnen, dann Erklärung der Handlung, danach Durchführen der Maßnahme, wobei möglichst nicht von der Rückseite, sondern im Sichtfeld des Patienten gearbeitet werden sollte (Augen auf = visueller Kontakt).

! *Körperpflege* wie Putzen der Zähne und Säuberung des Mundes, die Teil- und Ganzkörperwaschung, aber auch das regelmäßige *Vollbad* in gut temperiertem Wasser, bieten wichtige *taktile Aktivierung*, wobei die verbale Begleitung und Erklärung sowie der *Sichtkontakt* die *multisensorische Aktivierung* erlauben.

Bei jeder pflegerischen Tätigkeit sind die hervorgerufenen *aktiven Handlungen* wie Hinwenden, Greifen, Hand drücken, Finger und Zunge zeigen in den Ablauf mit einzubinden. Der Patient sollte auch dazu angehalten werden, die ablaufende Handlung zu fixieren und damit *visuell* zu kontrollieren. Weiter sind die pflegerischen Verrichtungen möglichst *außerhalb* des Bettes im Rollstuhl durchzuführen. Dies betrifft vor allem die Nahrungsaufnahme. Hier können die ersten *aktiven Reaktionen* wie Öffnen des Mundes, beginnender und zunehmend kontrollierter Schluckakt, aber auch die beschriebenen Greiffunktionen ausgenutzt werden, um die *Nahrungsaufnahme* zunehmend aktiv durchzuführen. Beim *Füttern* sollte der Patient mit leicht nach hinten geneigtem Oberkörper und angedeutet überstrecktem Kopf sitzen. Dies wird durch geeignetes Lagermaterial und Anpassen des Rollstuhls erleichtert.

■ **Praxis-Tip**
Der Patient kann schon beim Putzen der Zähne oder bei der übrigen Körperhygiene die mögliche Willkürmotorik zunehmend einsetzen. So sollte er die Zahnbürste mit Unterstützung führen oder bei den Löffel halten und zum Mund bringen.

Aus Gründen der Aktivierung werden Handlungen am und mit dem Patienten in *liegender Position* nur dann durchgeführt werden, wenn dies aus pflegerischen/medizinischen Gründen *unumgänglich* ist oder die vegetative Dysfunktion ein längeres Sitzen verbietet. Die in der Literatur beschriebenen Therapiemethoden in *liegender Position* entbehren jeder *physiologischen Grundlage*. Ausnahme ist lediglich die krankengymnastische Therapie auf der Matte.

Verhalten

Ein wesentlicher und wichtiger Teil des *Verhaltenstrainings* erfolgt während der pflegerischen Versorgung. Der Patient reagiert zunächst bei *Pflegemaßnahmen* und auf *Aktivierung* überwiegend mit *Unlust*. Dies ist im wesentlichen darin begründet, daß er während der Akutphase längere Zeit immobil in der liegenden Position verbracht hat. Das *Aufrichten* in die sitzende Position bereitet ihm oft Schmerzen verbunden mit Angstgefühlen durch die für ihn ungewohnte Situation.

■ Praxis-Tip

Eine wichtige Aufgabe der Pflegekräfte ist, diese Unlustgefühle durch eine stützende und gleichzeitig konsequente Haltung in ein möglichst positives Verhalten umzulenken. Dies geschieht am besten durch beruhigende, erklärende Ansprache.

Mobilisierung und Orientierung

Eine wichtige Rolle spielt die weitere zügige *Mobilisierung des Patienten*. Der Rollstuhl mit halbliegender Position wird allmählich gegen einen normalen Rollstuhl ausgetauscht werden können. Lagerungsmaterialien erlauben eine möglichst spastikhemmende und für die Hirndurchblutung und Lungenfunktion günstige Körperposition einzunehmen.

■ Praxis-Tip

Die Aktivierung und Mobilisierung des Patienten hat Vorrang vor Lagerungsmethoden und der damit verbundenen Immobilisation.

Durch Hinweise auf *Tageszeit, Wochentag, Datum und Monat* werden erste zeitliche *Orientierungsübungen* durchgeführt. Beim *Transport* in die Therapie sowie von den Therapien zurück dienen einfache Erklärungen und Zeigen des Weges dem Wiedererwerb der *räumlichen Orientierung*. Die begleitende Pflegekraft hat achtet darauf, daß der Patient die Augen geöffnet hält und in die entsprechende Richtung zu fixieren versucht oder die Handlung ausführt, zu der er aufgefordert wurde.

Eß- und Schlucktraining

In diesem Genesungsstadium besteht nur eine äußerst geringe Kooperationsfähigkeit des Patienten. Deswegen können die in der Literatur beschriebenen Übungen zum gezielten Aufbau des Schluck- und Eßtrainings nur mittelbar erfolgen.

Falls der Verdacht besteht, daß die Schutz- und Schluckreflexe des Hirnstamms weiterhin gestört sind, sollte eine endoskopische Untersuchung Klarheit schaffen, soweit dies nicht schon vorher im Zuge der Extubation mit der Entfernung der Trachealkanüle durchgeführt wurde.

Mit dem beschriebenen *pragmatischen Vorgehen* wird durch Ausnutzung der *physiologischen Schluckreflexe* oder der bestehenden *motorischen Primitivschablonen* im Bereich des Mundes und des Kehlkopfes die orale Nahrungsaufnahme zunehmend möglich.

11.6
Neuropädagogische Frühförderung

11.6.1
Grundlagen

In der beginnenden Remissionsphase muß die Therapie zur Aktivierung von Wahrnehmungs- und Handlungsfähigkeit sowie zur weiteren Anbahnung kognitiver, intellektueller und motorischer Fähigkeiten didaktischen Prinzipien folgen und pädagogische Erfahrungen berücksichtigen. Deswegen wird in unserer Klinik auch in diesem Stadium die intellektuelle und kognitive Förderung mit funktionellem Training verbunden, das durch *entsprechend ausgebildete Pädagogen* durchgeführt wird.

Hierdurch ist es möglich, einen fließenden Übergang vom apallischen Syndrom in die eigentliche Remissionsphase zu schaffen und die Therapie frühzeitig auf den Wiedererwerb prätraumatischer Fähigkeiten und Altwissen auszurichten, um eine erfolgreiche Eingliederung in Familie, Schule und Beruf zu erreichen. Hierzu gehört die Reaktivierung des Lese-, Schreib- und Rechenvermögens, der selbständigen Lebenspraxis, der Mobilität, aber auch objektbezogene Handlungen im arbeitstherapeutischen und Hauswirtschaftsbereich.

Ziel der therapeutischen Maßnahmen in der beginnenden Remissionsphase ist es, den Patienten zunächst zu *einfachen, aber sicher reproduzierbaren Handlungsabläufen* zu motivieren. Bei der stark eingeschränkten Fähigkeit zur Informationsaufnahmeverarbeitung und der minimalen Belastbarkeit ist dieses Vorgehen schwierig und erfordert größte Erfahrung des Therapeuten (Abb. 11.3).

Die angebahnten, zunächst nur ungezielten Handlungen werden dann zu einfachen, aber gezielten *Handlungs- und Funktionskreisen* fortgeführt.

So kann es bei Ansprache oder Berührung des Patienten zu einer *Zunahme der Spastik* mit vermehrten Beugemechanismen an den oberen und Streckmechanismen an den unteren Extremitäten oder zu Massenbewegungen kommen. Der Patient nestelt an der Kleidung, er zeigt *undifferenziertes ängstliches Verhalten*, häufig noch orale Reflexschablonen wie Kauen, Schmatzen, ferner unartikulierte Lautäußerungen mit weinerlichen Zügen.

! **Die ersten gezielten Handlungen sind normalerweise das kurzzeitige Fixieren, Nachsehen, Hinwenden zum Therapeuten oder Greifen nach der dargebotenen Reizquelle (= zielgerichtete Grundreaktion).**

■ **Praxis-Tip**
Alle Aktivierungsmaßnahmen müssen einen möglichst starken Aufforderungscharakter haben und auch mit ausreichender quantitativer und zeitlicher Inten-

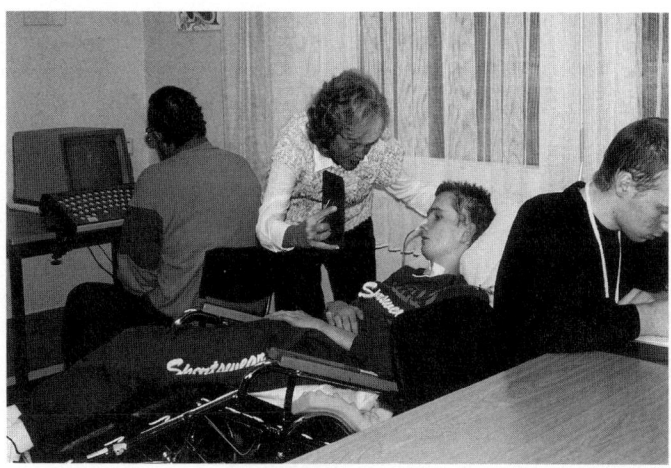

Abb. 11.3. Im Bereich der Frührehabilitation hirnverletzter Patienten wird überwiegend in integrativen Kleingruppen mit Patienten verschiedener Krankheitsstufen gearbeitet. Neben der gezielten Therapie wird der Patient somit zunehmend kooperativ und gruppenfähig

sität durchgeführt werden, um tatsächliche erkennbare Reaktionen und Handlungen hervorzurufen.

11.6.2
Aktivierungsmöglichkeiten

Im *Übergang* vom *apallischen Vollbild* in die Remissionsphase werden Aktivierungsansätze notwendig werden, die bei der Therapie des apallischen Durchgangssyndroms beschrieben sind. Durch den Einsatz der aktiven adaptierten multisensorischen Stimulation (ADAMS) in Verbindung mit sonderpädagogischen Ansätzen wird beim Patienten zunächst zu Kontakt- und Handlungsfähigkeit hergestellt.

Bei Besserung kann nicht mehr auf reine *Stimulationsverfahren* zurückgegriffen werden, die im Bereich der basalen oder kinästhetischen Behandlung, aber auch bei der multisensorischen Stimulation beschrieben werden. **!**
   Vielmehr ist es notwendig, durch gezielten Einsatz der taktilen, akustischen, visuellen und motorischen Aktivierung handlungsorientierte und reproduzierbare Leistungen aufzubauen. Der Therapeut steuert Art, Umfang und Schwerpunkt des Zugangsweges der Aktivierung nach den beobachteten und erzielten Reaktionen des Patienten. Aktivierung und Stimulierung sind nicht Selbstzweck, sondern dienen dem zügigen Aufbau von handlungsorientierten Leistungen auf intellektuell-kognitivem und motorischem Gebiet (Abb. 11.4).

Im Bereich der *taktilen Aktivierung* wird man zunächst dem Patienten einfache Gegenstände wie Formhölzer entweder in die Hand geben und ihn auffordern, diese

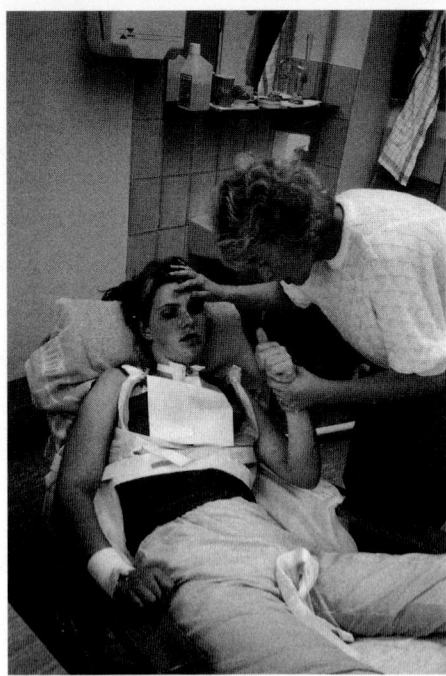

Abb. 11.4. Bei der aktiven direkten adaptierten multisensorischen Stimulation (ADAMS) wird der Patient durch gleichzeitigen Zugang über alle Sinneskanäle unter Beobachtung der erzielten Reaktionen und Handlungen aktiviert. Ziel ist der Aufbau von zunächst einfachen, dann komplexen handlungsorientierten Leistungen. Durch Blickkontakt, motorische Führung und begleitende Ansprache wird der Patient zu verbesserter Wahrnehmungs- und Reaktionsfähigkeit gebracht

Gegenstände zu umschließen. Im nächsten Schritt sollte der Patient angehalten werden, diese Gegenstände selbst zu *greifen* oder zu *zeigen.* Hierbei werden gleichzeitig Motorik, Sensibilität und das optische Fixieren des Gegenstandes geübt. Weiter kann die Hand des Patienten zu seinen eigenen Körperteilen wie Mund, Nase, Ohren und Haaren geführt werden, oder der Patient bringt diese aktiv an die gewünschten Körperteile (brachiofaziale Aktivierung). Ferner kann besonders bei Kindern die Anregung zum Fixieren und Greifen über Stofftiere oder Handpuppen erfolgen.

Die wichtigste Quelle zur *optischen Aktivierung* ist das Gesicht des Therapeuten oder eines nahen Angehörigen. Ein wesentlicher optischer Reiz ist auch das eigene Gesicht, welches in einem *Spiegel* gezeigt wird. Das Bewegen von Gegenständen reizt ebenfalls zum Nachschauen. Vor allem Seifenblasen, Luftballons und einfache Gegenstände wie farbige Hölzer, Formen oder Kugeln bringen den Patienten zum Fixieren, ferner Bilder mit einfachen, klaren Darstellungen.

■ **Praxis-Tip**
Es ist wichtig, daß nicht zu viele optische Informationen gleichzeitig angeboten werden und die Gegenstände von ausreichender Größe mit möglichst klaren, eindeutigen Farben sind.

Die wichtigste *akustische Aktivierungsform* ist die *direkte* und *persönliche Ansprache,* die regelmäßig intensiv und klar alle Tätigkeiten am Patienten sowie dessen Handlungen begleitet. Durch kurze wiederholte und eindeutige Aufforderungen wird der Patient zu einfachen *Handlungen* angehalten. Beispiele sind: „Machen Sie bitte die Augen auf", „Schauen Sie in den Spiegel", „Drücken Sie die Hand", „Nehmen Sie das Holz", „Zeigen Sie zwei Finger", „Zeigen Sie die Zunge". Manchmal wird es auch nötig sein, den Patienten mit Vornamen sowie in der Du-Form anzusprechen, um in dieser vertraulichen, dem Patienten geläufigen Form Reaktionen hervorzurufen. Mit *doppelten Aufforderungen* (einfache Handlungsketten) wie „Zeigen Sie mit einen Finger und führen ihn zur Nase", oder „Öffnen Sie die Augen und schauen Sie auf den Spiegel" kann der Patient in dieser Phase schon überfordert werden.

■ **Praxis-Tip**
Die Stimulationsverfahren mit taktilen, akustischen, olfaktorischen Reizen wie Berühren, Führen, Bürsten, Klanghölzer, Glöckchen oder Geruchsstoffe sind ebenso wie die sonderpädagogischen Ansätze der basalen oder kinästhetischen Stimulation nicht mehr sinnvoll, da sie zu keinen handlungsorientierten Leistungen führen und somit ein gezielter und fordernder didaktischer Ansatz und Aufbau der Therapie nicht erfolgt.

11.6.3
Therapieziele

Wie dargelegt, ist das Ziel der therapeutischen Ansätze in der beginnenden Remissionsphase, Phasen der Wachheit mit der Möglichkeit zu handlungsorientierten Leistungen aktiv hervorzurufen und deren Zeitdauer zu verlängern. Hierzu müssen einfache Handlungsabläufe auf intellektuell-kognitivem und motorischem Gebiet sicher und reproduzierbar eingeübt werden und während der Therapiestunden abrufbar sein. Akustische, taktile, visuelle und motorische Zugänge werden vom Therapeuten gleichzeitig und sich damit ergänzend angewandt, um die gewünschten Handlungen hervorzurufen.

■ **Praxis-Tip**
Für den positiven Verlauf sind Handlungsabläufe förderlich, die der Patient aktiv durchführt, während Handlungen, die mit überwiegender Anleitung, Führung und anderer intensiver Hilfe sozusagen passiv vollbracht werden, normalerweise keinen Gewinn bringen.

Es gilt:
- **Aktivität des Patienten geht vor Passivität, hervorgerufen durch nicht zielgerichtete Ansätze, übergroße Hilfestellungen oder fehlenden didaktischen Aufbau.**
- **Es muß sichergestellt sein, daß tatsächlich ein möglichst optimaler Zugang parallel über alle Sinnesqualitäten gleichzeitig gewählt wurde.**
- **Hilfestellung ist sparsam und zurückhaltend zu geben, um die eigene Aktivität nicht zu unterbinden.**
- **Überforderung und sichtbares Versagen ist zu vermeiden, um den Patienten nicht zu demotivieren.**
- **Unterforderung hingegen verhindert den zügigen Aufbau der gestörten Funktionen.**

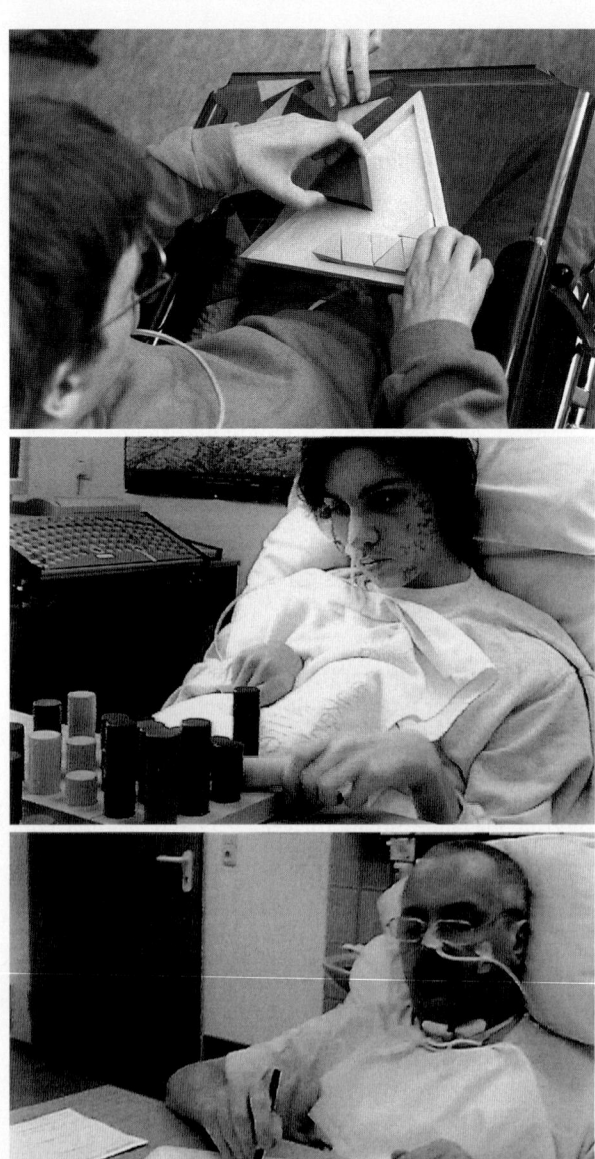

Abb. 11.5 a–c. Nach Besserung der gestörten Wahrnehmungs- und Reaktionsfähigkeit durch die beschriebenen stimulierenden und aktivierenden Verfahren wird der Patient zunächst zu einfachen handlungsorientierten Leistungen wie Zuordnung von Farben und Formen motiviert (**a, b**). Hierzu zählen das Greifen von verschieden geformten Hölzern und die Zuordnung von Formen und Farben. Einfache Schwungübungen, möglichst mit der paretischen Hand, sind wichtige Voraussetzungen für die Anbahnung des Schreibvermögens (**c**). Von den behandelnden Therapeuten muß erkannt werden, zu welchen Reaktionen und Handlungen der Patient fähig ist, um diese dann in bezug auf inhaltliche und zeitliche Anforderungen auszubauen

An zu erbringenden Leistungen seien genannt:

- Wenden des Kopfes und Fixieren nach Aufforderung oder auf vorgehaltene Gegenstände hin,
- Greifen vorgehaltener Gegenstände nach Aufforderung und Demonstration,
- Zeigen einer Anzahl von Fingern und einfachen Handlungen wie Augen schließen und Zunge zeigen,
- Schwungübungen mit Papier und Bleistift als wichtige Voraussetzungen für die selbständige Lebenspraxis und weitere schulisch-berufliche Therapie.

Nach Durchführung *einfacher Handlungsabläufe* müssen solche mit *höherem Anforderungscharakter* angeregt und durchgeführt werden. Damit erfolgt eine zunehmende Steigerung der Therapieanforderungen und -inhalte. *Keinesfalls darf längere Zeit im gleichen Leistungsniveau gearbeitet werden.*

Die pädagogisch-didaktische Anforderung liegt in der Auswahl von Art und Umfang der Aktivierungsmaßnahmen, Entscheidungen über notwendige und sinnvolle unterstützende Hilfen, Steigerung der Therapieinhalte in Umfang, inhaltlicher Anforderung, Schwierigkeit und zeitlicher Ausdehnung. !

Ein echter Fortschritt für den Patienten wird nur durch zunehmende quantitative und qualitative Steigerung der Therapieinhalte auf intellektuellem, kognitiven und motorischem Gebiet erreicht.

■ **Praxis-Tip**
Das oberste Behandlungsziel, nämlich die Reaktivierung der prätraumatischen Fähigkeiten, ist Grundlage und Richtlinie für alle therapeutischen Aktivitäten.

Ein Übergang in den abstrakten Wahrnehmungs- und Handlungsbereich mit Schreiben, Lesen, Sprachverständnis und Sprachwiedergabe, Aufbau von Grob- und Feinmotorik und Mobilität und das Erreichen der weiteren lebenspraktischen Selbständigkeit sollte so schnell wie möglich erfolgen (Abb. 11.5). Wird dies versäumt, fehlen die Grundlagen für die weitere erfolgreiche rehabilitative Therapie. !

11.7
Ergotherapie

Bei dem ausgeprägten Krankheitsbild sowie den wenig ausdifferenzierten Fähigkeiten des Patienten wird es Überschneidungen zwischen den einzelnen Therapiebereichen, aber auch zur Behandlungspflege geben. *In der Ergotherapie ist ebenfalls Ziel, den Patienten zu grundlegenden intellektuell-kognitiven und funktionellen handlungsorientierten Leistungen anzuregen.*

■ **Praxis-Tip**
Während der Schwerpunkt im Bereich der Neuropädagogik vermehrt den intellektuell-kognitiven Bereich mit Beachtung der motorischen Funktionen umfaßt, wird im Vordergrund der Behandlung durch die Ergotherapie vor allem die An-

bahnung der motorischen Funktionen im Bereich des Kopfes, des Rumpfes und der oberen Extremitäten unter Einbeziehung und Berücksichtigung der kognitiven Störungen stehen.

Wie in den übrigen Bereichen findet die Behandlung ebenfalls in den speziellen therapeutischen Räumen und ausschließlich in sitzender, höchstens halbliegender Position statt. Der Zugang zum Patienten erfolgt durch Aktivierung über alle Sinneskanäle. Notwendig ist die vorbereitende Ansprache. Danach werden die therapeutischen Abläufe erklärt, in der Durchführung verbal angeleitet und notfalls durch Führen der Extremität auch im motorischen Ablauf unterstützt. *Der Grundsatz „Aktivität vor Passivität" und „Mobilität vor Lagerung" gilt weiter.*

! **Mit der Möglichkeit zur aktiven Durchführung von einfachen handlungsorientierten Leistungen müssen auch im Bereich der Ergotherapie die rein stimulierenden Verfahren zunehmend in den Hintergrund treten, um den für den Patienten wichtigen weiteren Aufbau der gestörten Fähigkeiten zu ermöglichen.**

Bei der Reaktivierung der bewußten Motorik gilt der Grundsatz, der auch für die Krankengymnastik und die übrigen therapeutischen Bereiche aufgestellt wurde:

! **Anbahnung und Durchführung der Willkürmotorik geht vor Reduktion der Spastik.**

Allerdings sollten die *Grundzüge zum Aufbau motorischer Aktivitäten* aus reflexhemmenden Ausgangslagen bekannt sein und möglichst angewandt werden. Wegen der noch stark eingeschränkten Kooperationsfähigkeit darf dieses jedoch nicht überbewertet werden, vor allem in dem Sinne, daß die Patienten nicht zur Willkürmotorik gebracht werden, weil es hierbei zu einer Verstärkung der pathologischen Stellreflexe, der spastischen Tonuserhöhung und der assoziierten Reaktion kommt. *Dieses Vorgehen ist für den hirngeschädigten Patienten extrem schädlich und in dieser Definition nicht haltbar.*

■ **Praxis-Tip**
Fein- und Grobmotorik im Rumpf und in den oberen Extremitäten müssen zügig erarbeitet werden, um den gleichzeitigen Aufbau der intellektuell-kognitiven Leistungen und der lebenspraktischen Selbständigkeit zu erreichen, auch wenn es hierbei zunächst zu einer vermehrten spastischen Tonuserhöhung kommt.

! **Auch zunächst nur minimale Willkürbewegungen sind eine wesentliche willentliche Äußerung des Patienten. Deswegen dürfen sie keinesfalls unterbunden werden.**

Die zunächst zeitlich und qualitativ nur geringen willkürlichen Handlungen des Patienten wie Schließen der Augen, Fixieren und Nachführen des Kopfes, Umschließen eines Gegenstandes, Greifen nach Gegenständen oder der Hand des Betreuers oder Zeigen eines Fingers sind durch entsprechend gezieltes Wiederholen *in bezug auf die zeitliche Dauer und Konstanz der Ausführung* auszubauen. Eine zügige Steigerung in bezug auf die inhaltlichen Anforderungen muß ebenfalls erfolgen.

Zunächst erfolgt durch den Behandler die Diagnostik in bezug auf den vorliegenden Muskeltonus, den Grad oder die Behinderung der Gelenkbeweglichkeit sowie das Ausmaß der Reaktions- und Handlungsfähigkeit.

Eine *optimale Ausgangslage* in bezug auf die Sitzposition ist notwendig. *Halbliegendes* oder *aufrechtes Sitzen* mit möglichst physiologischer Haltung des Kopfes und der oberen Extremitäten, notfalls durch entsprechendes Lagermaterial, sollte angestrebt werden. Danach wird die Entwicklung der *Willkürmotorik* im Gesicht, am Kopf, aber auch am Rumpf unter Anleitung und mit Hilfe des Therapeuten angebahnt. Sobald der Einsatz von *Werkmaterialien* wie Greifhölzern oder einfache Streckübungen möglich sind, muß dies in verstärktem Maße erfolgen, um tatsächlich handlungsorientierte Leistungen zu erreichen.

Die Übung am Objekt ist eine wichtige Anregung für die gestörten motorischen, sensiblen, intellektuellen und kognitiven Fähigkeiten.   **!**

Das *frühzeitige Schreiben*, nötigenfalls auch mit entsprechender zurückhaltender motorischer Führung, ist für den weiteren Aufbau der Willkürmotorik, der Koordination, der Sensibilität, aber auch der Anbahnung der intellektuell-kognitiven Leistungen und schulisch-beruflichen Fähigkeiten sowie der Selbständigkeit in der Lebenspraxis entscheidend wichtig.

Künstliche Immobilisation durch Sandsäcke und anderes Lagerungsmaterial darf auf keinen Fall erfolgen, da hierdurch Diagnostik und Durchführung der oft nur minimal möglichen aktiven Bewegung verhindert wird.   **!**

Wenn auch in dieser frühen Phase wahrscheinlich ein bilaterales Arbeiten nicht möglich sein wird, muß doch der Versuch gemacht werden. Neben der paretisch behinderten Gliedmaße ist auch der gesunde Arm einzusetzen.

■ Praxis-Tip
Es sollte nicht zu lange bilateral gearbeitet werden, da in dieser Phase die Aktivität des paretischen Armes durch die Leistungen der gesunden Gliedmaßen massiv und wirksam unterdrückt wird. Dieser Vorgang ist auch als künstlicher Neglect zu bezeichnen.

Ebenfalls bieten *isolierte Sensibilitätsübungen* wie Aufbringen taktiler Reize *keinen Gewinn* für die Entwicklung der Willkürmotorik und die gestörten kognitiven Qualitäten. Ausreichende sensible Aktivierung und Übungen erfolgen bei Durchführung objektbezogener motorischer Abläufe.

Bei Beginn der Therapie, aber auch in deren Verlauf kann das Setzen *taktiler Reize* (Triggern), auch durch *Eis- oder Wärmebehandlung*, zu einer Reduktion und Lösen der Spastik führen, so daß dann das Erbringen der selbständigen Bewegung dem Patienten leichter fällt. *Auf die Gefahr der Aspiration bei inneren orofazialen Übungen muß noch einmal eindringlich hingewiesen werden.* Somit werden sich die *orofazialen Übungen* wahrscheinlich auf *Aktivierung der Zungenmotorik* sowie der *mimischen Muskulatur* von *extern* her beschränken müssen.

■ Praxis-Tip

Für den Patienten bringt es mehr therapeutischen Gewinn, wenn er nach Aufforderung und Aktivierung selbst die Stirn runzeln, die Augen schließen, Fixieren, die Lippen spitzen oder die Zunge bewegen kann, als wenn durch Aufbringen taktiler oder anderer kinästhetischer Reize eine vermeintliche Aktivierung durchgeführt ist, die durch ihren passiven Charakter die erwünschte weiterführende Handlung in der Regel nicht aufbaut.

Im Bereich des *Kopfes* und des *Rumpfes* werden ebenfalls *motorische Übungen* durchgeführt werden. Kopf und Rumpf werden nach Aufrichtung aktiv in eine aufrechte achsengerechte Position gebracht, oder der Patient wendet sich dem Gesicht des Therapeuten zu. Auf die Wichtigkeit des gleichzeitigen Fixierens muß noch einmal hingewiesen werden (= *optische Kontrolle und Aktivierung;* Abb. 11.6).

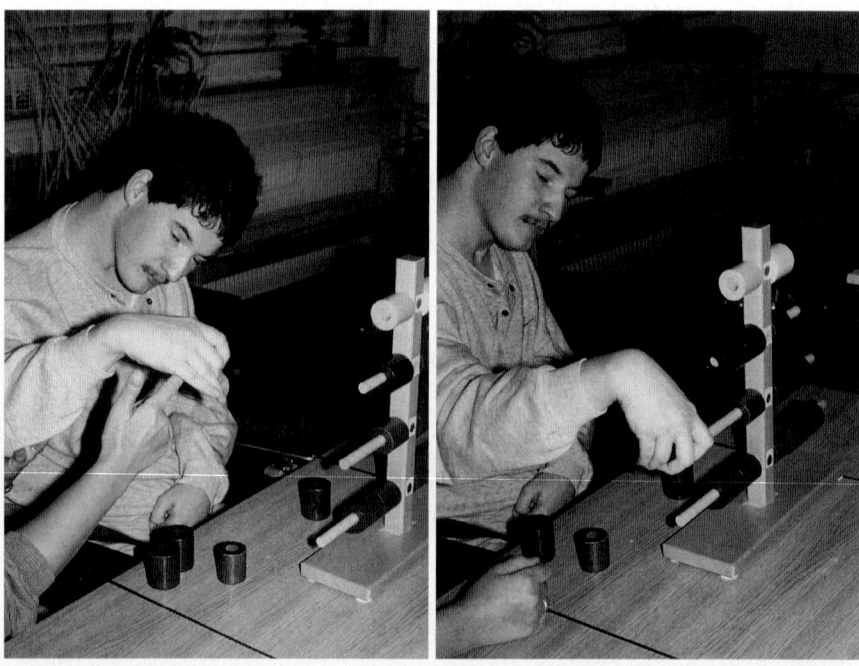

a   b

Abb. 11.6 a, b. Im Bereich der Ergotherapie muß der Patient frühzeitig zur Durchführung von handlungsorientierten Leistungen wie Greifen und Zuordnen nach Formen und Farben motiviert werden. Die notwendige Hilfestellung darf die Entwicklung der Willküraktivität nicht hemmen

11.8
Krankengymnastik

11.8.1
Grundlagen

■ **Praxis-Tip**
   Bei allen Patienten bestehen ausgeprägte spastische Zustandsbilder mit motorischen Lähmungen verschiedener Grade, überlagert oder kombiniert mit Koordinationsstörungen des Rumpfes, des Kopfes oder der Extremitäten. Ähnlich
   wie im apallischen Syndrom wird das Krankheitsbild geprägt durch abnorme Haltungsreflexe mit gestörten oder fehlenden Stell- und Gleichgewichtsreaktionen.

Allerdings werden bei genauer Prüfung die ersten Ansätze der aktiven und selbständigen Bewegung im Bereich des Rumpfes oder der Extremitäten zu beobachten
sein.
   Kontrakturen der Gelenke mit Einschränkung der Gelenkbeweglichkeit, zusätzliche Kalkeinlagerungen, erhebliche *Atrophien* der Muskulatur und komplizierende
Faktoren wie *unfallchirurgische Verletzungen* können die Situation erheblich erschweren. *Ziel der Behandlung* ist es, die Gelenkbeweglichkeit zu verbessern,
weitere Atrophien der Muskulatur zu verhindern und normale Haltungs- und
Gleichgewichtsreaktionen aufzubauen (Abb. 11.7).
   In erster Linie muß aber die *Anbahnung der gestörten eigenständigen Motorik*
angestrebt werden. Grundlagen sind *reflexhemmende Bewegungsmuster*, die die abnorme motorische Tätigkeit bei gleichzeitiger Bahnung der normalen Bewegung
verringern.

Auf keinen Fall darf der Abbau pathologischer Haltungs- und Stellreflexe mit **!**
Herabsetzung des spastischen Musters ohne gleichzeitige Übungen zur Willkür- **•**
motorik durchgeführt werden.

	Spastik	organische Gelenkveränderungen
Eigenreflexe	↑	+ bis ∅
Reflexzone	↑	normal
Fremdreflexe	++	∅
Widerstand	anfangs stark, dann nachlassend	Anfangs normal, dann zunehmend bis fast total

Abb. 11.7. Die Differentialdiagnose einer spastischen Tonuserhöhung von organischen Gelenkveränderungen ist für die weitere medikamentöse und krankengymnastische Therapie entscheidend

■ **Praxis-Tip**
Je früher die aktive Bewegung in den motorisch gestörten Extremitäten und im Rumpf angebahnt und erreicht wird, um so leichter wird auch die gezielte Steuerung von physiologischen Bewegungen der Gliedmaßen, des Kopfes und des Rumpfes sein.

Damit kann mit zunehmender Besserung der kognitiven Funktionen die Beherrschung und Steuerung der pathologischen Reflextätigkeit ermöglicht werden.

■ **Praxis-Tip**
Die *frühzeitige Anbahnung der bewußten Motorik*, vor allem in der Führungshand, aber auch in den übrigen Extremitäten, ist deshalb unumgänglich, da erst mit ausreichender Willkürbewegung parallel zu den funktionellen krankengymnastischen und ergotherapeutischen Maßnahmen gezielte Möglichkeiten zum weiteren Aufbau der Mobilität, der Lebenspraxis, der intellektuell-kognitiven und schulisch-beruflichen Fähigkeiten bestehen.

Bei weiterhin stark ausgeprägter Antriebslosigkeit und gestörter Kooperationsfähigkeit des Patienten muß auch von seiten der Krankengymnastik versucht werden, zunächst durch *äußere Aktivierung* mit Ansprache, visuellen Reizen, passiver Bewegung verschiedener Gelenke, sitzender Position im Rollstuhl oder auf der Matte und Übungen am Stehbrett, den Patienten in einen *Zustand verbesserter Wachheit* zu bringen. Erst dann ist, ähnlich wie in den übrigen Therapien, eine aufbauende Arbeit mit dem Patienten möglich. Übungen am *Stehbrett* fördern die Stabilisierung im Bereich des Rumpfes, des Kopfes und der Extremitäten mit Auslösung eines starken Weckreizes bei zunehmend aufrechter Position.

11.8.2
Spezifische Maßnahmen

Auf der *Matte* ist die Drehung von der Bauch- in die Rückenlage, die Einnahme von reflexhemmenden Stellungen in beiden Lagen sowie der Versuch zur Entwicklung von Willkürmotorik in Armen und Beinen sowohl in Bauch- als auch in Rückenlage notwendig (Abb. 11.8).
  Im Wechsel erfolgt das *Training am Stehbrett* mit kurzzeitigen *Sitzübungen* auf der Matte und der Behandlungsbank mit der Auslösung notwendiger *Stützfunktionen*. Zunächst wird die Hilfe und Unterstützung durch den Therapeuten bei der Ausführung dieser Übung sowie auch bei Einnahme einer reflexhemmenden Ausgangslage und bei der Entwicklung von Willkürmotorik notwendig sein.

! **Bei noch fehlender Kopfkontrolle sind für den Patienten ungünstige Kopfhaltungen wie starke Überstreckung nach vorn oder hinten bei allen Übungen zu vermeiden.**

■ **Praxis-Tip**
Mit den zunehmenden motorischen Fähigkeiten des Patienten muß in Phasen verbesserter Wahrnehmungs- und Handlungsfähigkeit und damit gebesserte motorische Funktionen des Patienten die Unterstützung durch den Therapeuten verringert werden.

Im Verlauf der Behandlung sollten sich *passive Ansätze* wie Bewegungen der Gelenke in den Hauptachsen, Drehen der Patienten auf der Matte oder Übungen am Stehbrett sinnvoll mit aktiven Therapien zur Anbahnung der Willkürmotorik abwechseln, um die nötigen Erholungspausen sicherzustellen. Allerdings dürfen die Phasen der aktiven Tätigkeit nicht zu kurz gewählt werden, da sonst kein Trainingseffekt für den Patienten eintritt.

Zugang und Aktivierung erfolgen auch in der Krankengymnastik nach dem beschriebenen Schema mit vorbereitender Ansprache, Erklärung, Demonstration, Blickkontakt, Aufforderung zur aktiven Durchführung bei möglichst zurückhaltender motorischer Führung durch den Therapeuten.

Redressierende Maßnahmen wie zirkuläre Gipse, Schienen und entsprechende orthopädische Schuhe und Orthesen sind bei Bedarf unterstützend einzusetzen, um die Zunahme *pathologischer Bewegungsmuster* zu verhindern oder zu vermindern. Weiter sichern sie bei noch *fehlender Stabilität der Gelenke* die Belastungsmöglichkeit der Extremitäten, vor allem der Beine, und helfen, *Kontrakturen und Gelenkfehlstellungen* abzubauen oder zu verhindern. In vielen Fällen ist die aufrechte Haltung am Stehbrett erst nach Versorgung mit den entsprechenden orthopädischen Hilfen möglich.

■ **Praxis-Tip**
Durch gezielten und konsequenten Einsatz von zirkulären Gipsen, Innenschuhen oder entsprechenden Lagerungsschienen in Kombination mit intensiver aktiver Behandlung konnten in vielen Fällen operative orthopädische Maßnahmen vermieden werden.

Die Implantation des Baclofensystems und die Gabe von Dysport ist rechtzeitig zu prüfen. **!**

■ **Praxis-Tip**
Wichtig ist, daß auch nach dem Anlegen des zirkulären Gipses, des Innenschuhes oder der Schiene die aktive Bewegung der Extremität einschließlich der Gelenke nicht vernachlässigt wird.

Deswegen sollten die Tragezeiten von redressierendem und somit passivem Material zeitlich so kurz wie möglich gehalten werden. Beim Wechseln des *zirkulären Gipses* müssen die freie *Gelenkbeweglichkeit* und aktive Motorik überprüft und durch Übungen im vorigen Ausmaß erreicht werden. In dem *Intervall* bis zum Anlegen eines neuen Gipses sind verstärkt *aktive Bewegungen* durchzuführen, um die Anbahnung der *Willkürmotorik* nicht zu unterbinden.

In der beginnenden Remissionsphase ist das Übersehen von willkürmotorischen Fähigkeiten ein wesentliches, folgenschweres Versäumnis. **!**

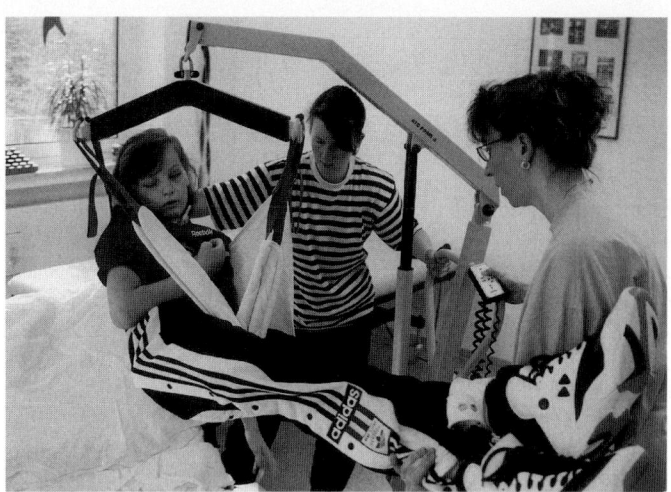

a

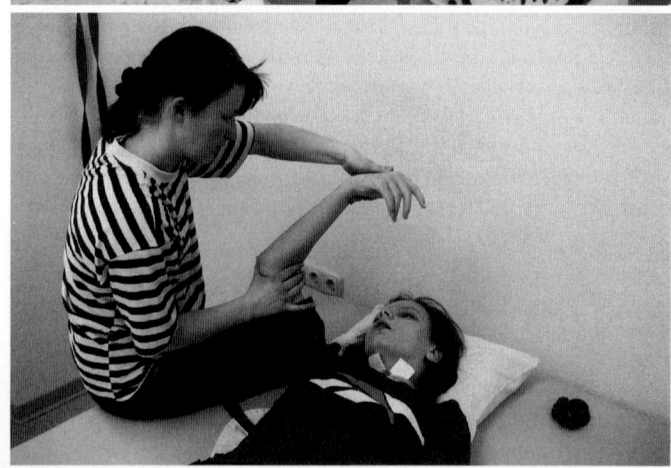

b

Abb. 11.8 a–d. Bei noch fehlenden Halte- und Stellreflexen sowie noch nicht voll belastungs-fähigen unfallchirurgischen Verletzungen erleichtern entsprechende Liftsysteme die Mobili-sierung des Patienten (**a**). In der Rückenlage wird in reflexhemmender Ausgangslage die Ent-wicklung der Willkürmotorik mit der nötigen Unterstützung durch die Therapeutin angebahnt (**b, c**). Die behandelnde Therapeutin stabilisiert die Extremität, so daß willkürlicher Faustschluß sowie das Fingerbewegen möglich werden. In der sitzenden Position wird durch Auslösen der assoziierten Reaktion mit Drehung des Kopfes eine positive Stützreaktion des Rumpfes erreicht (**d**). Entscheidend ist neben der notwendigen motorischen Führung und dem hergestellten Sichtkontakt die Kommentierung und Erklärung der geforderten und gewünschten Abläufe

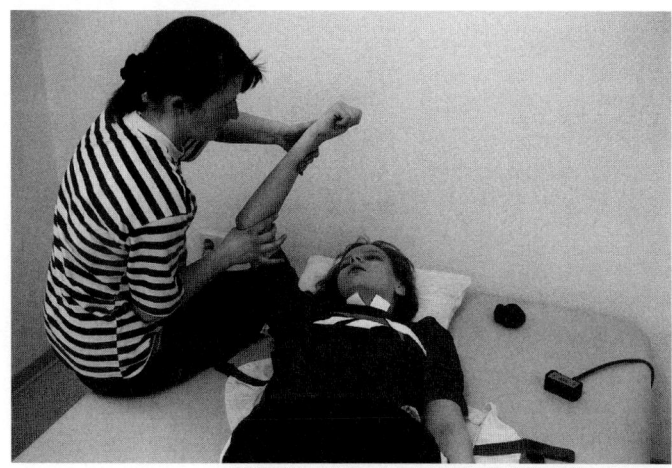

c

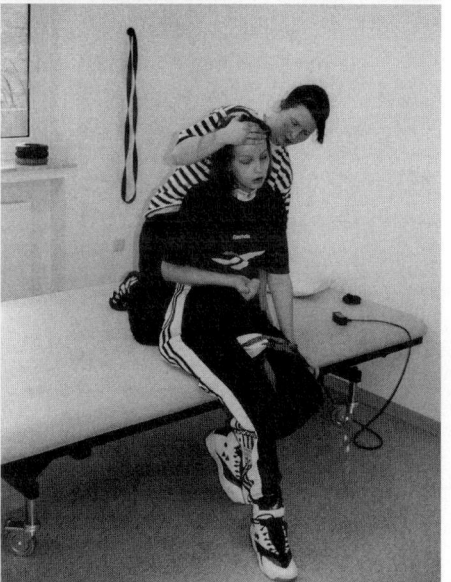

d

Abb. 11.8 c–d. (Legende s. S. 172)

Mit dem Patienten wird dann ausschließlich oder überwiegend *passiv* gearbeitet, obgleich *aktive Bewegungsmöglichkeiten* bestehen. Erst wenn die oft nur minimalen Fähigkeiten zur Willkürmotorik aktiv hervorgerufen, erkannt und zielgerichtet ausgebaut werden, hat der Patient frühzeitig die Möglichkeit, ähnlich dem Aufbau der intellektuell-kognitiven Fähigkeiten, seine Grob- und Feinmotorik sowie die Sensibilität in ausreichendem Umfang wiederzuerlangen.

Die Anbahnung der Willkürmotorik sichert den parallelen Aufbau von intellek- **!** **tuellen, kognitiven und motorischen Funktionen, um frühzeitig lebenspraktische,**

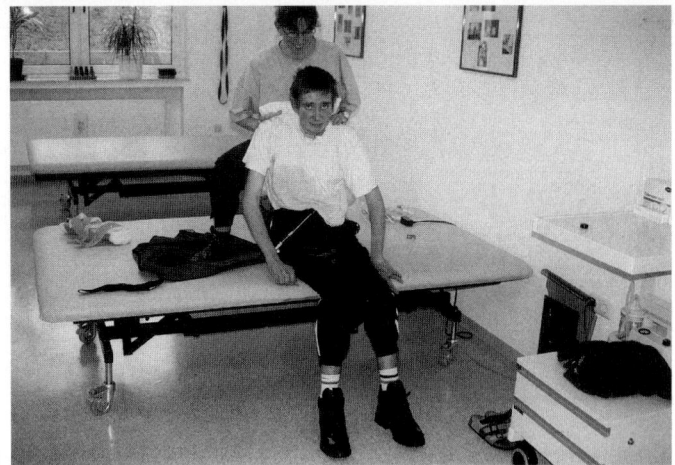

a

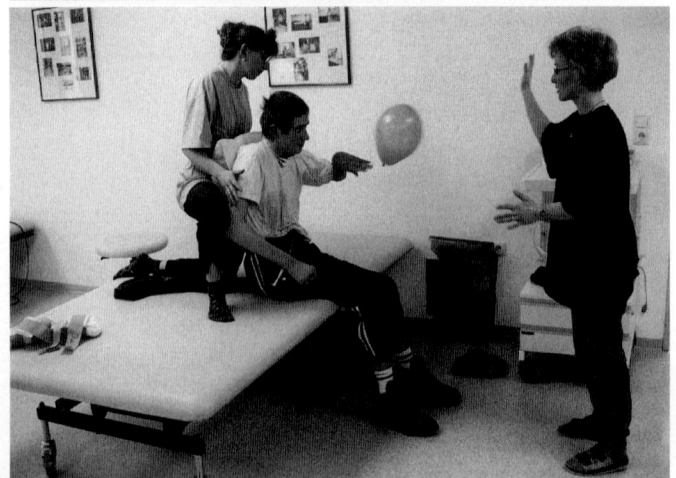

b

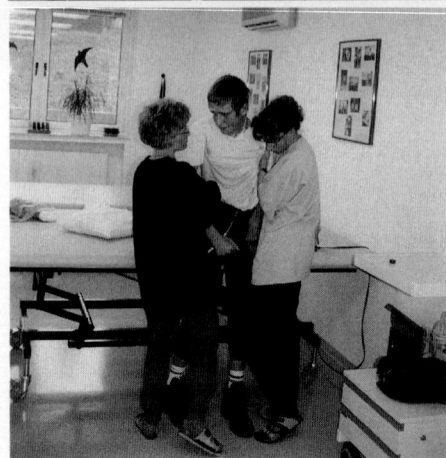

c

Abb. 11.9a–c. Auch bei fehlender Kooperation sollte der weitere Aufbau der
motorischen Entwicklung mindestens aus
der sitzenden Position heraus vorgenommen werden (**a**). Die sitzende Position
fördert die Wachheit und Aktivität und
erlaubt vielen Patienten schon in einem
frühen Stadium gezielte willkürmotori-
sche Abläufe (**b**). In der aufrechten Position werden wichtige Impulse zur Anbahnung der physiologischen Stell- und
Haltereflexe reaktiviert (**c**). Neben den
Übungen am Stehbrett muß der Patient
mehrfach im Verlaufe der Therapiestunden in diese Position gebracht werden

Abb. 11.10. Nach gezielter aktiver krankengymnastischer Therapie ist bei der dargestellten jungen Patientin schon die Fähigkeit zur selbständigen Kopf-kontrolle in einem frühen Stadium des Verlaufs erreicht

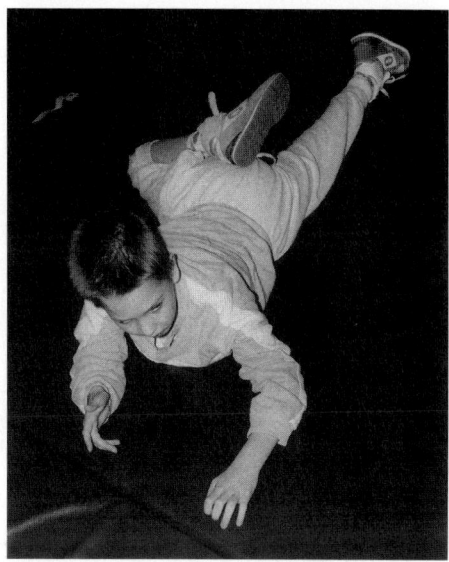

schulische und berufliche Fähigkeiten zu reaktivieren. Gleichzeitig ist sie **!** eine wichtige und entscheidende multisensorische Aktivierung (Abb. 11.9 und **●** 11.10).

11.9
Allgemeine Hinweise

■ **Praxis-Tip**

Alle Maßnahmen der Aktivierung müssen sinnvoll miteinander verknüpft werden. Ähnlich wie beim apallischen Syndrom soll der Patient nicht nur durch einen Therapeuten, eine Pflegeperson oder ausschließlich durch die Angehörigen betreut werden. Gerade der Wechsel zwischen den einzelnen therapeutischen Mitarbeitern und dem pflegerischen Personal in Verbindung mit der zeitweisen Betreuung durch die Angehörigen setzt genügend verschiedene und ausreichende Anregungen, um einen weiteren Fortschritt zu gewährleisten.

Der *verantwortliche Arzt* informiert sich durch *regelmäßige Visiten* sowie Beobachtung in den Therapien, auf der Station und im Freizeitbereich über Situation und Fortschritte des Patienten. Bei regelmäßigen *Teambesprechungen* werden weitere therapeutische und pflegerische Schritte festgelegt. Die Therapien selbst sind so über den Tag zu verteilen, daß der einzelne Patient etwa 6 h Behandlungen im therapeutischen Bereich erhält. Sie sind über das Wochenende fortzusetzen. Die notwendige Kontinuität und Konstanz der Therapieinhalte sowie der Tagesstruktur muß berücksichtigt werden.

■ **Praxis-Tip**
Wichtig sind gezielte Freizeitangebote, um ein angemessenes Verhalten und die Kommunikationsfähigkeit aufzubauen.

Alle Beteiligten sind darauf hinzuweisen, daß Patienten in dieser Phase noch keine oder nur *ungezielte gefühlsmäßigen Äußerungen* wie Lächeln oder Weinen erbringen können. Der Patient zeigt keine *Mimik*, sondern man beobachtet auf äußere Einwirkungen oder Veränderungen der Umwelt ein Verziehen des Gesichtes wie beim Weinen. Diese Reaktion zeigt sich aber durchaus auch bei positiven Erlebnissen, die dem Patienten keine Unlustgefühle verschaffen.

■ **Praxis-Tip**
Das Erkennen der Angehörigen und der verschiedenen Therapeuten wird noch nicht sicher gewährleistet sein. Hierauf sollte vor allem der engere Familienkreis hingewiesen werden, damit sie keine Enttäuschung über diese Reaktion zeigen.

Gezielte *sprachliche* Äußerungen wie das Formen von situativ passenden Wörtern oder kurzen Sätzen sind ebenfalls noch nicht möglich. Allerdings muß in allen Bereichen Wort- und Sprachformung angebahnt werden.
Weitere Reaktionen auf gewollte oder ungewollte äußere oder innere Aktivierung sind Zunahme der *spastischen Tonuserhöhung*, der *vegetativen Entgleisungen* oder Übergang des spastischen Musters in *Massen- oder Wälzbewegungen*.

■ **Praxis-Tip**
Es muß geprüft werden, ob bisher unerkannte, aber stark belastende äußere Ursachen wie ungünstige oder zu lange Lagerung auf einer Seite, zu starker Druck durch Schienen, Gipse oder Innenschuhe, überfüllte Blase oder Beschwerden im Bereich des Abdomens oder der Lunge für die pathologischen Äußerungen vorliegen.

Sobald es die medizinische und therapeutische Situation zuläßt, sollten *Beurlaubungen nach Hause* erfolgen. Der Patient erhält durch die Fahrt und durch den Aufenthalt in der gewohnten Umgebung neue positive Eindrücke, wobei gleichzeitig die früheren sozialen Kontakte durch Besuche von Freunden und Bekannten gefördert werden.

12 Remissionsphase

12.1
Beurteilung und Diagnostik

12.1.1
Klinische Symptome

Die Möglichkeit zur Durchführung spontaner aber auch angeregter aktiver Handlungsabläufe sowie die zunehmende Kooperationsfähigkeit lassen eine differenzierte Diagnostik und Therapie zu. Therapeutische Schwerpunkte bestehen im
weiteren Aufbau kognitiver und intellektueller Leistungen, im Sprachverständnis
und in der Sprachwiedergabe, im adäquaten Verhalten, der Wiedererlangung von
Willkürmotorik und Mobilität, eigenständiger Lebenspraxis sowie grundlegender
schulischer und beruflicher Fähigkeiten haben.

Klinisch ist dieses Stadium gekennzeichnet durch weitere Stabilisierung der vegetativen Funktionen und Nachlassen der pathologischen Reflexaktivität von Großhirn
und Hirnstamm mit gleichzeitiger Wiederkehr der physiologischen Reflexmechanismen. Allerdings muß durchaus noch mit teilweise erheblichen vegetativen Entgleisungen als Folge der gestörten Hirnstammfunktion, Komplikationen von seiten
des Respirations-, Magen-Darm- und Urogenitaltraktes sowie endokrinen Störungen
gerechnet werden.
   Die meisten Patienten sind schon zu differenzierten mimischen Äußerungen wie
Lächeln, Weinen und Zuwendung fähig. Es können gezielte Versuche zum Sprechen
beobachtet werden, wobei die Patienten zunächst ein- bis zweisilbige Worte stimmlos oder mit leise gehauchter Stimme zu formen versuchen. Die Phasen der Wachheit und der damit möglichen Kooperation dauern sichtbar länger an als in der beginnenden Remissionsphase. Willküraktivitäten der Extremitäten sind deutlich von
Reflexmechanismen zu unterscheiden. Bei einer Reihe von Patienten werden nun
Magensonde, Trachealkanüle oder Urinkatheter entfernt werden können.
   Trotz aller Bemühungen können nicht mehr voll ausgleichbare Kontrakturen in
den Gelenken mit Kalkeinlagerungen und teilweiser Aufhebung der Gelenkbeweglichkeit sowie Atrophien der Muskulatur bestehen. Kopf und Rumpf sollten zumindest nach Aufforderung kontrolliert werden können.

Frakturen sollten belastungsstabil sein. Der Patient ist zwar in der Lebenspraxis
noch auf fremde Hilfe angewiesen, kann aber mehrere Stunden außerhalb des
Bettes verbringen.

Behandlungsziel

Um eine erfolgreiche Reintegration in den sozialen Bereich, aber auch in Schule und Beruf sicherzustellen, müssen mit Beendigung der Remissionsphase folgende Kriterien erfüllt sein (= Empfehlungen der Arbeitsgemeinschaft Phase II):

- Teilmobilisation des Patienten;
- vegetative Stabilität;
- Vorhandensein von Kommunikations- und Interaktionsmöglichkeiten;
- verbesserte intellektuell-kognitive Funktionen;
- Patient befolgt einfache Aufforderungen, arbeitet bei einfachen Tätigkeiten aktiv mit und ist innerhalb einer therapeutischen Einheit mindestens 30 min belastbar. Bei Kindern kann diese Belastbarkeit entsprechend kürzer sein;
- Verhaltensstörungen sind durch therapeutische Maßnahmen nicht nur kurzfristig beeinflußbar;
- Kleingruppenfähigkeit und Beginn des geordneten Sozialverhaltens;
- die Pflege überschreitet zum Zeitpunkt der Verlegung 4 h pro Tag nicht.

! Mit den reaktivierten motorischen, intellektuellen, kognitiven und verhaltensmäßigen Fähigkeiten müssen parallel grundlegende (basale) lebenspraktische, schulische und berufliche Leistungen aufgebaut sein, um im weiteren Verlauf eine gezielte Rehabilitation und erfolgreiche Eingliederung zu erreichen. Hierzu gehören besonders der Wiedererwerb von Lesen, Schreiben und Sprechen.

Es muß darauf hingewiesen werden, daß die Reaktivierung von Grundfertigkeiten im Bereich *Mathematik und Deutsch (Lesen, Schreiben, Rechnen)* selbstverständlich auch für die eigenständige Lebenspraxis und nicht nur dem Ziel der schulisch-beruflichen Wiedereingliederung gilt.

Aus diesem Grunde sind auch Patienten, die aufgrund der prätraumatischen Situation, aber auch des Lebensalters wahrscheinlich einer beruflichen Eingliederung nicht mehr zugeführt werden, in diese Therapieform einzubeziehen.

! Die Therapie hirnverletzter Patienten muß zu einem frühen Zeitpunkt pädagogisch-didaktischen Grundsätzen mit schulischen und beruflichen Inhalten folgen. Hierzu gehört selbstverständlich auch die Anbahnung eines ausreichenden Sprachverständnisses sowie der Sprachwiedergabe.

12.1.2
Technische Untersuchungen

■ **Praxis-Tip**

Auch in der eigentlichen Remissionsphase lassen technische Untersuchungsmethoden keine sicheren Rückschlüsse auf Art und Ausmaß der bestehenden Ausfälle und der gestörten Hirnfunktion sowie deren Weiterentwicklung zu. Sie liefern jedoch wichtige Hinweise auf eingetretene Komplikationen.

Im *Hirnstrombild* können krampfspezifische Potentiale noch vor Auftreten der klinischen Symptomatik den Beginn eines *posttraumatischen Anfallsleidens* anzeigen. Allerdings ist in den meisten Fällen zu beobachten, daß generalisierte oder fokale Anfälle sowie psychomotorische Abläufe häufig ohne entsprechende Veränderungen im Hirnstrombild einhergehen, so daß die Diagnostik und medikamentöse Einstellung überwiegend nach dem klinischen Bild erfolgen.

Grundsätzlich anders ist die Situation bei den bildgebenden Verfahren wie *Computertomographie* und *Kernspintomographie* des Gehirns. Mit beiden Untersuchungsmethoden lassen sich sicher, zuverlässig und eindeutig *auftretende Komplikationen* wie subdurale Ergüsse, Entwicklung eines Hydrocephalus internus sowie sekundäre zerebrale Ischämien nachweisen. Diese korrelieren in diesem Krankheitsstadium jedoch nicht immer mit dem klinischen Bild.

Deshalb sind die neuroradiologischen Untersuchungsmethoden in kurzen Abständen durchzuführen. Grundlage der Diagnostik ist das Computertomogramm, die Kernspintomographie wird bei weiter unklar gebliebenen Fragestellungen durchgeführt (z. B. Kontusion, Hirnstammschädigung).

Bei den *evozierten Potentialen* können die Ableitungen nach optischer Reizung Hinweise auf eine Schädigung der peripheren oder *zentralen Sehbahn* bei bleibenden *ausgeprägten visuellen Wahrnehmungsstörungen* bieten. Ableitungen nach *akustischer* oder *peripherer* Reizung hingegen entsprechen bei den meisten Patienten nicht sicher den klinischen Befunden, so daß hier eindeutige diagnostische Rückschlüsse nicht möglich sind.

Wegen des noch ausgeprägten Krankheitsbildes sind selbstverständlich regelmäßige *Laboruntersuchungen* einschließlich der *Schilddrüsenfunktion*, *Plasmaelektrophorese* und *Bestimmung der Antikonvulsivakonzentration* im Serum notwendig. In Abständen sollten auch bei jüngeren Patienten *elektrokardiographische Ableitungen* durchgeführt werden.

12.2
Konsiliarische Untersuchungen

Der hohe Anteil polytraumatisierter Patienten erfordert regelmäßige *unfallchirurgische* Mitbetreuung.

Durch *augenärztliche* Untersuchungen können bei zunehmender Kooperation Aussagen zum Visus und Gesichtsfeld gemacht werden, wobei selbstverständlich auch Glaskörper, der Augenhintergrund und der Augeninnendruck zu überprüfen sind.

Der über lange Zeit gestörte Stoffwechsel, die künstliche Ernährung, die Einnahme zahlreicher stark wirksamer Medikamente sowie die mit der Immobilisation verbundene Änderung der Durchblutung können zu zahlreichen Hautaffektionen führen, die eine *hautärztliche* Diagnostik und Therapie notwendig machen.

Die häufigsten Indikationen für *internistische Konsilien* sind entweder durch kardiale Symptome, durch Lebererkrankungen sowie Verdacht auf blutende Magen-Darm-Ulzera bedingt. Anzeichen eines akuten Abdomens gelten selbstverständlich als Indikation für schnellste *chirurgische Diagnostik*.

Zwingend ist ferner die Mitbehandlung in den Gebieten *HNO- und Kieferchirurgie*.

12.3
Allgemeine Hinweise

12.3.1
Einbeziehung von Angehörigen

■ **Praxis-Tip**
Die Angehörigen des Patienten sind sinnvoll in den Tagesablauf mit einzubeziehen. Allerdings sollten die spezifischen therapeutischen Maßnahmen von deren Bemühungen unterschieden werden.

Die wesentliche *Aufgabe der Angehörigen* besteht in einer weiteren *Aktivierung* des Patienten mit Unterstützung in seiner *Mobilität*, der Schaffung zusätzlicher Anregung durch *Ausfahrten* im Bereich des Klinikgeländes und in die Umgebung der Klinik sowie durch regelmäßige *Heimfahrten*. Ferner sollte der Patient zur konsequenten Durchführung der *lebenspraktischen Übungen* angehalten und sein seelischer Zustand durch Berichte aus dem *Familien- und Freundeskreis* und der übrigen vertrauten Alltagswelt gestützt werden.

■ **Praxis-Tip**
Soweit noch nicht erfolgt, ist für spätestens mit Beginn der Remissionsphase für die weitere Therapieplanung die Klärung folgender Fragen durch die Angehörigen wichtig: Händigkeit des Patienten, Tragen einer Brille, beruflicher oder schulischer Stand vor dem Unfall mit Einsicht in die Zeugnisse sowie besondere Neigungen und Aktivitäten.

In diesen Gesprächen muß selbstverständlich auch die *schwierige* und *belastende* Situation für die Angehörigen berücksichtigt werden, so daß sie neben der reinen Information und Aufklärung auch einen stark stützenden Charakter haben.
Die in diesem Buch beschriebene Trennung zwischen den spezifisch therapeutischen Bemühungen und den Anstrengungen der Angehörigen darf nicht als deren Ausschluß aus dem Behandlungsprozeß interpretiert werden.

! **Eine enge und vertrauensvolle Zusammenarbeit ist notwendig, um bei den bestehenden komplexen Schädigungsbildern dem Betroffenen den gewünschten Heilungserfolg zu bringen.**

12.3.2
Therapieintensität

■ **Praxis-Tip**
Die therapeutischen Maßnahmen müssen auch weiterhin an Sonn- und Feiertagen fortgeführt werden, um den Erfolg der in der Woche erarbeiteten Fortschritte nicht zu gefährden.

Die Behandlung erfolgt nach *individuell* aufgestellten, jedoch *festen Therapieplänen*. Alle Behandler müssen darauf achten, daß die *vorgegebenen Zeiten* eingehalten werden. Die hierdurch erzielte Strukturierung des Tagesablaufes mit Förderung der körperlichen und geistigen Belastungsfähigkeit ist Grundlage der weiteren Erholung.

Die tägliche *Therapiezeit* von etwa 6 h wird aufgeteilt in 2 h *pädagogische Frühförderung*, 1–2 h *Ergotherapie, Arbeitstherapie und Hauswirtschaft*, 1- bis 2mal *Logopädie*, 2–3 Einheiten *krankengymnastische Behandlung* sowie die notwendigen *physikalisch-therapeutischen Maßnahmen* wie Bewegungsbäder und Teilmassagen. Hinzu kommen die *pflegerisch-therapeutischen Abläufe* mit Schwerpunkt der Orientierung und Selbstversorgung sowie die *Anstrengungen der Angehörigen*, so daß die Patienten weitgehend über den ganzen Tag in Maßnahmen der Aktivierung eingebunden sind. !

Sobald es vom Verhalten sowie von der Belastung her möglich ist, müssen zusätzlich noch gezielte *Freizeitangebote* zum Aufbau von Kommunikationsfähigkeit und Verhalten durch ausgebildete Sozialtherapeuten angeboten und genutzt werden. Diese werden zweckmäßigerweise in die *Abendstunden* nach dem Abendessen gelegt.

Entsprechend den Ausführungen über die beginnende Remissionsphase sollten die Patienten auch weiterhin alternierend über das Wochenende nach Hause *beurlaubt* werden, um neben den dadurch gegebenen Anregungen den Kontakt zu ihrem häuslichen und sozialen Umfeld zu gewährleisten. Allerdings sind die Notwendigkeiten der Therapie zu beachten.

Behandlung geht vor Beurlaubung der Patienten. Besuche sind von therapeutischer Notwendigkeit. !

12.4
Ärztliche und pflegerische Maßnahmen

12.4.1
Überwachung

Das regelmäßige *Überwachen* und Protokollieren von Blutdruck, Temperatur, Atemfrequenz, Atemtyp, Bewußtseinslage, Urin-, Stuhlmenge und -frequenz sowie Stuhlgangfrequenz ist notwendig. Die Patienten benötigen kontinuierliche und entsprechend fachlich *qualifizierte ärztliche und pflegerische Betreuung*, die auch in der Nacht gewährleistet sein muß. Dies gilt besonders für Patienten mit *Trachealkanülen*. Hier kann die plötzliche *Verlegung* der Kanüle zu akut lebensbedrohlichen Zuständen führen. Ähnlich gefährdende Situationen für den Patienten entstehen nach einer *Fehllage der Magensonde* (Aspiration) oder bei einem unerkannten Verschluß des *Blasenkatheters* (schwere sekundäre vegetative Krise – Blasenruptur).

■ **Praxis-Tip**
Besonderer Aufsicht bedürfen *unruhige desorientierte Patienten*, die sich in der beginnenden Mobilisation befinden und aus fehlender Einsicht versuchen, ohne Hilfe aus dem Bett aufzustehen oder den Rollstuhl zu verlassen. Bei noch stark eingeschränkter Willkürmotorik besteht die Gefahr von erheblichen *Sturzverletzungen*. Bei stark unruhigen desorientierten Patienten kann die Fixierung durch einen Bauchgurt notwendig werden (Protokollieren!).

12.4.2
Grund- und Behandlungspflege

Bei aufgehobener oder eingeschränkter Kooperation zählen zur Grund- und Behandlungspflege Verrichtungen, die der Patient nicht ohne fremde Hilfe, Aufsicht und Anleitung erledigen kann. Hierzu gehören besonders die *intensive Körperpflege* mit regelmäßigen *Vollbädern*, das *Reinigen der Augen* und der *Gehörgänge* sowie die *Nagelpflege*. Ein wichtiger Bereich ist die Verhütung und Behandlung von *Dekubitalulzera*. Vorbeugend wirksam sind die Versorgung mit einer luftdurchlässigen Schaumstoffmatratze, geeignete hautfreundliche Einmalunterlagen und regelmäßige Lagerung des Patienten.

■ **Praxis-Tip**
Es muß darauf hingewiesen werden, daß mit der in verschiedenen Lehrbüchern beschriebenen spasmushemmenden Lagerung des Patienten zwangsläufig eine Immobilisation verbunden ist, die neben der verminderten Aktivierung auch die Gefahr von Dekubitalulzera in dem belasteten Körperabschnitt in sich birgt.

Da eine bleibende Reduktion der spastischen Tonuserhöhung allein durch Lagerungsmethoden nicht nachgewiesen werden kann, sollte wegen der notwendigen Aktivierung und der Dekubitusprophylaxe einer *raschen und ausreichenden Mobilisierung* des Patienten der Vorzug gegeben werden.

Patienten, die mit *Dekubitalulzera* eingewiesen wurden oder trotz aller Anstrengungen solche entwickelt haben, bedürfen besonderer Fürsorge. Nach *Reinigungsbädern* unter Zusatz von desinfizierenden Lösungen (Optisept, Braunovidon) erfolgt die Lokalreinigung mit Wasserstoff und hautfreundlichen desinfizierenden Lösungen. *Nekrotische Stellen* können anschließend abgetragen werden. Die Therapie mit Streptokinase (Varidase) säubert die Wunde von weiterem *nekrotischem Material* und bahnt die *Granulation* bei Verminderung der Keimflora an. Mit zunehmender Epithelialisierung kann dann auf Mullplatten mit isotonischer Lösung oder Antibiotika enthaltenden Salben im Wechsel mit Eis- oder Rotlichtbehandlung übergegangen werden. Bewährt hat sich das Algoplaque-System (Anwendung nach Vorschrift des Herstellers).

■ **Praxis-Tip**
Eine chirurgische Deckung der Dekubitalulzera ist nur nach einem Versagen der ausreichend lange durchgeführten konservativen Therapie einzuleiten. Bei der chirurgischen Therapie entstehen große Wundflächen, die eine erhebliche Gefährdung für den Patienten darstellen. Ferner kommt es nach dem *chirurgischen Eingriff* zu einer langen nicht erwünschten *Immobilisation* des Patienten.

Verordnete *Medikamente* sind dem Patienten zu den vorgegebenen Zeiten zu geben, wobei darauf zu achten ist, daß diese tatsächlich eingenommen werden. Zur Verhütung von *Ösophagusulzerationen* soll anschließend eine ausreichende Menge Flüssigkeit getrunken werden (mindestens 1/4 l).
Ebenfalls muß spätestens jetzt der Versuch gemacht werden, nach dem Ziehen des Blasenkatheters die *Spontanmiktion* zu erreichen. Die *dopplersonographische*

Tabelle 12.1. Behandlung der spastisch/schlaff gelähmten Harnblase

Erkrankung	Behandlungsart	Medikation
Hyperaktive Harnblase	Hemmung der Blasenkontraktur	Anticholinergika β-Mimetika Flavoxat Oxyblutinin Cetipoinin
	Erweiterung des Blasensphinkters	Diazepam Fluphenazin Lioresal
Hypoaktive Harnblase	Förderung der Blasenkontraktion	Cholinergika Cholesterasehemmer Prostaglandine
	Erweiterung des Blasensphinkters	α-Blocker (Phenoxibenzamin, Hydergin)

Bestimmung des Restharns erlaubt die Beurteilung des Füllungsgrades der Blase sowie des Schließmuskels.

Die konservative Behandlung der in ihrer Funktion gestörten Harnblase erfolgt medikamentös nach urologischem Konsil. Da stark bewußtseinsgetrübte Patienten keine Angaben über die Füllungsmenge der Harnblase machen können, ist eine frühzeitige Versorgung mit einer suprapubischen Ableitung notwendig (Tabelle 12.1).

Bei zunehmender *Normalisierung der Stoffwechsellage* sollte jetzt besonders darauf geachtet werden, daß die Kalorienzahl nicht das erforderliche Maß von etwa *1600 kcal/Tag* übersteigt bei *ausreichender Zufuhr von Flüssigkeit, Eiweiß, Spurenelementen* und *Vitaminen*. Die zunehmende, zunächst unerkannte *Exsikkose* ist bei noch nicht voll kooperationsfähigen Patienten ein großes Problem. Deswegen ist auch hier die genaue Protokollierung von Ein- und Ausfuhr notwendig, um die sekundären Folgen wie Verschlechterung der *Hirndurchblutung und Elektrolytentgleisungen* zu vermeiden.

12.5 Pflegerische Therapie

12.5.1 Lebenspraxis

■ **Praxis-Tip**
Pflegerische *Handlungen* wie Körperhygiene mit Waschen, Zähneputzen, An- und Auskleiden, aber auch die zunehmende orale Nahrungsaufnahme sind gleichzeitig auch *therapeutisch* einzusetzen. Übungen zu Mobilität, Verhalten, Orientierung innerhalb der Klinik, zur Sprachanbahnung sowie Steigerung der körperlichen und geistigen Belastbarkeit sind ebenfalls wichtige therapeutische Aufgaben des Pflegepersonals. Der Aufbau von Urin- und Stuhlkontrolle steht nicht im Vordergrund.

Bei allen Tätigkeiten, insbesondere bei den lebenspraktischen Übungen, muß der Patient immer wieder dazu angehalten werden, *aktiv mitzuarbeiten* und auch den Versuch zu unternehmen, möglichst schon weitere Schritte zu planen. Wie angeführt, ist auch hier ein *gezielter Aufbau* notwendig mit vorbereitender Ansprache, Demonstration, verbaler Anleitung zur Durchführung, Sichtkontakt, bei der Handlung begleitender Kommentar und nötigenfalls leichte, möglichst zurückhaltende motorische Hilfestellung.

■ Praxis-Tip

Der Aktivierung und sicher auch dem *Selbstbewußtsein* des Patienten dient es, wenn Übungen zur Lebenspraxis *nicht im Bett liegend*, sondern im *Rollstuhl*, vor dem *Waschbecken* oder im *Aufenthaltsraum* an einem *behindertengerechten Tisch* durchgeführt werden. Das gilt auch für das An- und Ausziehen, das im Patientenzimmer, aber außerhalb des Bettes stattfinden sollte.

Der Patient sollte bei allen Tätigkeiten der Lebenspraxis die *paretische* oder anderweitig in ihrer *Funktion gestörte Extremität* einsetzen, auch wenn dies anfangs noch zu keinem befriedigenden Ergebnis führt.

Ein echter therapeutischer Erfolg kann auf pflegerischem Gebiet erst dann gesehen werden, wenn der Betroffene versucht, die *Handlung möglichst selbständig* und mit der *gestörten Führungshand* durchzuführen, auch wenn dies nur sehr mühsam, vielleicht zunächst mit zusätzlicher verbaler und motorischer Unterstützung möglich ist.

! **Es gilt der Grundsatz: Aktivität vor passiven Handlungen.**

■ Praxis-Tip

Selbstverständlich sollte sein, daß der Patient während der *Ruhephasen* entsprechende *Schlafkleidung* trägt. Außerhalb des Bettes trägt er entweder leichte *Jogginganzüge* und Turnschuhe oder *normale Kleidung*.

Bei den *An- und Ausziehübungen* wird das *Ankleiden* über die gestörte Körperseite durchgeführt, weil der Patient dann selbst mit der gesunden Seite nachhelfen kann. Das *Auskleiden* wird entgegengesetzt, über die gesunde Seite vorgenommen. Da es gerade bei den An- und Ausziehübungen zu einem engen *Körperkontakt* mit dem Patienten kommt, erfolgt eine weitere zusätzliche taktile *Aktivierung*, die durch *verbale Erklärungen* unterstützt werden muß (Abb. 12.1).

Zur *oralen Nahrungsaufnahme* sind schon ausführliche Hinweise gemacht worden. Normalerweise ist der Patient nicht mehr mit einer Sonde versehen. Auch jetzt werden *Eßübungen* in *sitzender Stellung* mit leicht nach hinten geneigtem Kopf unter Ausnutzung von noch bestehenden oralen Reflexen durchgeführt. Bei extremer Störung der *Mundmotorik* und ausgeprägten *Dyspraxien* im Mundbereich kann durch stimulierende oder spasmuslösende Übungen eine weitere Anbahnung des Schluckaktes versucht werden. Der *eigentliche Erfolg* ist jedoch durch das Füttern selbst zu erwarten, da es hierbei zu einer weitgehend optimalen Stimulierung der Mund- und Schlundreflexe kommt. Alle zusätzlichen orofazialen Therapien sind nur als unterstützend anzusehen. Gezielte Schlucktherapie ist wegen der fehlenden und eingeschränkten Kooperation nicht möglich.

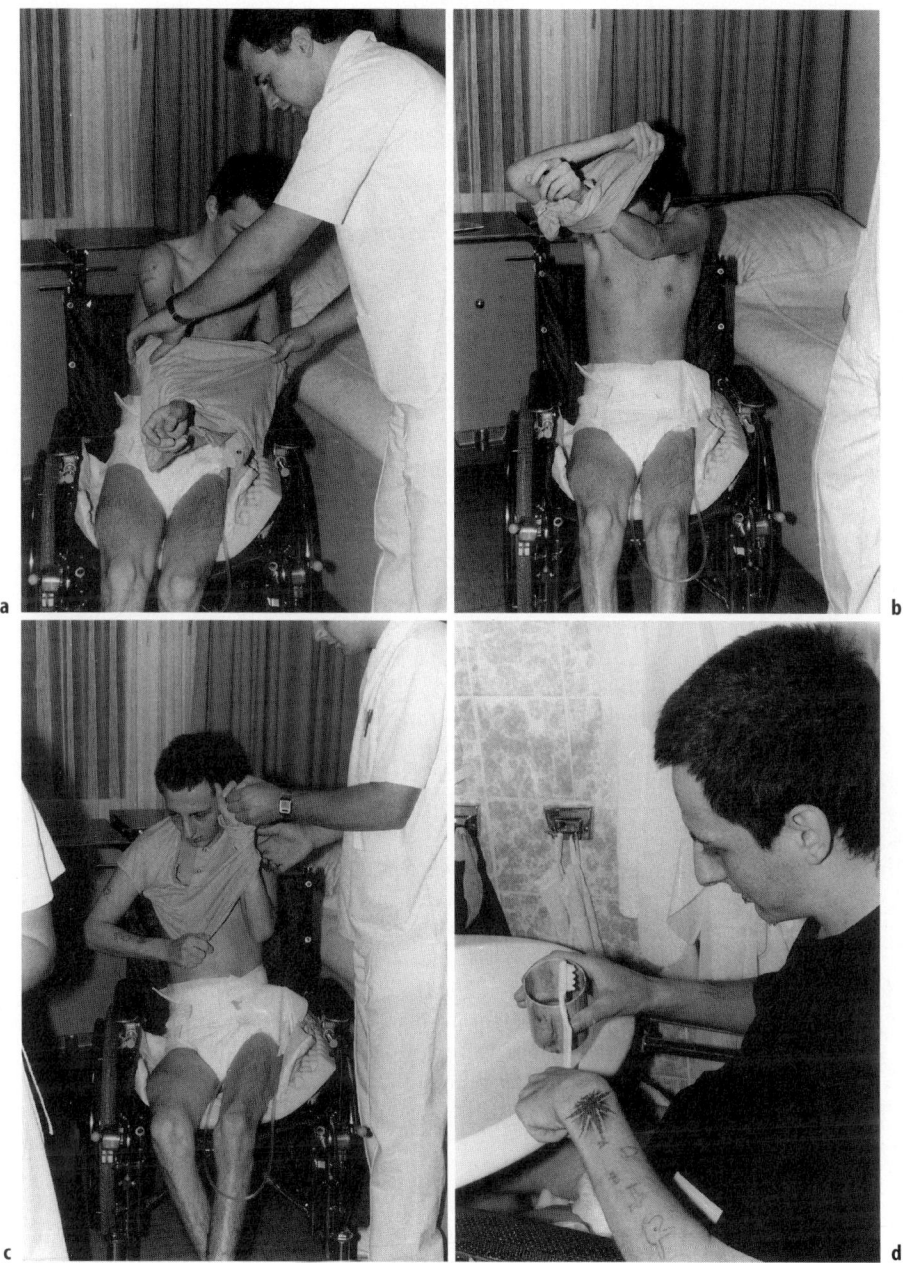

Abb. 12.1 a – d. Übungen zur Lebenspraxis mit An- und Auskleiden sowie Körperhygiene sind ein wichtiger Bestandteil der aktivierenden pflegerischen Therapie (a–c). Sie sollten immer außerhalb des Bettes, möglichst in sitzender Position durchgeführt werden. Wie in den übrigen Therapiebereichen muß der Ablauf demonstriert und unter Sichtkontakt verbal kommentiert werden, wobei Führung und Hilfestellung zurückhaltend einzusetzen sind. Mögliche Willküraktivitäten müssen zielgerichtet eingesetzt werden (**d**)

Das *Trinken* wird mit Hilfe von großvolumigen, entsprechend der Körperhaltung abknickbaren Strohhalmen oder geeigneten Trinkbechern mit mundgerecht geformtem Auslaß geübt.

! **Die große Gefahr der ersten Trink- und Eßübungen liegt in der Aspiration.**

Deswegen ist eine intensive *Überwachung* durch die betreuende Pflegekraft notwendig. Anzeichen des Verschluckens wie *Husten oder Atemstörungen* sind ernst zu nehmen. Notfalls ist das Füttern zu beenden, um die Gefahr einer Aspiration zu vermeiden.

12.5.2
Orientierung und Verhalten

■ **Praxis-Tip**
Um eine zunehmende Mobilität mit der damit verbundenen verbesserten Aktivität und Handlungsfähigkeit zu erreichen, sollte die selbständige Benutzung des Rollstuhls rasch erreicht werden. Die Wege zu den Therapien werden möglichst selbständig unter zurückhaltender, aber gezielter Anleitung und Führung vorgenommen.

Bei der aufrechten Fortbewegung hilft ein *Rollator* oder ein *orthopädischer Stock* (Ein- bzw. Vierpunktstock). Neben der *Krankengymnastik* kommt bei den *Gehübungen* dem *Pflegepersonal* eine entscheidend wichtige Rolle in der konsequenten Überwachung und Durchführung zu.

■ **Praxis-Tip**
Bei Tätigkeiten mit und am Patienten werden diese zu Wortformungen oder zur Sprachwiedergabe angehalten, auch wenn ausgeprägte Dysphonien und Dyspraxien nur gehauchte oder teils unverständliche Laute zulassen.

Dem Patienten sollte ein *gesundes Mittelmaß* von *konsequenter Durchführung* und *Zuwendung* gelten. Der Patient braucht *positive Unterstützung*, um seine Situation geistig, körperlich und seelisch zu bewältigen sowie die notwendige *Motivation* aufzubringen. Dies darf aber nicht dazu führen, daß er in allen Bereichen seinen Willen durchsetzen kann und damit schließlich ein *erhebliches Fehlverhalten* entwickelt.

■ **Praxis-Tip**
Das Problem der Pflege besteht darin, daß neben den Tätigkeiten in der aktivierenden Pflege gleichzeitig die medizinische Situation wie das akute Auftreten von Notfällen mit Krampfanfällen, septischen Zuständen, Verlegung der Kanüle, paralytischem Ileus und akuten Unruhezuständen beachtet werden muß, um schnell die richtigen Behandlungsschritte einzuleiten.

12.6
Ergotherapie

12.6.1
Grundlagen

■ Praxis-Tip

Die Ergotherapie befaßt sich mit dem Abbau der spastischen Tonuserhöhung und der eingetretenen pathologischen Reflexmuster, der Therapie ataktischer Störungen, dem raschen Aufbau der Willkürmotorik vor allem in den oberen Extremitäten, mit Übungen zur Wahrnehmung und zur Hirnleistung wie Konzentration, Umstellungsfähigkeit und vorausschauendes Planen sowie mit Training zur körperlichen und geistigen Ausdauer. Lebenspraktische Übungen dienen dem Ziel, die körperliche und geistige Selbständigkeit in den Anforderungen des Alltags zu erreichen.

Im Bereich der Ergotherapie sind ebenfalls *alle Sinnesmodalitäten* einzusetzen. Wie in den übrigen Therapien ist der Patient zunächst anzusprechen, Sichtkontakt herzustellen, die Übung wird demonstriert, erklärt und der Ablauf der Handlung wird am und mit dem Patienten durchgeführt. Danach wird er aufgefordert, die Handlung selbst zu erbringen, wobei der Therapeut nötigenfalls noch einmal den Ablauf erklärt und zurückhaltende Hilfestellung gibt.

Wichtig ist Sichtkontakt, Hilfe nur soweit unbedingt notwendig. Diese sollte mit zunehmender Eigenaktivität des Patienten zurückgenommen werden. **!**

12.6.2
Funktionell-motorisches Training

Gleichgewicht und Stützübungen

Da die Patienten schon in der Lage sind, einige Stunden außerhalb des Bettes im Rollstuhl zu verbringen, sollte versucht werden, das *korrekte Sitzen* im Rollstuhl oder noch besser auf einem normalen Stuhl zu üben.

Angestrebt wird eine *symmetrische Sitzhaltung* mit gerade gehaltenem Kopf und Rumpf und symmetrischer Stellung der unteren Extremitäten. Unterstützt werden diese Übungen durch entsprechendes Lagermaterial und einen passenden Rollstuhltisch. Das *Umsetzen* aus dem Rollstuhl in den normalen Sessel und umgekehrt ist ein wichtiges Training, um das Gleichgewicht und die Belastung der unteren Extremitäten durch den Rumpf beim Umsetzen zu üben und die gestörten *Stell- und Haltereflexe* anzubahnen (Abb. 12.2).

In einem nächsten Schritt wird das Halten des *Gleichgewichtes im Sitzen* durch Gewichtsverlagerung nach allen Seiten und durch Korrektur dieser Verlagerung ausgeführt. Rotationsbewegungen sind hier mit einzubeziehen (Abb. 12.3).

Im weiteren Verlauf werden *Stützfunktionen* im Bereich der oberen Extremitäten geübt. Die Hand ruht auf einer festen Unterlage und muß zusammen mit dem Arm das Gewicht des Körpers übernehmen. Zunächst sind noch überwiegend Hilfe und Anleitung erforderlich. Dies muß schrittweise abgebaut werden.

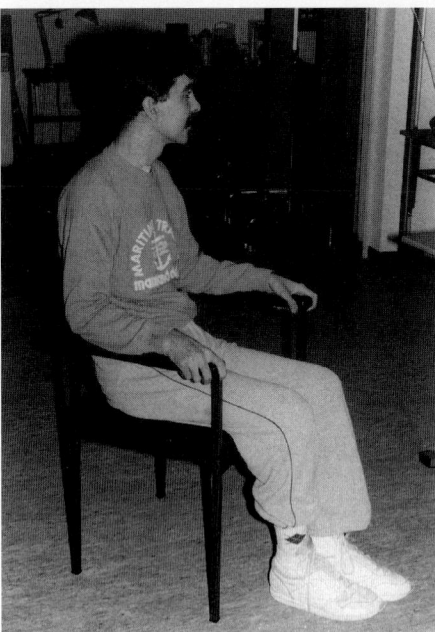

Abb. 12.2. In allen Therapiebereichen ist auf eine geeignete Sitzposition in möglichst aufrechter Haltung zu achten. Diese erleichtert die Entwicklung der Willkürmotorik in den oberen Extremitäten und fördert die Kopf- und Rumpfkontrolle. Die Füße sollten möglichst symmetrisch auf den Boden aufgesetzt werden

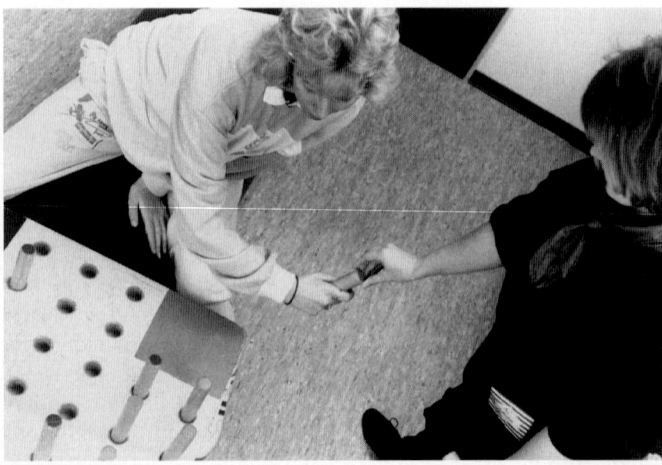

Abb. 12.3. Übungen auf der Rolle bauen die gestörten Stellreflexe und Gleichgewichtsreaktionen auf. In Verbindung mit einfachen Greifübungen wird gleichzeitig die Entwicklung der Willkürmotorik gefördert

Willküraktivitäten

■ **Praxis-Tip**
Während der Therapie wird der paretische Arm nur bei sicher fehlender Will-
kürmotorik entweder auf dem Rollstuhltisch oder dem höhenverstellbaren
Übungstisch gelagert.

Mit Hilfe einer Schaumgummiunterlage und Fixierung durch leichte Gewichte
(Sandsack) wird eine physiologische Haltung mit abgewinkeltem Ellenbogen bei
leichter Außenrotation und Pronation der Hand erzeugt. Um auch den *völlig
gelähmten Arm* zu mobilisieren, sollten abwechselnd auch *bilaterale Bewegungsübungen* durchgeführt werden. Diese geben dem Patienten ein Gefühl für den Bewegungsablauf und die Gelenkstellung in der betroffenen Extremität.

**Lagerung darf nur bei völligem und sicherem Ausfall der Willkürmotorik vorge-
nommen werden. Sobald die erste Willküraktivität nachweisbar ist, erfolgen keine
Lagerungsmethoden.**

Im weiteren Ablauf wird versucht, durch Veränderung der *entsprechenden Auslöse-
punkte* das *pathologische Reflexverhalten* und die *Spastizität im Rumpf,* aber vor allem in der *betroffenen Extremität* abzubauen. Die *Schultermobilisation* bietet hierfür die Grundlage. Die Schulter wird durch einen Griff am Oberarm und in der
Achselhöhle nach vorn und oben gebracht. Jetzt kann der Arm vor dem Körper
über die Mittellinie hinaus angehoben werden. Dies ist Voraussetzung für die Rota-
tion gegenüber dem Becken.
    Um auch *peripher die Spastik* abzubauen, muß der Arm außenrotiert und leicht
abduziert werden. Der Ellenbogen wird gestreckt, der Vorderarm leicht außen-
rotiert. Die Hand und die Finger werden in Streckung gebracht und der Daumen
abgespreizt. Alle Bewegungen müssen langsam und vorsichtig durchgeführt werden, um nicht durch unkontrollierte hastige Übungen die spastische Tonuserhöhung zu verstärken. Die *Demonstration der Bewegungsabläufe* und *zusätzliche
Erklärungen* sind selbstverständlich notwendig (Abb. 12.4).

■ **Praxis-Tip**
Nach Hemmung der spastischen Tonuserhöhung wird es in der Regel möglich
sein, Willkürbewegungen auszulösen und zu fördern. Wenn die ersten sichtbaren
Willküraktivitäten zunächst in der Schulter und im Arm zu sehen sind, müssen
vermehrt und überwiegend unilaterale Aktivitäten der betroffenen Seite erfolgen.
Hier können zuerst einfache Bewegungen ohne Greiffunktion wie Schieben auf
dem Tisch, Rollen eines Balls bei gebeugtem Körper durchgeführt werden.

Sobald eine nur *minimale Greiffunktion* möglich ist, muß diese aufgenommen und
weiter ausgebaut werden. Über einfache Schiebeübungen ohne Greiffunktion
kommt es schließlich zu Greiffunktionen auf dem Tisch auch mit verschiedenen
Gelenkstellungen. Zur Unterstützung können bei ausgeprägten Lähmungen in dieser Phase kurzzeitig noch bimanuelle Tätigkeiten durchgeführt werden. *Schwerpunkt muß jedoch die unilaterale Übung des gelähmten Armes sein* (Abb. 12.5).

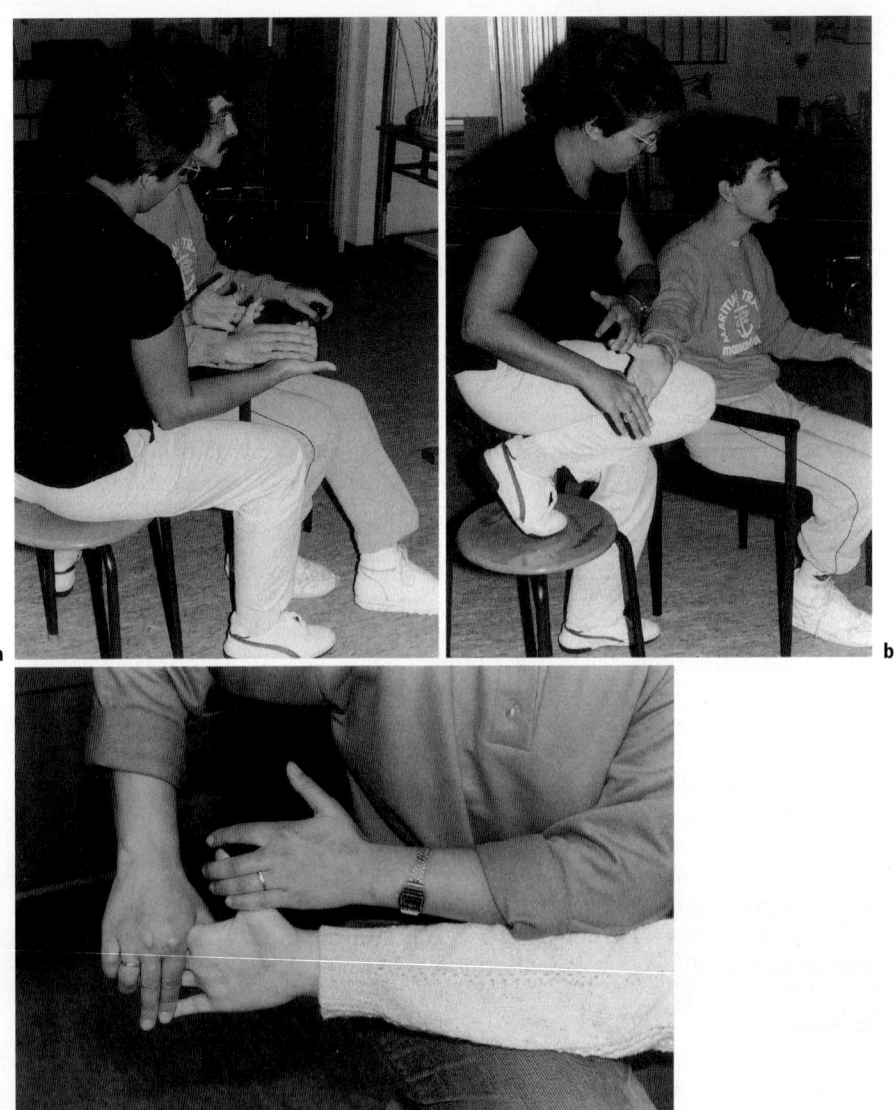

Abb. 12.4a–c. Die Übungen sollten in sitzender Position, möglichst aus reflexhemmender Ausgangslage durchgeführt werden. Im Verlauf der Therapieeinheiten wird der Patient zunehmend zur selbständigen Willkürmotorik gebracht

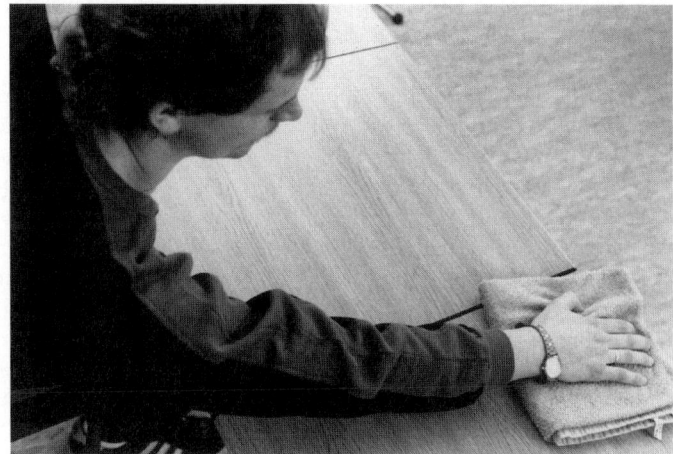

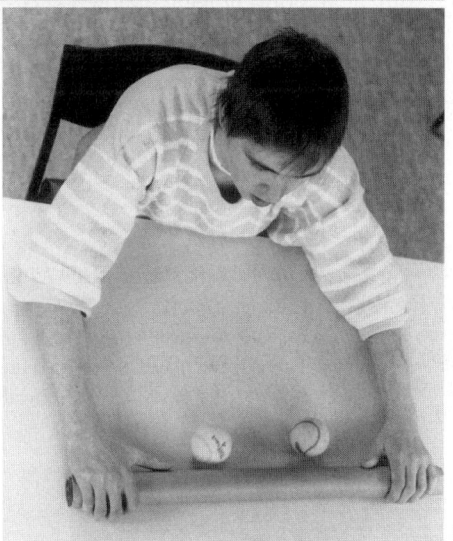

Abb. 12.5 a, b. Bei den Wischbewegungen auf einer festen Unterlage erfolgt die Aktivität unter Aufhebung der Schwerkraft nur in einer Raumebene, so daß die Entwicklung der Feinmotorik in verschiedenen Ebenen unterdrückt wird (**a**). Andererseits erlauben sie bei ausgeprägten Paresen die Anbahnung der Willkürmotorik im Schulter- und Ellenbogengelenk unter Aufhebung der Schwerkraft. Der Einsatz muß deswegen sorgfältig abgewogen werden. Mit bimanuellen Übungen wird sowohl die Funktion der paretischen Extremität als auch die Koordination der Extremität und des Rumpfes trainiert. Allerdings muß sorgfältig darauf geachtet werden, daß der gesunde Arm nicht die Aktivität der betroffenen Extremität unterdrückt und hemmt (**b**)

! **Bei der bilateralen Übung führt der gesunde Arm, unterstützt die kranke Extre-**
● **mität und unterdrückt sie nicht.**

Sobald die *Greiffunktion* mit Schließen und Öffnen der Hand erreicht ist, können zusätzlich *Schwungübungen* durchgeführt werden. Diese führen zum ersten *Schreiben
von Zahlen oder Buchstaben*, in der Regel mit Unterstützung durch eine geeignete
Schreibhilfe. Das Training der *Schreibfunktion* ist für den Patienten eine sehr effektive und gleichzeitig gut motivierende Therapie zur Wiedererlangung der *Feinmotorik* in den oberen Extremitäten. Daneben werden weitere Übungen zur Verbesserung
der Feinmotorik in verschiedenen Raumebenen durchgeführt (Abb. 12.6).

■ **Praxis-Tip**
Die frühzeitige Anbahnung der Willküraktivität ist wichtig, da erst mit dem Aufbau einer nützlichen Feinmotorik die notwendigen intellektuellen und lebenspraktischen Therapien in der Ergotherapie und auch den übrigen Bereichen
mit dem notwendigen handwerklich-hauswirtschaftlichen Training durchgeführt werden können. Keinesfalls darf der Abbau des pathologischen Reflexverhaltens Vorrang vor der Entwicklung der Willkürmotorik haben.

Das Anlegen von *Gewichten* an die ataktisch gestörten Arme und Hände verbessert
die Grob- und Feinmotorik normalerweise nicht. Schon bei niedriger Gewichtsbe-
lastung sehen wir häufig einen deutlichen Rückgang der motorischen Leistungen.

■ **Praxis-Tip**
Eine *zusätzliche Verbesserung der Armfunktion* wird durch frühzeitigen Einsatz
von objektbezogenen Tätigkeiten mit einfachen Werkmaterialien und technischen Voraussetzungen wie höhenverstellbaren Tischen erleichtert. Vor allem die
Werktherapie auch im Bereich von Hauswirtschaft motiviert die Patienten und
fördert den Aufbau der motorischen Fähigkeiten bei gleichzeitiger intellektuell-
kognitiver Anregung.

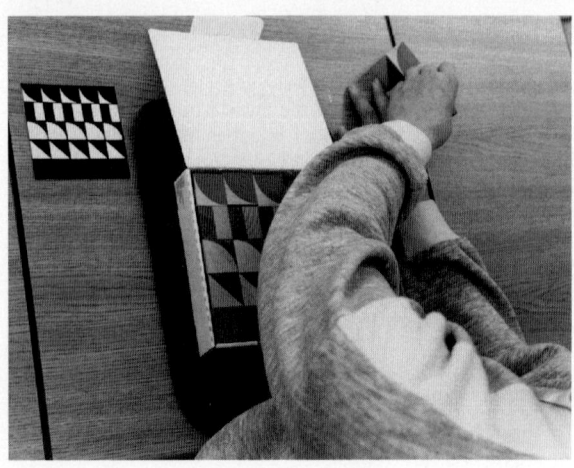

Abb. 12.6. Alle therapeutischen Ansätze sollten gleichzeitig den intellektuell-
kognitiven und den motorischen Bereich fördern, so
wie dies bei der abgebildeten
Therapieform dargestellt ist

In vielen Fällen wird die Entscheidung nicht einfach sein, ob in diesem frühen Stadium bei *ausgeprägten Paresen* oder *ataktischer Störung* der Führungshand nicht doch auf die *gesunde Seite* übergewechselt werden soll, um den Patienten damit ein schnelleres Erfolgserlebnis zu bieten.

Die große Gefahr des frühzeitigen Wechsels auf die nicht betroffene Extremität besteht darin, daß der Patient dann den paretischen Arm unterdrückt. !

Es wird im weiteren Verlauf äußerst schwierig, ihn zum effektiven Gebrauch dieses Armes zu bringen.

Die Umstellung auf die nicht betroffene Seite sollte erst dann erfolgen, wenn mit großer Sicherheit entschieden werden kann, daß eine Funktionsrückkehr in der geschädigten Extremität nicht mehr zu erwarten ist. !

Bei der *Differentialdiagnose* sind technische Untersuchungen wie CT, MRT, EEG, evozierte Potentiale und transkranielle Magnetstimulation zur Entscheidungshilfe notwendig, um organische Ursachen wie Kontusionsherde der Zentralregion nachzuweisen.

Das gilt auch für eine *spasmushemmende Lagerung der Führungshand*, die zunächst zu einer Inaktivierung der Willkürmotorik führt. Der Patient wird gezwungen, sich auf die gesunde Seite zu fixieren, womit eine sekundäre Neglectsituation geradezu vorgebahnt wird.

Bei nachgewiesener Willkürbewegung sollte keine Lagerung und Immobilisation erfolgen. !

■ Praxis-Tip
Die besten Erfolge in bezug auf die Entwicklung der Willkürmotorik, besonders der Führungshand, werden erzielt, wenn der Patient so früh wie möglich zur Greif- und Schreibfunktion sowie Durchführung von Werkübungen angehalten wird.

Wird die Anbahnung der Feinmotorik erst durchgeführt, wenn der Patient das pathologische Reflexgeschehen sicher unterdrückt, ist wertvolle Zeit verloren. Dagegen kann regelmäßig beobachtet werden, daß mit *zunehmendem Aufbau der gezielten Motorik* das *pathologische Bewegungsmuster* nachläßt.

Ergänzende Übungen

Sobald die *Greiffunktion* in der *paretischen Extremität* möglich ist, müssen sich zusätzliche Übungen im *Werkstattbereich* und lebenspraktisches Training im *Hauswirtschaftsbereich* anschließen (Abb. 12.7). Neben der Verbesserung von Feinmotorik und Belastung dienen diese Maßnahmen auch der Therapie der *bestehenden Hirnleistungsstörungen*, der visuellen Erfassung, Konzentration und Umstellungsfähigkeit, des neu- und mittelfristigen Behaltens, vorausschauenden Planens, der Wiederkehr des Altgedächtnisses, der körperlichen und geistigen Belastbarkeit, des räumlichen und anschauungsgebundenen Denkens. !

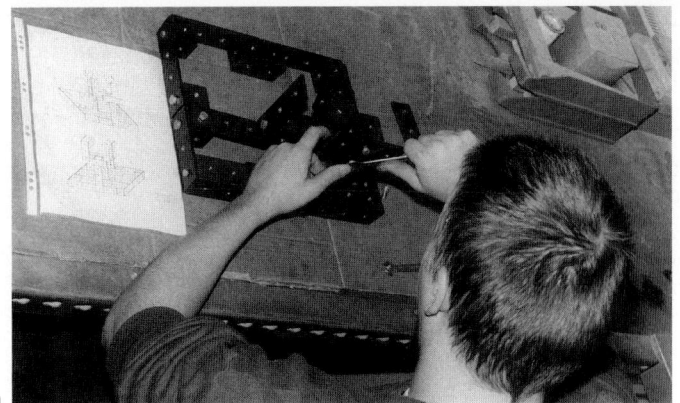

a

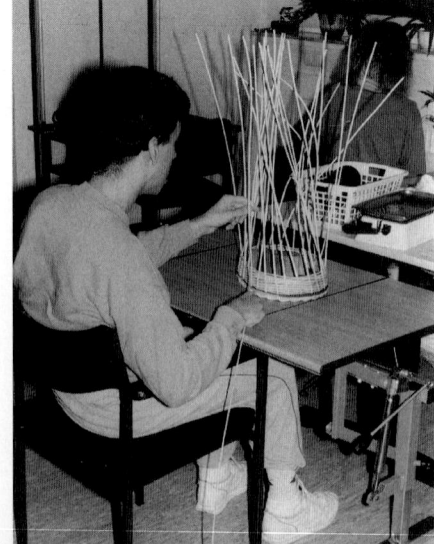

b

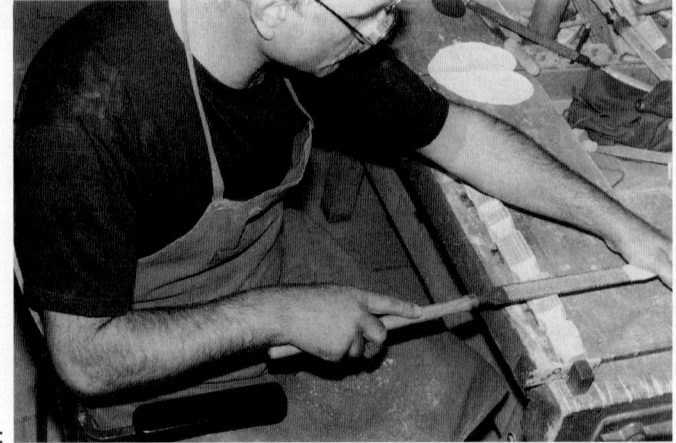

c

Abb. 12.7 a – c.
(Legende s. S. 195)

Zusätzlich sind im Bereich der Ergotherapie *An- und Ausziehübungen*, notfalls unter Einsatz von *Hilfsmitteln*, erforderlich, wenn bleibende motorische oder apraktisch/agnostische Funktionsausfälle erwartet werden.

Grundsätzlich sollten bei lebenspraktischen Übungen und in der weiteren Therapie Hilfsmittel so wenig wie möglich eingesetzt werden. !

Der frühzeitige Gebrauch von *Hilfsmitteln*, vor allem im Bereich der oberen Extremitäten, *blockiert* in den meisten Fällen den Fortgang der *motorischen Entwicklung*, da der Patient versucht, die bestehenden Ausfälle durch das eingesetzte Hilfsmittel zu überbrücken. Verschieden geformte *Schreibhilfen, Werkzeuge* und *rutschfeste Unterlagen* sind sinnvoll und sollten benutzt werden.

12.6.3
Sensibilitätsstörungen

Oberflächen- und Tiefensensibilität
Störungen der Oberflächensensibilität bieten normalerweise für den Patienten *keine größeren Schwierigkeiten* im Heilungsverlauf. Während der Behandlungen am Patienten, aber auch bei Durchführung des *aktiven Trainings* werden ausreichend *sensible Reize* gesetzt.

Deshalb muß ein spezielles Training der Oberflächensensibilität nicht durchgeführt werden. Auf keinen Fall sollte es anstelle von aktiven motorischen Übungen vorgenommen werden.

Der Nachweis, daß durch taktil-kinästhetische Therapie oder entsprechende Behandlungsverfahren mit weitgehend isoliertem sensiblen Zugang tatsächlich eine Besserung von Wahrnehmungs-, Reaktions- und Handlungsfähigkeit vor allem im intellektuell-kognitiven und motorischen Bereich eintritt, ist noch nicht geführt. !

Störungen der *Tiefensensibilität* bedeuten dagegen eine *erhebliche Erschwerung* des Heilungsverlaufs. Die Tiefensensibilität erlaubt dem Patienten das Empfinden von *Gelenkstellung, Raumlage, Bewegungsausmaß* und damit auch Bewegungsgeschwindigkeit, Kraft und Koordination der Muskulatur. Über Propriorezeptoren, die in der Skelettmuskulatur, den Sehnen und Gelenken sowie in den zentralen Gleichgewichtsorganen liegen und die auf Stellungsänderungen, Bewegung oder Druck reagieren, erfolgen sensible *Rückmeldungen*, die mit aktivierenden oder *hemmenden motorischen Reaktionen* beantwortet werden.

Abb. 12.7 a – c. So früh wie möglich werden die grundlegenden ergotherapeutischen Ansätze durch objektbezogene Maßnahmen im handwerklichen Bereich wie Flechten (**a**), einfache Konstruktionsaufgaben (**b**) oder Raspeln (**c**) ergänzt. An entsprechend ausgerüsteten Übungstischen sitzt der Patient in aufrechter Position. Neben der Verbesserung von Feinmotorik, Koordination und Sensibilität werden gleichzeitig wichtige kognitive Funktionen wie visuelle Erfassung, Konzentration, Ausdauer und Denkfähigkeit geübt

Somit kann die *Störung der Tiefensensibilität* entweder als eine erhebliche *Koordinationsstörung* auftreten oder als eine Verstärkung der *bestehenden Parese*, die bis zur völligen Gebrauchsunfähigkeit der betroffenen Extremität führen kann. Allerdings ist in der frühen Phase nach der Schädel-Hirn-Verletzung eine genaue Abgrenzung von *motorischen* oder *koordinativen* Störungen sowie die Diagnose der Einschränkung der Tiefensensibilität häufig nicht möglich.

■ **Praxis-Tip**
Die funktionell motorischen Übungen dienen jedoch nicht nur der Normalisierung des Muskeltonus bei ausgeprägten pathologischen Bewegungsmustern und der frühzeitigen Anbahnung der Willkürmotorik, sondern gleichzeitig auch dem Aufbau der gestörten Tiefensensibilität. In der Anfangsphase muß der Therapeut darauf achten, daß der Patient durch visuelle Kontrolle des Bewegungsablaufes einen großen Teil der fehlenden oder gestörten Tiefensensibilität kompensiert.

Stereoagnosie

■ **Praxis-Tip**
Ein Sonderfall der Sensibilitätsstörung ist die Stereoagnosie, die Unfähigkeit, räumliche Gegenstände in Form und Beschaffenheit durch Fühlen oder Betasten zu erkennen.

Im Einzelfall muß entschieden werden, ob es sich tatsächlich um eine Störung des taktilen Raumerkennens handelt. Bei einer Großzahl von Patienten konnten wir nämlich feststellen, daß *überwiegend kognitive Störungen* bestehen, so daß die Patienten von der taktilen Untersuchung nicht auf die Form und Beschaffenheit des untersuchten Körpers schließen können. Die Differenzierung zwischen primär-kognitiven und Störungen der Tiefensensibilität ist nicht einfach. Deshalb ist es sinnvoll, bei nachgewiesenen oder vermuteten Ausfällen entsprechende Übungen in das Trainingsprogramm aufzunehmen, wobei normalerweise schon durch den Einsatz von *Werkmaterialien* oder durch Übungen im *Werkstatt-* und *Hauswirtschaftsbereich* die taktil-kinästhetische Empfindung geschult wird.

Visuelle Störungen
Frühzeitig muß der Nachweis von Funktionsstörungen des *visuellen Systems* mit *Doppelbildern* oder *Gesichtsfeldausfällen* geführt werden. Diese werden durch spezielle computergestützte Programme therapiert (Kap. 13.2.1).

12.6.4
Zusammenfassung

■ **Praxis-Tip**
Im Vordergrund aller ergotherapeutischen Behandlungen stehen die Entwicklung der Willkürmotorik in den paretisch gestörten Gliedmaßen, die Besserung der geschädigten Tiefensensibilität sowie die Therapie koordinativ-ataktischer Störungen, wobei gleichzeitig das pathologische Reflexmuster abgebaut wird.

Der frühzeitige Einsatz objektbezogener handwerklicher Techniken sowie ein haus-
wirtschaftliches Training fördern gleichzeitig die gestörten intellektuell-kognitiven
Funktionen und verbessern die körperliche und geistige Belastbarkeit bei erhebli-
chem Motivationsgewinn.

**Behandlungsansätze, die bei bestehenden Paresen oder Koordinationsstörungen
die Anbahnung der Willkürmotorik nicht direkt fördern, bringen für den Patienten keinen Gewinn. Ihr Einsatz ist daher sorgfältig abzuwägen.**
    Auch in der Ergotherapie gilt: Aktivität vor Passivität.

12.7
Krankengymnastik

12.7.1
Behandlungsziel

**Die krankengymnastische Behandlung in der Remissionsphase nach schweren
Schädel-Hirn-Verletzungen hat zum Ziel, den Patienten so schnell wie möglich
selbständig werden zu lassen.**

Das bedeutet:
- Der bewußte und produktive Einsatz der gelähmten oberen Gliedmaßen in bezug auf Fein- und Grobmotorik sowie Koordination vor allem der Führungshand muß frühzeitig erreicht werden.
- Der Patient sollte frühzeitig aus dem Rollstuhl zum aufrechten Gang gebracht
  werden.

12.7.2
Beurteilung von Muskeltonus und Gelenkbeweglichkeit

Das Krankheitsbild zeigt in dieser Phase eine erhebliche spastische Tonuserhöhung
der oberen und unteren Extremitäten bei rückläufigen, jedoch noch deutlich nachweisbaren pathologischen Haltungsmustern, wobei die normalen Stell-, Gleichge-
wichts- und Haltungsreaktionen noch nicht aufgebaut sind. Ferner finden sich beginnende oder ausgeprägte Kontrakturen der Gelenke, teilweise Verkalkungen im
Bereich der Gelenke, zentrale oder periphere Paresen der oberen und unteren Extremitäten sowie Koordinationsstörungen im Bereich des Kopfes, des Rumpfes, der
Arme und der unteren Extremitäten.
    Die zunehmende *Kooperationsfähigkeit* des Patienten erlaubt jetzt ein besseres
Urteil über das Ausmaß der pathologischen und normalen Haltungs- und Stellreflexe, der spastischen Tonuserhöhung, der Gelenkbeweglichkeit und der Will-
kürmotorik. Soweit dies noch nicht genau festgestellt werden konnte, muß der
Therapeut zunächst das *Ausmaß der passiven freien Gelenkbeweglichkeit* in
verschiedenen Bewegungsrichtungen überprüfen. Gleichzeitig erhält er hierdurch
Hinweise auf Veränderungen des Muskeltonus. Die Bewegungsmöglichkeit in den

Gelenken wird durch die bestehende spastische Tonuserhöhung und die schon erfolgten Gelenkveränderungen bestimmt, die oft eine endgradige Stellung nicht mehr zulassen.

Die Prüfung, ob eine *spastische* oder *schlaffe* Tonuserhöhung der Muskulatur vorliegt, hat zunächst klinisch zu erfolgen. Bei raschen Bewegungen der Extremitäten wird entweder eine *Verminderung des Tonus* als Ausdruck einer Kleinhirnschädigung, einer *extrapyramidalen* Störung oder einer *neurogenen* oder *myogenen* Parese bemerkt. Eine Tonuserhöhung kann als *Spastizität* oder *Rigor* imponieren. Die ausgeprägte spastische Tonuserhöhung zeigt zu Beginn der passiven Bewegung den größten Widerstand, der im Bewegungsverlauf nachläßt. Dies wird um so deutlicher, je rascher diese passive Bewegung durchgeführt wird. Bei der rigorartigen Tonuserhöhung ist über die gesamte passive Bewegung der Extremitäten ein zahnradähnlicher Widerstand zu bemerken. Rigorähnliche Zustandsbilder sind nach Schädel-Hirn-Verletzungen jedoch normalerweise selten zu erwarten.

Die Differentialdiagnose der zentralen und peripheren neurologischen Störung ist für den Behandlungseinsatz wichtig. Bei nicht kooperationsfähigen Patienten macht sie jedoch häufig erhebliche Schwierigkeiten.

> Anhängig von der Lokalisation der Schädigung werden unterschieden:
> - zentrale Störung = spastische Lähmung,
> - periphere Störung = schlaffe Lähmung.

■ **Praxis-Tip**
Bei der spastischen Tonuserhöhung wird eine deutliche Steigerung der Eigenreflexe mit Verbreiterung der reflexogenen Zone sowie das Auftreten von Fremdreflexen zu beobachten sein.

Mit diesen Untersuchungen ist eine Abgrenzung der *spastischen Tonuserhöhung* gegenüber endgradigen *Bewegungshemmungen* durch *Kontrakturen* oder *Verkalkungen* möglich. Bei den direkten Gelenkveränderungen fehlen selbstverständlich die beschriebenen Reflexänderungen. Die Bewegungshemmung ist anfangs nur minimal und nimmt im Laufe der Bewegung bis zur Blockade zu, so daß das Gelenk nicht in die physiologische Endstellung gebracht werden kann.

Neben der Prüfung von *Muskeltonus* und *Gelenkbeweglichkeit* sollen Grad und Ausmaß der oft nur minimalen *aktiven motorischen Bewegungsmuster* festgestellt werden, wobei gleichzeitig pathologische Abläufe, die die physiologischen Aktivitäten stören und überlagern, erkannt werden können.

! **Die *Diagnostik* erfolgt zunächst in liegender Position auf der Matte ohne und mit Einwirkung der Schwerkraft, der Zugang wie beschrieben gleichzeitig über alle Sinnesqualitäten unter Sichtkontakt des Patienten.**

12.7.3
Therapie

Anbahnung von Willkürmotorik

Die Übungen werden ebenfalls auf der *Matte* in Rücken- oder Bauchlage, dann überwiegend in *sitzender Position auf der Matte* oder am *Querschnittstisch*, im *Stand* oder beim *Gehen* durchgeführt (Abb. 12.8). Normalerweise wird der Patient in der Lage sein, einfache Bewegungsabläufe wie: „Drücke die Stirn gegen meine Hand", „Drehe den Kopf nach links", „Strecke den Finger" usw. nach Aufforderung durch den Therapeuten möglichst aus den angegebenen spasmushemmenden Ausgangslagen heraus auszuführen.

■ Praxis-Tip

Da die Patienten unter ausgeprägten Einschränkungen der Reaktions- und Handlungsfähigkeit leiden, müssen die Anweisungen oft wiederholt und ausreichend intensiv gestellt werden, um mit Sicherheit tatsächlich fehlende Reaktionen ausschließen zu können.

In Phasen verbesserter Kooperation sollte nach Demonstration durch den Therapeuten und zurückhaltender Führung des Körperteils versucht werden, daß der Patient die Bewegung auf Aufforderung selbständig durchführt. Als nächsten Schritt versucht der Patient, mit den möglichen Einzelbewegungen unter Berücksichtigung von reflexhemmenden Ausgangslagen und Bewegungsmustern selbständig einen Bewegungsablauf aufzubauen.

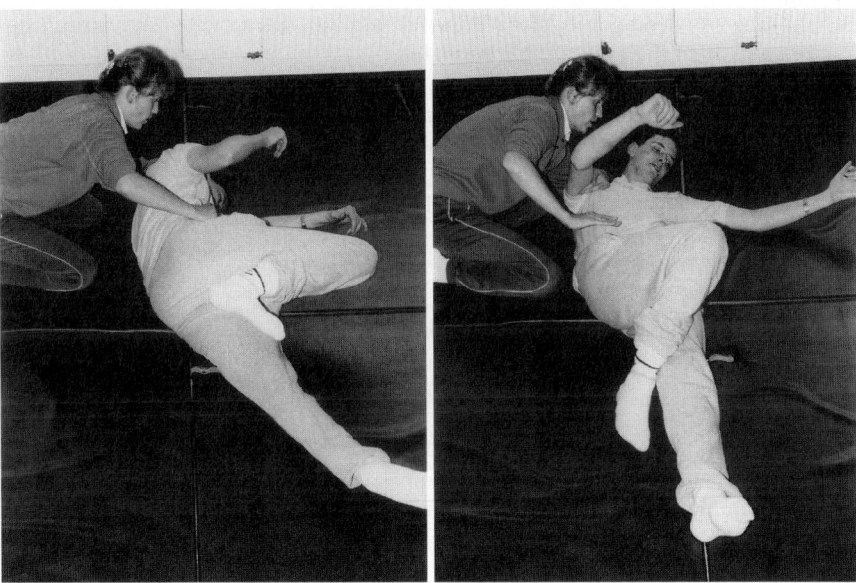

a   b

Abb. 12.8 a, b. Bei zunehmender Kooperationsfähigkeit sind Übungen auf der Matte eine wichtige Ergänzung zu dem übrigen krankengymnastischen Training. Mit zunehmender Mitarbeit des Patienten können Gleichgewichts- und Stellreaktionen zuverlässig und aktiv angebahnt werden, wobei die Unterstützung durch den Therapeuten verringert wird

! Auch im Bereich der Krankengymnastik gilt der therapeutische Zugang mit vorbereitender Ansprache, Herstellen des Sichtkontaktes, Handlungen erklären, kommentieren, durchführen lassen, zurückhaltend führen (= Patienten aktiv sein lassen).

Ziel der Behandlung ist es, dem Patienten bei *Hemmung der abnormen Reflexmuster* allmählich die Kontrolle über die spastischen Muster zu ermöglichen. Damit sollen die Bewegungsmuster integrierter *Stellreflexe* und *Gleichgewichtsreaktionen* gebahnt werden. Über die Beeinflussung oder Beseitigung der tonischen Reflexe an Kopf, Rumpf und Armen durch spezielle *reflexhemmende Bewegungsmuster* entsprechend den verschiedenen neurophysiologischen Behandlungsmethoden nach Bobath, Voijta oder PNF werden schrittweise die *normalen Haltungsreflexe* und *Bewegungsmuster* in den einzelnen Körperteilen aufgebaut. Aus der Ausgangsstellung *Bauchlage* erfolgt die Überleitung zum *Vierfüßlerstand*. Hier werden Stellreaktionen sowie Abstützen und Gewichtsverlagerung geübt. In der Ausgangsstellung Sitzhaltung erfolgen die Bahnung der Stellreaktionen am Rumpf und von Arm- und Rumpfbewegungen, freie Armbewegungen, vorbereitende Übungen zum Aufstehen sowie die Bahnung der Bewegung zum *Aufstehen*. Über die Ausgangsstellung *Kniestand* folgen gezielte Übungen zur *Stand- und Gangsicherung* (Abb. 12.9).

! Parallel zum Abbau pathologischer Haltungs- und Stellreflexe müssen die möglichen aktiven Bewegungen, vor allem der Führungshand, schnell weiter ausgebaut werden.

Die Fähigkeit zur Durchführung von fein- und grobmotorischen Bewegungen der gelähmten oberen und unteren Extremitäten ist spätestens in dieser Phase der Behandlung notwendig. Sie sind Voraussetzung für die gezielte Aktivierung des Patienten in allen therapeutischen Bereichen.

! Wird mit dem Aufbau der Willkürmotorik vor allem in der Führungshand, aber auch der unteren Extremität weiter gewartet, bis die pathologischen Bewegungsmuster beherrscht und gesteuert werden, ist für die weitere Förderung des Patienten auf lebenspraktischem, intellektuell-kognitivem und motorischem Gebiet schon eine zu lange Zeit verstrichen. Die Anbahnung der Willkürmotorik hat Vorrang vor dem Abbau des pathologischen Reflexmusters.

■ **Praxis-Tip**
Frühzeitig sind zur Unterstützung spasmushemmende Medikamente (intrathekales Baclofen – Dysport) einzusetzen.

Das Training der Willkürmotorik in den oberen Extremitäten beginnt zunächst mit einfachen Bewegungen, dann folgen komplexere Übungen zur Feinmotorik wie Pro- und Supination des Armes sowie Greif- und Streckbewegungen der Hände.

■ **Praxis-Tip**
Mit wachsender Willkürmotorik tritt hierbei die Führung und Anleitung der Bewegung durch den Therapeuten immer mehr in den Hintergrund, so daß der Patient schließlich selbständig und aktiv die geforderte und gewollte Handlung durchführen kann.

Abb. 12.9 a – d. Nach vorbereitender Stabilisierung des Beckens und des Rumpfes in der Rückenlage (**a**) kommt es über den Vierfüßlerstand (**b**) und das Knien (**c**) schließlich zum aufrechten Gang, zunächst mit Hilfe eines Rollators (**d**)

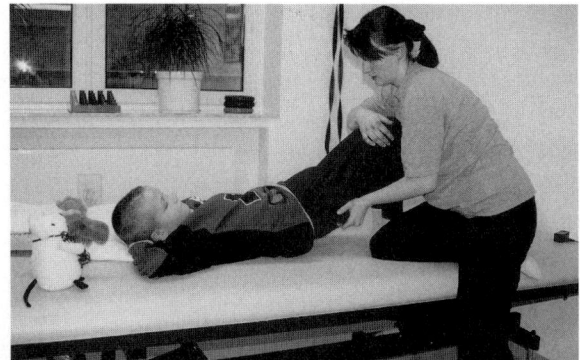

a

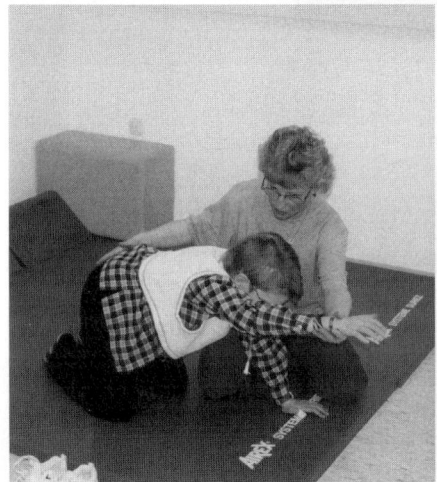

b

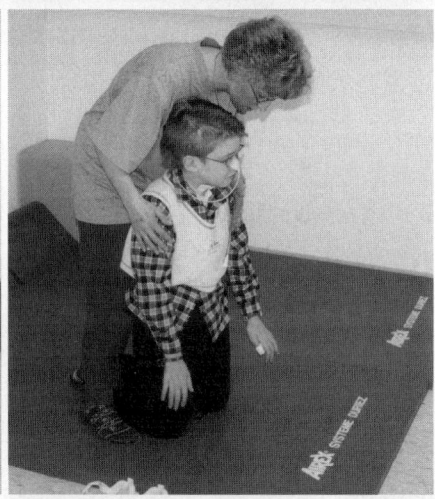

c

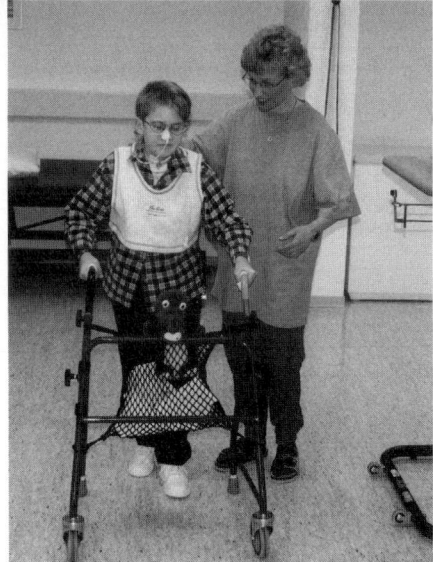

d

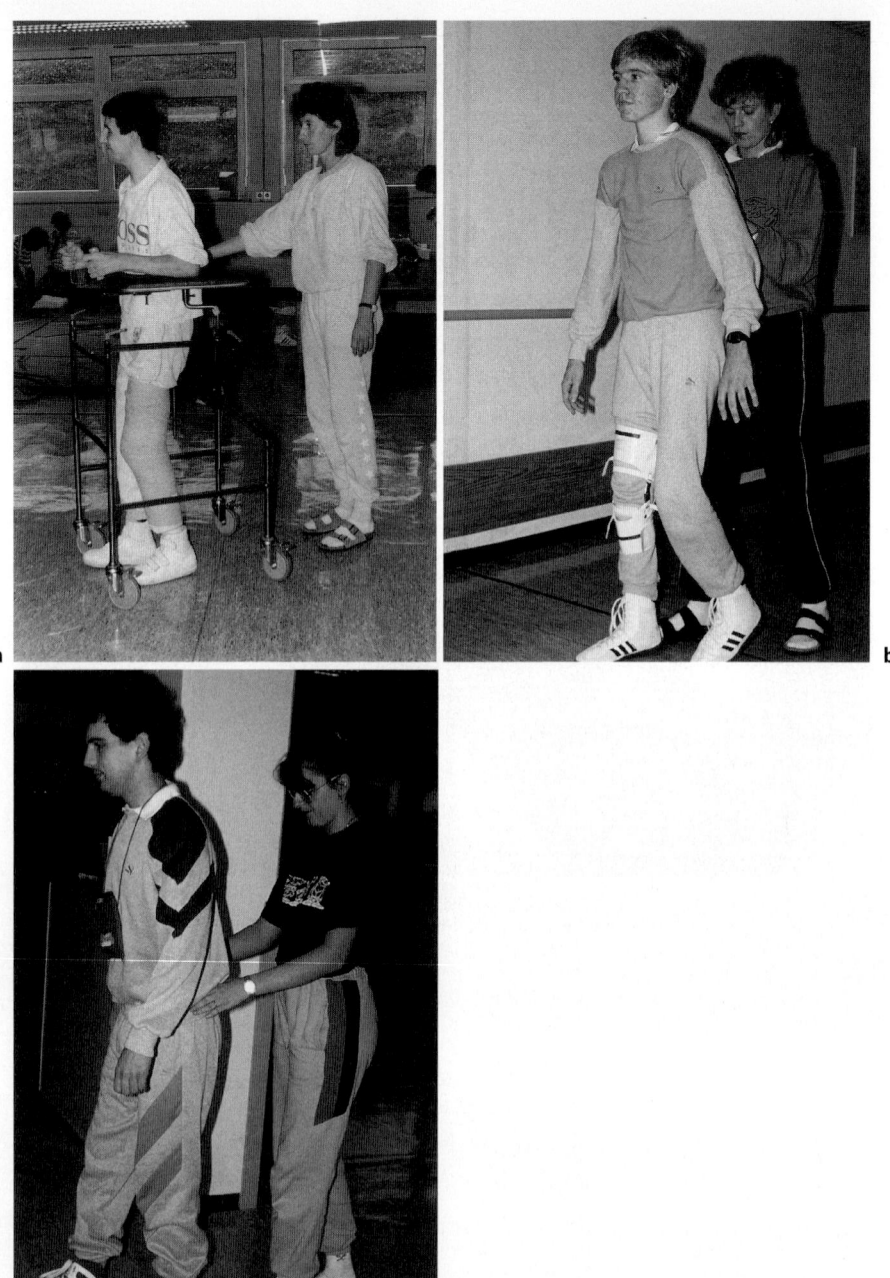

Abb. 12.10 a – c. Ziel der krankengymnastischen Übungsbehandlung ist der frühzeitige Wiedererwerb des aufrechten Gehens, zunächst mit Gehhilfen (**a**) und unterstützenden Orthesen (**b**) und schließlich frei mit zurückhaltender Führung des Therapeuten (**c**)

Ein weiteres Ziel ist, parallel zu *Willkürbewegungen* möglichst rasch die *aktive Fort-bewegung* mit oder ohne Gehhilfen zu erreichen. Zunächst erfolgen Übungen am Barren, am Rollator, am Gehstock, dann freies Gehen. Unterstützend werden Steh-brett, stabilisierende Schuhe oder Schienen eingesetzt (Abb. 12.10).

Mit zunehmender Mobilität des Patienten bessern sich Wachheit, Kooperation und die gestörten intellektuellen und kognitiven Funktionen sowie die räumliche und situative Orientierung deutlich. !

Kontrakturen

Extreme Fehlstellungen der Gelenke mit Kontrakturen des Bandapparates, die kon-servativ nicht mehr ausgeglichen werden können, sowie nicht beherrschbare spa-stische Muster erfordern die Anlage von *zirkulären Gipsen*. Vorher müssen jedoch alle Möglichkeiten der Medikation und der intensiven aktiven Therapie ausge-schöpft sein (Abb. 12.11).

Abb. 12.11 a, b. In der Bela-stung und Geschwindigkeit veränderbare elektrische Trimmgeräte fördern bei nicht voll kooperations-fähigen Patienten das Zusam-menspiel von Agonisten und Antagonisten in den unteren Extremitäten. Gleichzeitig er-folgt die Reaktivierung der gestörten Tiefensensibilität (**a**). Bei Übungen am Steh-brett muß die gesamte Fuß-sohle Bodenkontakt ent-wickeln, damit ein optimaler Stell- und Haltereflex für Kopf und Rumpf ausgelöst wird. Wenn der Fuß nur teil-weise Bodenkontakt hat (**b**), nimmt normalerweise die Spastik und die pathologi-sche Reflexaktivität im Rumpf sprunghaft zu

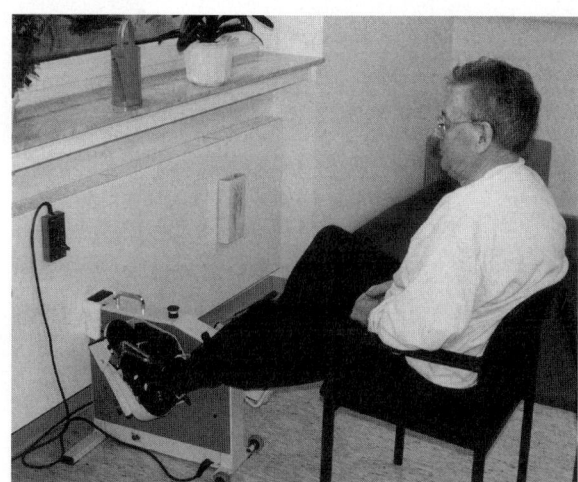

a

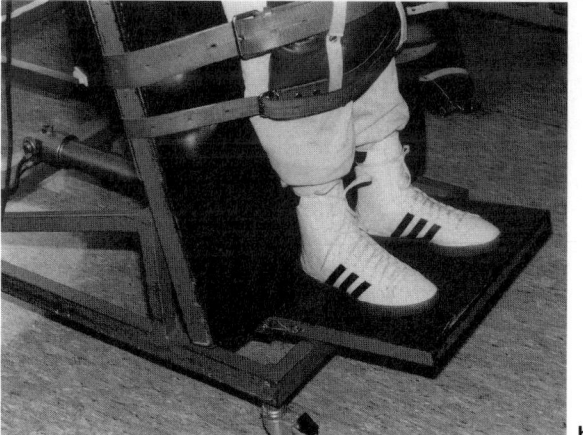

b

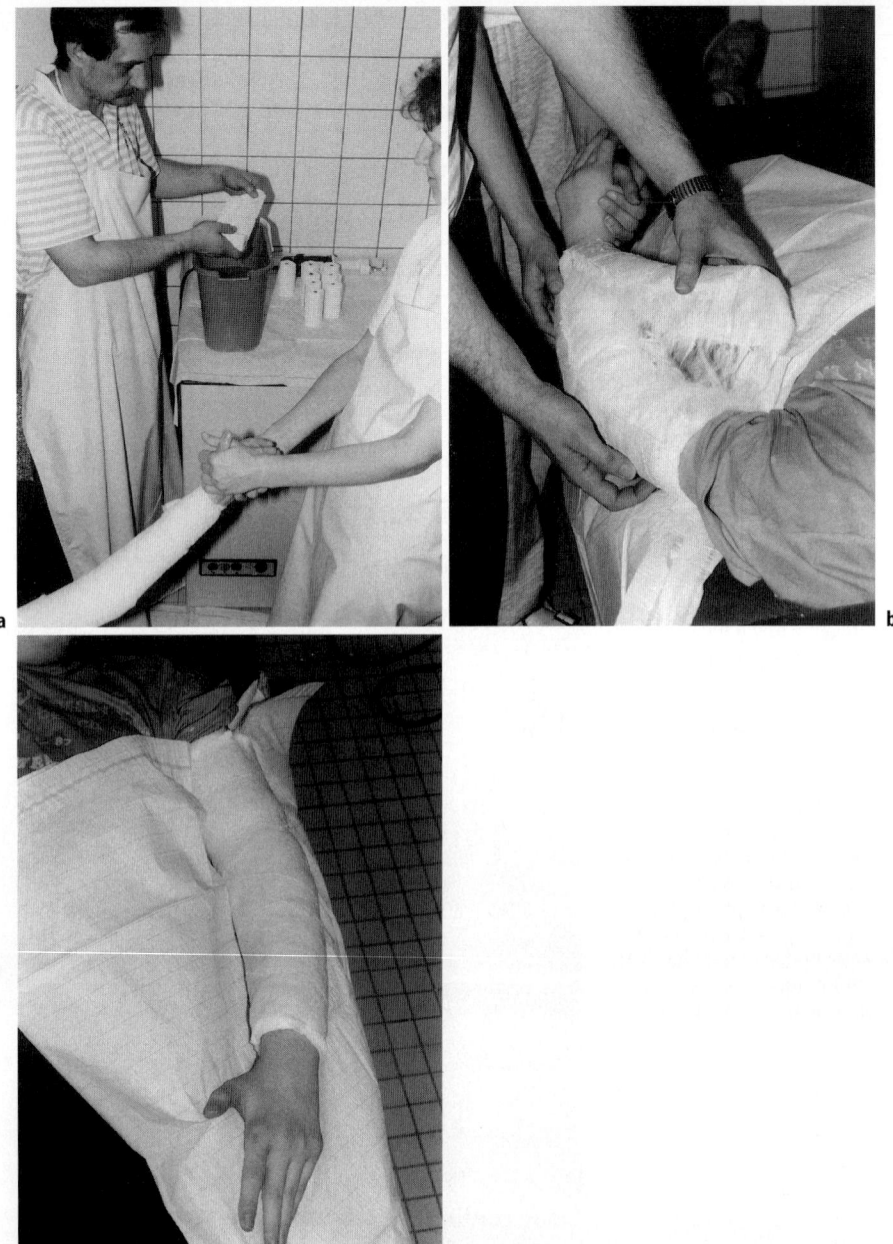

a

b

c

Abb. 12.12a–c. Durch zirkuläre Gipsbehandlung ist es möglich, Gelenkfehlstellungen sowie pathologisch erhöhten Muskeltonus abzubauen. Voraussetzung ist die entsprechende Vorbehandlung mit aktiver Krankengymnastik sowie Baclofen intrathekal und lokaler Dysport-Gabe. Nach ausreichender Polsterung (**a, b**) erfolgt die Anlage des zirkulären Gipses mit Aufweitung des Gelenkes (**c**). Eine entsprechende Polsterung ist notwendig, um Druckstellen sowie unnötige Belastungen des Patienten zu vermeiden

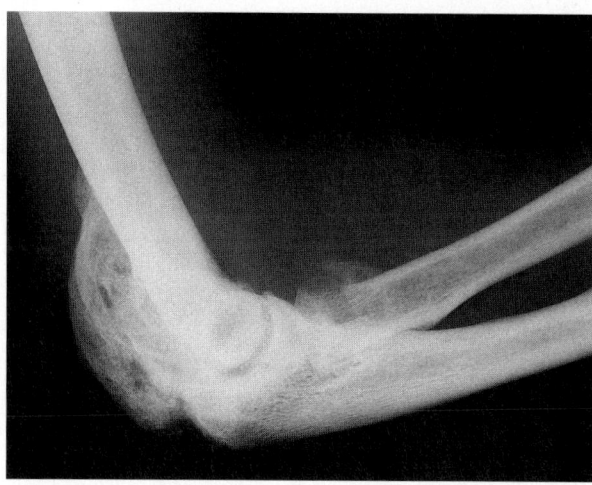

d

Abb. 12.12 d. Die Auslösung erheblicher Schmerzempfindung führt zur Verstärkung der bestehenden Spastik (**d**). Die nachgewiesene Verkalkung erlaubt nur eine vorsichtige und langsame
Dehnung des betroffenen Gelenkes

Durch Korrektur der Gelenkstellung etwa alle 3 Tage wird allmählich das Gelenk
aufgeweitet, bis es zu einer normalen Gelenkbeweglichkeit kommt.

■ **Praxis-Tip**
Komplikationen können Druckgeschwüre sowie druckbedingte Durchblutungsstörungen sein. Deswegen sind mehrfach täglich Kontrollen der lokalen Situation notwendig, um eine Schädigung der Extremität durch den Gips zu erkennen
und zu beheben (Abb. 12.12).

Über die anschließende Versorgung mit entsprechenden *Innenschuhen* oder *beid-
seitigen Schienen* wird die *Stabilität* der Gelenke erreicht, um weitgehend physiologische Stellungen einnehmen und *assoziierte Reaktionen* vermeiden zu können
(Abb. 12.13).

Ataxie

■ **Praxis-Tip**
Koordinationsstörungen des Kopfes, des Rumpfes und der Extremitäten bedeuten für den Therapeuten und den Patienten eine besondere Erschwernis. Trotz
aller Bemühungen sind die Behandlungsergebnisse schlechter als bei den übrigen Bewegungsstörungen. Die medikamentöse Behandlung hat bei unseren
Patienten keinen entscheidenden Erfolg gebracht.

Grundlage der krankengymnastischen Therapie bei unfallbedingter Ataxie sind
statische Übungen oder *Übungen gegen Widerstand.* Durch Druck auf die Gelenke
und die gleichzeitige Änderung der Gelenkstellung werden *propriorezeptive Re-*

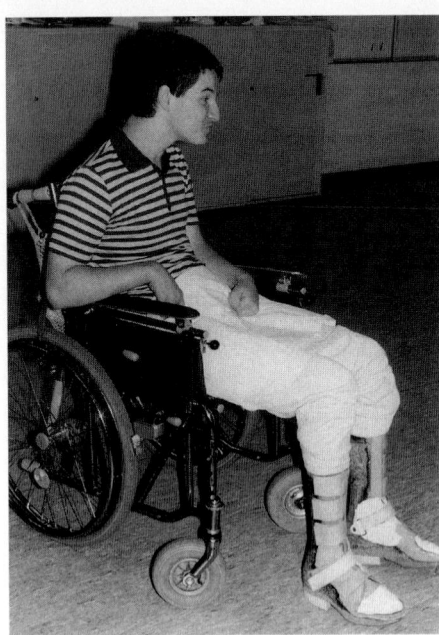

Abb. 12.13. Korrekte Sitzhaltung: Der vollständige Bodenkontakt beider Füße wird durch orthopädische Innenschuhe erreicht. Ein tragbarer Kompromiß zwischen der Belastungsfähigkeit des Patienten und der erforderlichen Korrektur ist notwendig

aktionen hervorgerufen, die über die *stützende Streckreaktion* der koordinativen, ataktischen Störung entgegenwirken. In diesem Sinne wirken *Stützübungen und Vierfüßlerstand* sowie das Anlegen von *Bleigewichten* an den Extremitäten oder *Bleigürtel* am Rumpf.

■ **Praxis-Tip**
Bei der Versorgung mit Gewichten muß der Therapeut bedenken, daß hierdurch gleichzeitig negative Auswirkungen auf die Feinmotorik durch zu hohe Gewichtsbelastungen auftreten können.

Periphere Paresen
Ausgeprägte *schlaffe Paresen* werden bei einer Schädigung des *Armplexus* oder bei einem Ausriß der *Nervenwurzeln* beobachtet, ferner bei Durchtrennung oder Quetschung *peripherer Nerven*. Neben elektrischer oder thermischer Reizung (Triggern, Eis, Wärme) erfolgt die Behandlung zunächst mit passiver Durchbewegung, wobei der Patient kontinuierlich und intensiv zur entsprechenden Willkürmotorik aufzufordern ist. Sobald *minimale willkürliche Äußerungen* zu sehen sind, müssen die passiven Bewegungen auch hier entsprechend den oben angegebenen Richtlinien in den Hintergrund treten.

Die beschriebene *Schienenversorgung* verhütet auch bei schlaffen Paresen Gelenkveränderungen durch pathologische Gelenkstellungen. Allerdings dürfen diese Schienen nur zeitweise angelegt werden, um die Entwicklung der Willkürmotorik nicht zu behindern.

Immer wieder ist nach Abnahme der Schienen der *Grad der Willkürmotorik* zu prüfen und möglichst zu verbessern.

Zur Behandlung der schlaffen Lähmung kommen neben den krankengymnastischen Ansätzen auch eine gezielte Elektrotherapie und taktile sensible Stimulation durch Wärme oder Eis in Frage.

Wichtige Elemente bei der Behandlung der schlaffen Lähmung sind:
- Tonusaufbau,
- Stabilität der Gelenke,
- Willkürmotorik,
- Elektrotherapie,
- sensible Stimulation.

12.7.4
Zusammenfassung

Ziel aller Behandlungsansätze ist parallel zum Abbau pathologischer Haltungsreflexe die frühzeitige Anbahnung der Willkürmotorik in den oberen und unteren Extremitäten und dem Rumpf (= selbständiges Greifen, Stehen und Gehen). Dadurch unterscheidet sich die Therapie in der Remissionsphase erworbener Hirnschäden von den sonst üblichen krankengymnastischen Methoden zur Behandlung angeborener zentraler Bewegungsstörungen und Paresen. !

■ **Praxis-Tip**
Vor allem der Aufbau von Motorik und Koordination in den oberen Extremitäten und dem Rumpf und die zunehmende Mobilität erlauben, neben verbesserter lebenspraktischer Selbständigkeit parallel die neuropädagogische Therapie mit den notwendigen Schreibübungen und das objektbezogene Handeln in Arbeitstherapie und Hauswirtschaft schon in dieser Phase gezielt durchzuführen, um damit die intellektuelle, kognitive und motorische Situation und das Verhalten des Patienten entscheidend zu bessern.

Das aktive Gehvermögen, notfalls auch mit Unterstützung von Gehhilfen, fördert deutlich Wachheit, Antrieb, Orientierung, Motorik, körperliche und geistige Belastbarkeit und den vegetativen Status. Die Befürchtung, daß es bei zu frühem Aufbau der Willkürmotorik zur Verstärkung des pathologischen Bewegungsmusters kommt, läßt sich bei unserem Patientengut nicht bestätigen. Im Gegenteil kann immer wieder beobachtet werden, daß durch die zunehmende aktive Bewegung ein Rückgang der spastischen Tonuserhöhung sowie die zunehmende Beherrschung des pathologischen Reflexverhaltens zu beobachten sind.

Frühzeitig sollte eine antispastische Medikation mit Baclofen intrathekal oder Dysport erfolgen. !
Cave:
- Überdosierung des Baclofen,

! • ausgeprägte Muskelatrophie bei wiederholter Gabe von Dysport (= bleibende irreversible Paresen).

Probleme bereiten besonders *Koordinationsstörungen* im Bereich des Rumpfes, des Kopfes und der Extremitäten. Hier sind die Behandlungsergebnisse weniger zufriedenstellend als bei spastischen Zustandsbildern.

Bilaterale Bewegungsübungen sollten auch in der Krankengymnastik nur bei völligem *Fehlen der Willkürmotorik* im Bereich der oberen Extremitäten oder bei ausgeprägten *Neglectsymptomen* durchgeführt werden. In diesen Fällen ist es für den Erfolg der Therapie noch günstiger, wenn anstelle der *bilateralen Therapie* der *Therapeut selbst* die gestörte Hand führt.

! Ein zeitlich ausgedehntes bilaterales Arbeiten fördert die Unterdrückung im gelähmten Arm und führt bei vielen Patienten zu einem mangelnden Einsatz der geschädigten Extremität.

■ **Praxis-Tip**
In der Krankengymnastik ist der Zugang über alle *Sinnesmodalitäten* notwendig. Nach Ansprache, visuellem Kontakt, Erklären und Demonstrieren werden die Übungen unter Anleitung durchgeführt. Durch vorsichtiges zurückhaltendes motorisches Führen der Extremität in die gewünschte Bewegungsrichtung wird sowohl die Oberflächen- als auch die Tiefensensibilität aktiviert. Ein *Unterfordern* durch zu ausgeprägtes Führen ist jedoch zu vermeiden. *Kälte- und Wärmereize* können die Motorik zusätzlich aktivieren.

Der Einsatz von Sensibilitätsreizen in der Krankengymnastik steht jedoch nicht im Vordergrund und darf nicht als Ersatz für die Entwicklung der aktiven Willkürmotorik gesehen werden.

! Auch in der Krankengymnastik gilt: Aktivität vor Passivität!

12.8
Neuropädagogische Therapie

12.8.1
Grundlagen und Ziele der Behandlung

Befolgt der Patient sicher und reproduzierbar die beschriebenen einfachen Abläufe der beginnenden Remissionsphase, schließen sich weitere aufbauende Übungen an.

! Ziel ist eine stufenweise Wiederherstellung der Funktionssysteme von Bewußtsein, Intellekt, Kognition, Affektivität und Motorik sowie Reaktivierung grundlegender Fähigkeit des Lese-/Schreibvermögens sowie der Sprachwiedergabe und des Sprachverständnisses, weiterhin einfache objektbezogene Handlungen im arbeitstherapeutischen und Hauswirtschaftsbereich.

Dem Behandler zeigen sich globale Ausfälle der Hirnleistungen und der körperlichen Fähigkeiten, so daß Teilleistungsstörungen der Hirnfunktion nicht sicher abgegrenzt werden können.

■ Praxis-Tip

Erschwert wird das Krankheitsbild durch die bestehenden Einschränkungen von Wahrnehmungs- und Handlungsfähigkeit, die häufig nur kurzzeitig die Mitarbeit des Patienten zulassen und damit zusätzlich die mögliche Qualität und Quantität der zu erbringenden Leistungen beeinflussen.

Fehlende, unzureichende, aber auch zu komplexe Anweisungen, die der *Patient nicht verstehen und umsetzen kann,* lassen ihn schnell in seine Antriebslosigkeit zurückfallen. Gezielte Handlungen können dann nicht mehr durchgeführt werden. Im Verlauf der Therapie bedarf es ständiger wiederholter Aktivierung, wobei noch einmal auf die Notwendigkeit der möglichst gleichzeitigen optischen, akustischen und taktilen Zugänge hingewiesen werden muß.

Die Aktivierung erfolgt in der beschriebenen Weise: vorbereitende Ansprache, Sichtkontakt, Erklärung, Kommentar bei der Durchführung und zunehmend rückläufige Hilfen.

Bei noch nicht ausreichender *Willkürmotorik* muß das *Übungsmaterial* angereicht werden, oder Arm und Hand des Patienten werden unterstützt und geführt. *Führen* ist nicht im Sinne der taktil-kinästhetischen Therapie gemeint, sondern Unterstützen der selbständigen Handlung. Bei allen Tätigkeiten muß der Patient zur Sprachanbahnung und Sprachwiedergabe angehalten werden.

Wegen der oft massiv eingeschränkten Informationsverarbeitung und Wahrnehmungsfähigkeit, den bestehenden Minderungen von Konzentration, Belastbarkeit und Aufmerksamkeit sollte der Therapeut darauf achten, daß nur das benötigte Material auf dem Übungstisch liegt und für den Patienten auch leicht übersehbar und erreichbar ist.

In allen Entwicklungsstufen kommt es auf die Fähigkeit des mit dem Krankheitsbild erfahrenen und neuropädagogisch ausgebildeten Therapeuten an, den Patienten an die zu *erbringende Leistungsgrenze* heranzuführen, aber auch durch mehrfache *Methodenwechsel* während der Therapie den stark eingeschränkten *kognitiven* und *motorischen Fähigkeiten* Rechnung zu tragen. Die Erfahrung hat gezeigt, daß eine *Unterforderung* des Patienten ebensowenig der Leistung förderlich ist und demotivierend wirkt wie eine dauernde *Überforderung.* !

Deshalb müssen Lese-, Rechen- und Schreibübungen, ähnlich gelagerte Aufgaben am Computer, Schulung der Wahrnehmung sowie Greif- und Schwungübungen zur Verbesserung der Motorik innerhalb einer *Therapiestunde* oder eines *Therapietages* sinnvoll wechseln.

Des weiteren sind Art und Ziel der Therapie klar zu definieren:
- Die intellektuell-kognitive Therapie sollte didaktisch aufgebaut sein und pädagogischen Grundsätzen entsprechen.
- Der Patient muß durch Inhalt und Ablauf der Therapie motiviert werden.

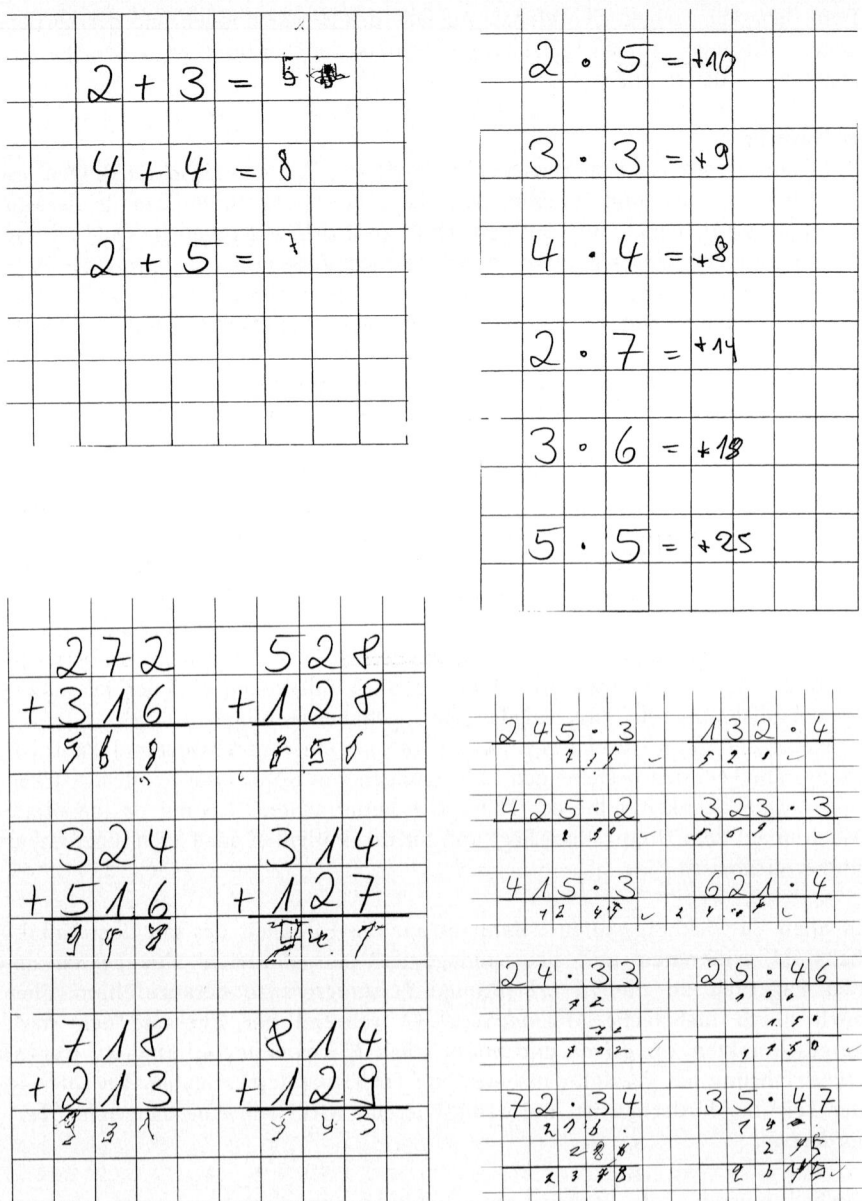

Abb. 12.14. Querschnitt durch den Therapieverlauf bei einem Patienten. Es ist zu erkennen, wie die Leistungen in bezug auf Schweregrad, Größe der Schrift und Menge der gelösten Aufgaben über die Zeit stark zunehmen

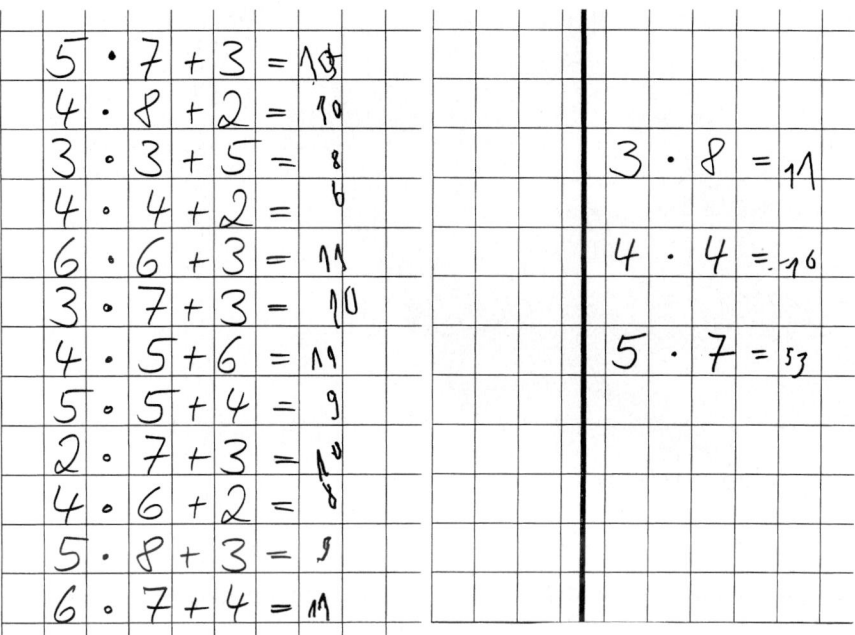

Abb. 12.15. Patient mit einem Gesichtsfeldausfall nach links. Der Patient beachtete die vorgestellte Multiplikation nicht. Er sieht und rechnet nur die Additionsaufgaben. Als Hilfe wurde der Anfang der Aufgaben mit einer deutlichen Linie markiert. Außerdem wurden auf der re. Bildseite Zahlen und Rechenzeiten nicht beachtet

- Der Rückgriff auf Altwissen bringt durch Aktivierung gespeicherter Strukturen den Patienten in einen Zustand verbesserter Wahrnehmungs- und Handlungsfähigkeit.
- Der Therapeut muß laufend die Leistung kontrollieren können.
- Durch die Auswahl der Therapieansätze sollte ein möglichst breites Spektrum der gestörten Fähigkeiten angesprochen werden.
- Frühzeitige Reaktivierung von Lese-, Schreib-, Rechenfähigkeit sowie objektbezogenen Handlungen sind entscheidende Vorbedingung für erfolgreiche schulisch-berufliche Rehabilitation (Abb. 12.14 und 12.15).

12.8.2
Einfache handlungsorientierte Leistungen

Farben – Formen – Bilder
Zunächst ist es notwendig, einfache *Wahrnehmungs- und Handlungsübungen* durchzuführen. Der Patient wird angeregt, *Steckhölzer, Steckscheiben* oder *Kugeln* von Steckvorrichtungen aus Vertiefungen zu *erkennen* und zu *entnehmen* und anschließend *zurückzuordnen*. Vor allem das Zurückordnen erfordert schon eine zielgerichtete Motorik (Abb. 12.16).

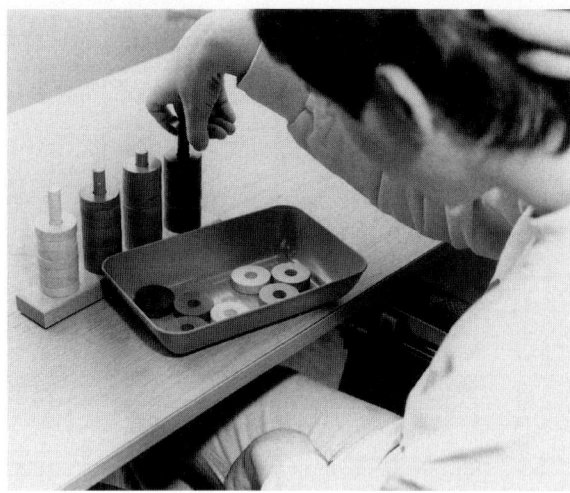

Abb. 12.16. Sobald der Patient in der Lage ist einfache Wahrnehmungs- und Handlungsübungen wie die dargestellte Zuordnung von Steckscheiben durchzuführen, müssen sich zügig weitere Übungen mit der notwendigen Leistungssteigerung anschließen

Schwerer wird die Zuordnung nach *Farben* (Grundfarben) oder einfachen *Formen* wie Kreis, Dreieck und Rechteck.

Erlaubt die bestehende spastische oder ataktische Funktionsstörung noch *kein gezieltes Greifen*, wird der Patient aufgefordert, eine bestimmte Grundfarbe, einfache Formen, allgemein bekannte Gegenstände oder Körperteile zu *fixieren* oder zu *zeigen*.

Diese Übungen setzen schon ein gewisses Maß an Sprachverständnis und visueller Wahrnehmung voraus.

Sobald diese einfachsten Aufgaben ausgeführt werden, kann deren *Schwierigkeitsgrad gesteigert* werden. Dies geschieht durch Erweiterung der dargebotenen Informationen. So wird dem Patienten das gleiche Material in einer *erweiterten Anzahl an Farben oder Formen* angeboten. Diese sollen nun gleichzeitig beachtet und zugeordnet werden. Weiterhin können einfache Formen zu einem Ganzen zusammengelegt werden. Bei den bestehenden motorischen Störungen ist es notwendig, Material mit *Greifhilfen* zu verwenden.

Als weitere Steigerung soll der Patient *einfache Bilder* erkennen, nach *Aufforderung* zeigen und einander *zuordnen* können. Anfangs ist die Auswahl des Bildmaterials auf vergrößerte, optisch eindeutig erkennbare Gegenstände zu beschränken (ein Haus, ein Auto, ein Ball), die auch vom Lautbild einfach und verständlich sind (Abb. 12.17).

■ **Praxis-Tip**

Wegen der stark reduzierten Wahrnehmungs- und Informationsverarbeitung des Patienten werden in dieser Phase nicht mehr als 3 Bilder angeboten werden. Zur Therapie können Fotokarten eingesetzt werden, ferner vergrößerte Kopien von einfachen Darstellungen aus dem täglichen Umfeld des Patienten oder Bild-Bild-Zuordnungen im Lesetrainer.

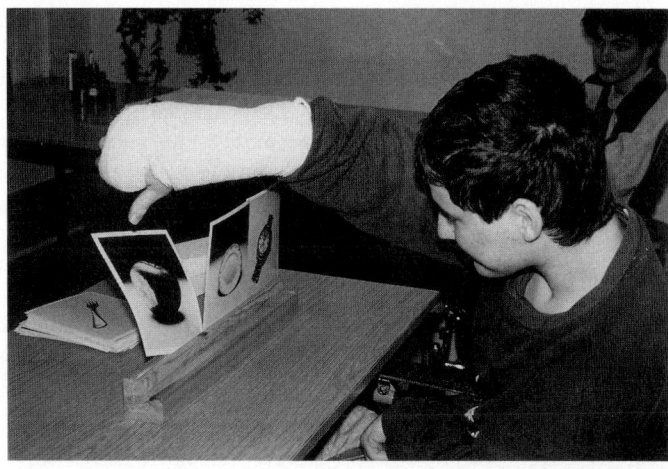

Abb. 12.17. Als Steigerung der Anforderungen sollen durch den Patienten Bilder mit Gegenständen des täglichen Lebens erkannt und nach verbaler Aufforderung gezeigt werden. Trotz des zirkulären Redressionsgipses wegen erheblicher Fehlstellung des rechten Handgelenkes und der Fingergrundgelenke (siehe Abb. 11.6) setzt der Patient die rechte Führungshand ein

Bei diesen Übungen muß immer mit einem bestehenden *Gesichtsfeldausfall* gerechnet werden. Hinweise darauf sind konstant *fehlende Aufgabenausschnitte* oder Nichtbeachten des jeweils gleichen Bereichs des Übungstisches. In diesem Fall muß geprüft werden, in welchem Bereich die Aufgaben darzubieten sind, um dem Patienten ein tatsächliches Fixieren zu erlauben.

Bei vermuteter oder nachgewiesener Einschränkung des visuellen Systems ist der frühzeitige Einsatz der speziellen computergesteuerten Therapie notwendig.

Zahl – Menge – Wort

■ **Praxis-Tip**
Werden *Farben, Formen* und *einfache Bilder* sicher erkannt und zugeordnet, können Aufgaben aus dem abstrakten Bereich durchgeführt werden wie das Erkennen und Benennen von Zahlen, Buchstaben und kurzen Wörtern.

Wegen der beschriebenen globalen *Hirnleistungsdefizite* mit ausgeprägter Senkung der Wahrnehmung, Auffassung und Informationsverarbeitung bei eingeschränkter Handlungsfähigkeit sollten stets in der Größe *überdimensionierte* und stark *vereinfachte* Darstellungen zum Einsatz kommen. Große Zahlen aus Holz oder Kunststoff oder übergroß aufgeschriebene Zahlen können jetzt vom Patienten nach Aufforderung gezeigt werden. Auch können verschieden große und dicke Legeplättchen mit Zahlenaufschriften, abhängig von den motorischen Fähigkeiten, zugeordnet werden. Greifhilfen erleichtern die Therapie. Ergänzend werden jetzt spezielle Computerprogramme mit der später beschriebenen Sondertastatur eingesetzt.

Als weitere Steigerung sollen *Zahlen* einer *bestimmten Menge* entsprechend einer Vorlage (einfache Symbole wie Punkte oder einfache Zeichen) aneinander angelegt werden. Zunächst wird dies wahrscheinlich nur bei einer Menge bis zur Zahl 5 möglich sein.

Das *Erkennen von Begriffen*, die anfangs ein- oder höchstens zweisilbig sind, stellt schon eine größere Anforderung an die *Wahrnehmung* und an das *Lesesinnverständnis* dar, vor allem, wenn diese dem entsprechenden Bild zugeordnet werden sollen. Diese Übungen werden mit Bild- und Wortkarten durchgeführt, ferner am PC mit Multiple-choice-Antworten oder durch Schreibversuche ohne oder mit geeigneten Schreibhilfen.

Kurze Wörter mit einem fehlenden Buchstaben werden in großer Schrift aufgeschrieben oder mit Großbuchstaben gelegt. Der Patient soll dann den *fehlenden*

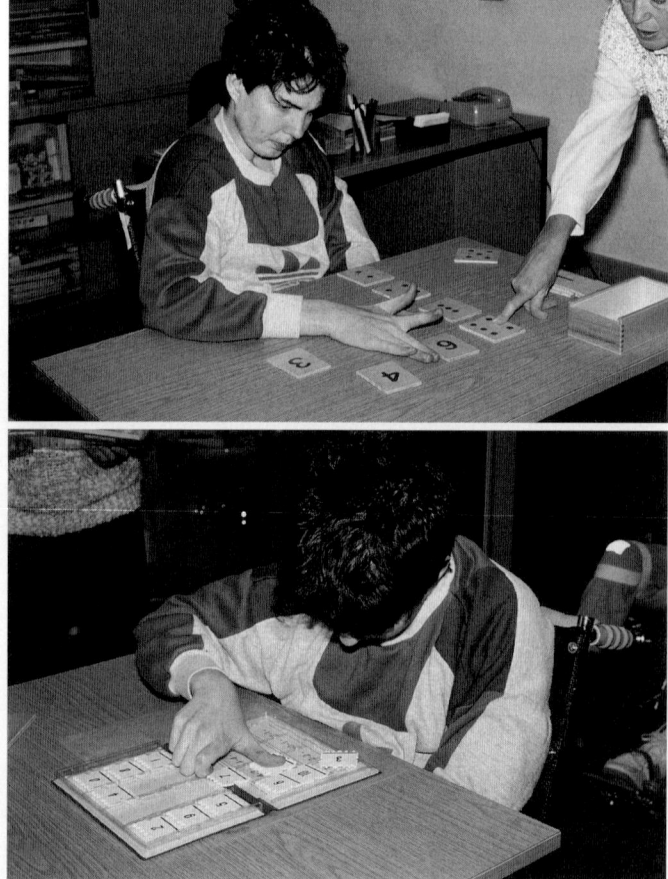

Abb. 12.18 a, b. Der Patient führt einfache Rechenaufgaben mit Hilfe von Therapiematerialen in vergrößerter und vereinfachter Darstellung durch. Die notwendige und gezielte, aber zurückhaltende Hilfe des Therapeuten ist weiter unumgänglich

Buchstaben durch Zeigen oder Anstreichen aus einer kleinen Buchstabenauswahl ergänzen.

In einer weiteren Übung liegen die entsprechenden *Buchstaben ungeordnet* vor dem Patienten. Dieser wird aufgefordert, ein *sinnvolles Wort* hieraus zusammenzusetzen. Für diese Aufgabe eignen sich der Vorname des Patienten oder andere einfache kurze Begriffe. Zur Erleichterung kann das *Bild des Wortes* vorgegeben werden.

Das *Zahlenerkennen* wird jetzt zu *kleinen Rechenaufgaben* genutzt. Zunächst sind es Additionsaufgaben im Zahlenbereich bis 10, die dem Patienten dargeboten und von ihm auch gelöst werden können. Je übersichtlicher die Aufgaben angeordnet werden, desto eher ist ein Erfolg zu erwarten (Abb. 12.18).

Unter Berücksichtigung der motorischen Fähigkeiten des Patienten werden Aufgaben aus großen Zahlen zusammengestellt. Der Patient muß aus einer *Auswahl von Ergebnissen* die richtige Lösung heraussuchen, diese zeigen oder sie bei aufgeschriebenen Aufgaben anstreichen (Abb. 12.19).

Sobald jedoch die *motorischen Fähigkeiten* der Führungshand zum *Schreiben* ausreichen, werden die weiteren Übungen schriftlich durchgeführt, bei verminderter motorischer Belastbarkeit im Wechsel mit den vorher beschriebenen Behandlungsmethoden (Abb. 12.20).

Bei allen therapeutischen Übungen ist auf die Anbahnung von Sprachverständnis und Sprachwiedergabe zu achten.   **!**

Hierzu gehören einfache Aufforderungen und Fragen mit zunächst reduziertem Informationsgehalt. Diese sollten so gestellt werden, daß Antworten mit Kopfbewegungen, später mit „Ja" oder „Nein" erfolgen können.

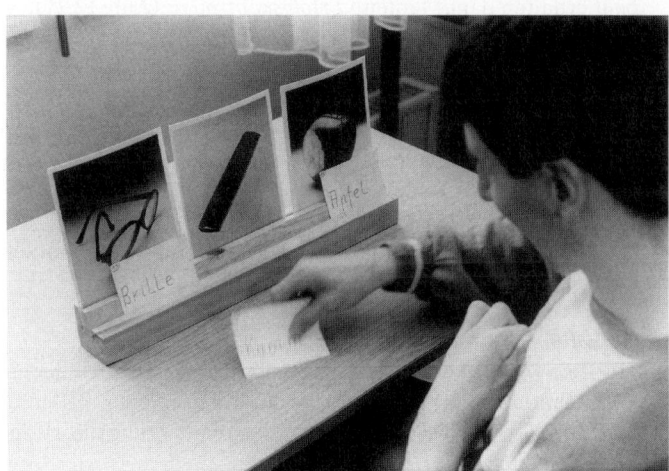

Abb. 12.19. Übungen zur visuellen Wahrnehmung und zum Lesesinnverständnis. Die geschriebenen Wörter sollen von dem Patienten den entsprechenden bildhaft dargestellten Gegenständen zugeordnet werden

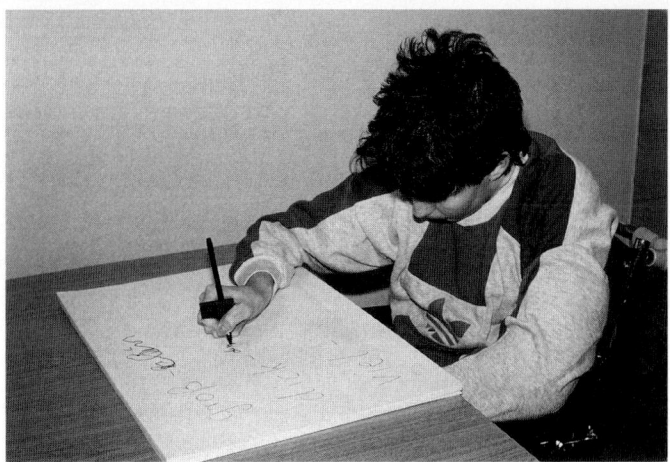

Abb. 12.20. Frühzeitige Schreibversuche unter Einsatz der paretischen und ataktisch gestörten Führungshand sind für das weitere Fortkommen unumgänglich. Sie sind Voraussetzung für die weitere gezielte schulisch-berufliche Rehabilitation sowie die erfolgreiche soziale Wiedereingliederung

Motorische Schreibstörungen

■ Praxis-Tip

Bei einer ausgeprägten motorischen Störung mit fehlendem *Schreibvermögen* bieten *Rechen- und Lesetrainer* oder PC mit *Großfeldtastatur* und entsprechenden Programmen weitere Therapiemöglichkeiten. Hier werden Ergebnisse oder Bildplättchen auf vorgegebene Aufgaben und Worte gelegt. Bei richtigen Ergebnissen passen die Verzahnungen der Plättchen ineinander. Patient und Therapeut erhalten damit laufend *Erfolgskontrollen* (Abb. 12.21).

Die käuflichen Exemplare, die bis zu 50 Aufgaben enthalten, *überfordern* häufig den Patienten. Durch *Abdecken* von Aufgaben und *Heraussuchen* der passenden Ergebnisplättchen muß für den Patienten ein *überschaubarer Bereich* herausgegriffen werden. Solche Materialien werden z. T. von den Therapeuten selbst hergestellt, oder käufliche Übungsmaterialien werden entsprechend den Anforderungen des Patienten modifiziert (Abb. 12.22).

Auch hier ist konsequent darauf zu achten, daß der Patient die *Führungshand* gezielt einsetzt und nicht auf die gesunde Seite ausweicht.

■ Praxis-Tip

Frühzeitige Anbahnung der Motorik, auch bei noch nicht sehr ausgeprägter Willkürmotorik der Führungshand, fördert in allen Fällen deren weiteren Ausbau. Die Vernachlässigung der aktiven Bewegung führt zu bleibenden Funktionsverlusten.

Läßt die Motorik der *Führungshand* noch kein Schreiben zu und sind deswegen intellektuelle Übungen noch nicht schriftlich durchführbar, werden bei *Konzentrations-*

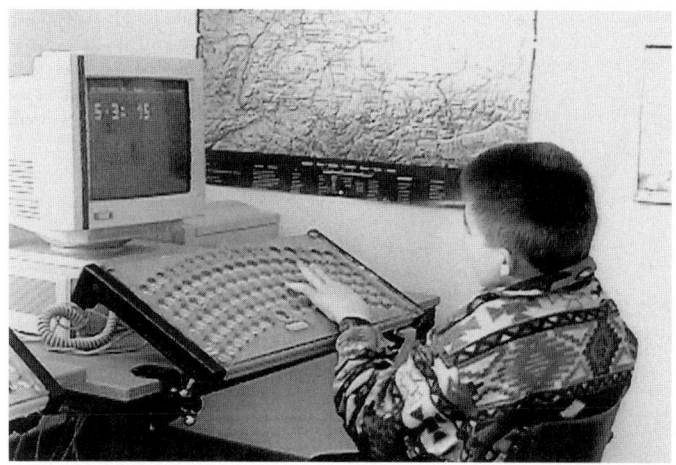

Abb. 12.21. Computer mit spezieller Software und geeigneter Großfeldtastatur sind eine entscheidende Ergänzung der therapeutischen Möglichkeiten bei Patienten mit ausgeprägten motorischen Störungen

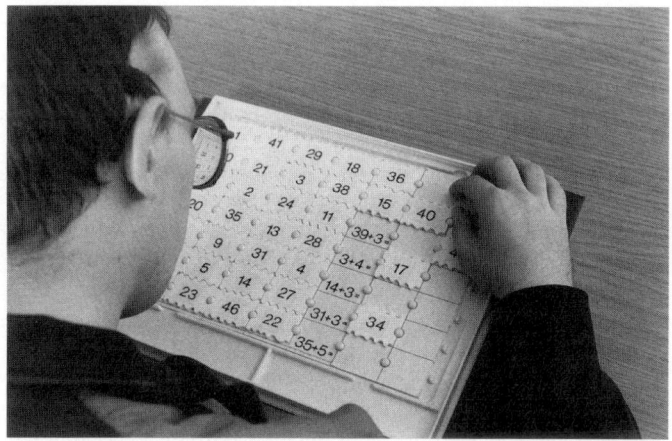

Abb. 12.22. Rechentrainer erleichtern bei stark eingeschränktem Schreibvermögen die Therapie

abfällen während der Therapiestunde *Schwung- oder Greifübungen* mit der bewegungsgestörten Hand bei gleichzeitigem Training der visuellen Wahrnehmung durchgeführt. Es kommen hier wieder die farbigen Steckhölzer, verschiedene Formen mit Greifvorrichtungen oder die beschriebenen Übungsmaterialien in Betracht (Abb. 12.23).

Eine wichtige therapeutische Hilfe ist der Einsatz von Computern mit entsprechender Tastatur und spezieller Software.   **!**

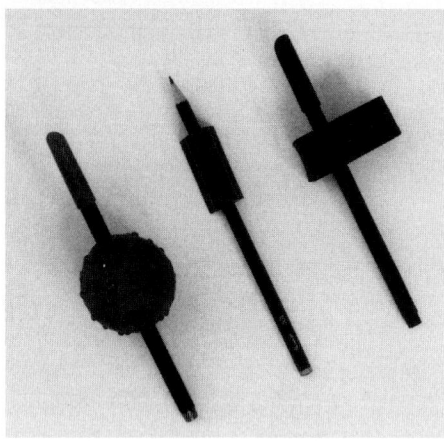

Abb. 12.23. Geeignete Schreibhilfen sichern die Führung des Stiftes. Eine Umstellung auf die kontralaterale Seite darf nur in Ausnahmefällen unter Beachtung von strengen Kriterien erfolgen

Häufig sind die Patienten erst mit dieser technischen Hilfe in der Lage, entsprechend qualifizierte, *kognitive,* aber auch *schulisch-pädagogische* Leistungen zu erbringen.

Mimik und Sprache

Mit zunehmender intellektueller und motorischer Entwicklung ist der Patient in der Lage, *differenziertere* und *situationsgerechte mimische Äußerungen* zu erbringen. Er wird lachen oder weinen, so wie die Situation es erfordert.

In dieser Entwicklungsstufe wird die *Sprachformung* einsetzen, wenn keine *Störung des Sprechvermögens* vorliegt. Der Patient antwortet zunächst auf Fragen mit adäquaten Kopfbewegungen.

Danach wird er zunächst nur *stimmlos einsilbige* Worte formen können wie „ja", „nein" oder „hallo". Dann bekommt er langsam eine *tragfähige Stimme,* wobei die Entwicklung über den *Einwortsatz* zum *Mehrwortsatz* geht.

■ **Praxis-Tip**
Der Patient wird wahrscheinlich zunächst nur nach Aufforderung sprechen. Deshalb ist er häufig anzusprechen und zur Wiedergabe aufzufordern. Ein guter Anreiz ist das Lesen vorgelegter Aufgaben.

Ein besonderes Augenmerk gilt der frühzeitigen Erfassung von *sensorischen* oder *sensomotorischen Aphasien* sowie *dysarthrischen Sprachstörungen.* Eine genaue *Diagnose,* ob und welche Form einer aphasischen Störung besteht, läßt sich in diesem frühen Stadium nicht sicher stellen.

■ **Praxis-Tip**
Der Schluß, daß der nicht sprechende Patient zwangsläufig eine aphasische Störung aufweist, ist nicht zulässig.

Entsprechende Untersuchungen, wie etwa der Aachener Aphasietest oder der Token-Test, können wegen der deutlichen intellektuellen und allgemein eingeschränkten Hirnleistung nur bedingt durchgeführt werden, so daß eine eindeutige diagnostische Hilfe nicht erwartet werden kann.

12.8.3
Spezifische Therapie der Hirnleistungsstörungen

■ **Praxis-Tip**

Ein wesentlicher Gesichtspunkt bei der Behandlung von Patienten nach Schädel-Hirn-Verletzungen besteht darin, daß in der Regel eine schulische oder berufliche Wiedereingliederung angestrebt werden muß.

Eine frühzeitige spezifische Therapie mit grundlegenden (basalen) Übungen, besonders in den Fächern *Mathematik* und *Deutsch*, bietet eine gute Grundlage für die späteren weiterführenden schulischen und beruflichen Therapiemaßnahmen. Dieser Ansatz entspricht auch den *Wünschen der Patienten*, die ihre Defizite im Lesen, Schreiben und Rechnen klar erkennen und die *früher beherrschten Fähigkeiten wiedererlernen möchten*. **!**

■ **Praxis-Tip**

Die Erfahrung hat gezeigt, daß mit der schulisch-pädagogisch geführten Therapie nicht nur das spezifische schulische Altwissen, sondern auch die bestehenden Teilleistungsstörungen wie Minderung der Konzentration, Auffassung, Wahrnehmung, Denkfähigkeit, das neu- und mittelfristige Gedächtnis und die Umstellungsfähigkeit behandelt werden können.

Wenn die *Ausfälle* zunächst auch als *globales Bild* imponieren, differenzieren sie sich doch im Verlauf der Therapie zu abgrenzbaren Mustern, die mit den dargelegten Methoden erfolgreich behandelt werden können. Der *Inhalt der neuropädagogischen Frühförderung* in *Deutsch* und *Mathematik* bezieht sich auf den *Lehrstoff der Grundschule*.

■ **Praxis-Tip**

Da die Patienten nicht Neulerner sind, sondern Schüler, Jugendliche und junge Erwachsene während und nach der Schul- und Lehrzeit, müssen sie möglichst nahe an ihren jeweiligen vorherigen Wissensstand herangeführt werden.

Vom didaktischen Aufbau her können die Aufgaben *nicht direkt* aus den *Schulbüchern* übernommen werden, da sie in ihrer *kindgerechten Darstellungsweise* nicht dem heranwachsenden und erwachsenen Patienten angemessen sind. Sie sind meist in *kleiner Schrift* gedruckt und enthalten zu *viele Informationen*, die der Patient häufig nicht ausreichend visuell wahrnehmen und danach erfolgreich verarbeiten kann. Deshalb werden die Aufgaben in der pädagogisch geführten Therapie stark *strukturiert, vergrößert* und *individuell* auf die *Fähigkeiten* des einzelnen Patienten angepaßt.

Notwendig ist nicht ein schematisches, sondern ein individuelles Vorgehen nach dem Störungsbild und den erreichten Fortschritten. Viele Patienten durchlaufen eine Therapieeinheit über Tage oder Woche, machen Sprünge in der Entwicklung sowohl positiv als auch negativ. Diese müssen bei der jeweiligen Therapieplanung berücksichtigt werden.

■ **Praxis-Tip**

Als Grundlage dienen Material aus dem Primarbereich der Schule, der Sonderpädagogik und weiteren pädagogischen Förderprogrammen. Bei der Herstellung helfen *Vergrößerungskopierer* sowie unterschiedlich *breit liniierte und
karierte Übungsblätter* und speziell auf die Ausfälle der Patienten erarbeitete
Computerprogramme mit geeigneten Sensoren.

Mathematik

Inhaltlich wird im Bereich Mathematik – wie schon erwähnt – Grundschullehrstoff
wiedererarbeitet. Neben den *intellektuellen und kognitiven* Ausfällen der Patienten
müssen jedoch die zusätzlichen *Störungen der Handmotorik* berücksichtigt werden. Diese erfordern die schon beschriebenen Therapiematerialien, die dem Störungsbild des einzelnen Patienten individuell anzupassen sind. Zunächst werden
die *Grundrechenarten mündlich* erarbeitet.

Mündliche Grundrechenarten. Die erste Rechenübung wird mit der Aufforderung beginnen, eine bestimmte Anzahl von Fingern zu zeigen. Hieraus wird eine Rechnung
entwickelt, z.B. wieviel 2 und 3 Finger sind. Auch bei starker Einschränkung des
Sprachverständnisses wird es dem Patienten möglich sein, einfache *Additionsaufgaben* im Zahlenbereich bis 5 durch Zeigen der entsprechenden Anzahl von Fingern zu
lösen. Anschließend erfolgt die Erweiterung des Zahlenbereiches bis 10.

Abhängig von seinen Fähigkeiten löst der Patient die Aufgaben durch *Zeigen der
Ergebnisse* aus einer Anzahl von Zahlen, Zuordnungen von entsprechenden Ergebnisplättchen, durch *Eingabe am Computer,* mündlich oder schriftlich.

Die nächste Schwierigkeitsstufe ist die *Subtraktion* im Zahlenraum bis 10. Danach erweitert sich der Zahlenraum für die mündliche Addition und Subtraktion
bis 20. Die Aufgaben werden zunächst ohne *Stellenüberschreitung* erarbeitet. Wenn
der Patient dies sicher beherrscht, werden Aufgaben mit Stellenüberschreitung gestellt (8 + 5 oder 13 – 5).

Anschließend können *Addition und Subtraktion* zunächst mit einstelligen Summanden oder Subtrahenden ohne Stellenüberschreitung im *Zahlenbereich bis 100*
erarbeitet werden (25 + 3 oder 28 – 4). Dann erfolgen Aufgaben mit Stellenüberschreitung (25 – 8) und schließlich mit zweistelligen Summanden und Subtrahenden ohne Stellenüberschreitung (48 – 16).

Addieren und Subtrahieren mit zweistelligen Summanden oder Subtrahenden
mit Stellenüberschreitung fällt den meisten Patienten sehr schwer (27 + 36 oder
43 – 26). Hier müssen Zwischenergebnisse gemerkt werden, was für viele Patienten
von seiten des Konzentrationsvermögens und des kurz- und mittelfristigen Gedächtnisses anfangs nur schwer möglich ist.

Die mündliche Erarbeitung der *Multiplikation* und *Division* im kleinen Einmaleins wird zunächst in niedrigen Zahlenbereichen bis 20 geübt. Eventuell muß das
kleine Einmaleins zuerst in der Reihe und später vermischt geübt werden. Beherrscht der Patient das kleine Einmaleins, können Multiplikand oder Multiplikator
und Divisor zweistellig und der Dividend auch dreistellig werden (25 : 3 oder 65 : 13
oder 126 : 6). Außerdem können aus den *Grundrechenarten zusammengesetzte Aufgaben* gestellt werden (3 · 7 + 8 oder 63 : 7 – 9). Hier treten oft Fehler infolge verges-
sener Zwischenergebnisse auf.

Wichtig ist auch, die Division mit Rest zu trainieren, da dies die Voraussetzung für die spätere schriftliche Division bedeutet (17 : 5).

Bei der Bearbeitung der *Grundrechenarten* werden dem Patienten die Aufgaben, abhängig von seinen Fähigkeiten (Motorik und Wahrnehmung), auf *Aufgabenblättern* mit verschieden großen Unterteilungen vorgeschrieben. Hiermit wird erreicht, daß der Patient mehr Aufgaben in einer Therapieeinheit lösen kann. Das Abschreiben würde bei der noch stark *verlangsamten* und *oft gestörten visuellen Auffassung zu Fehlern führen*. Weiterhin können viele Patienten zunächst nur *große Zahlen* lesen, oft sind sie auch nur in der Lage, 1 oder höchstens 3–5 Aufgaben gleichzeitig zu übersehen und dann zu bewältigen.

Hinzu kommt noch die bei den meisten Patienten bestehende ausgeprägte Störung der Willkürmotorik, die das Lesen der durch den Patienten selbst geschriebenen Zahlen oft erschwert bis unmöglich macht. Die hierdurch bewirkten falschen Ergebnisse verunsichern den Patienten sehr. Die am häufigsten beobachteten Fehler sind das *Vertauschen* von Zahlen, vor allem beim Aufschreiben der Lösung oder beim Eintippen der Ergebnisse am Computer. Zum Beispiel wird bei 5 · 7 nicht 35 geschrieben oder eingetippt, sondern 53. Vermutlich ist dieser Fehler in der deutschen Sprache begründet, die zuerst die 5 und dann *erst* die 3 nennt.

Schriftliche Grundrechenarten. Bei der Erarbeitung der schriftlichen Grundrechenarten muß der Patient in der Lage sein, zumindest mit *Schreibhilfen* und vergrößerten Blattunterteilungen Zahlen leserlich zu schreiben oder am *Computer* einzugeben. Zunächst wird die *Addition,* danach die *Subtraktion* geübt. Zur Einführung des Verfahrens werden Aufgaben zunächst ohne Stellenüberschreitung mit 2 Summanden oder 2 Subtrahenden gestellt (244 + 334). Es schließen sich Aufgaben mit Stellenüberschreitung an. Hier muß der Übertrag bei der Zehner-Überschreitung geübt werden. Viele Patienten haben dabei Probleme aufgrund der bestehenden Einschränkung der Konzentration und des Gedächtnisses.

Auch *Gesichtsfeldausfälle* machen sich gerade bei schriftlichen Arbeiten extrem bemerkbar. In der Regel werden die Aufgaben auf der *linken Blatthälfte* nicht beachtet, da die meisten Patienten mit Schädel-Hirn-Trauma Gesichtsfeldausfälle nach links aufweisen.

■ **Praxis-Tip**
Durch entsprechende Markierung des vorgeschriebenen Aufgabenblattes mit farbigen Strichen oder Hervorheben der Aufgaben und mündlichen Hinweisen gelingt es, auch die im Bereich des ausgefallenen Gesichtsfeldes stehenden Zahlen zu beachten und somit die Aufgaben zu lösen (siehe Abb. 12.15).

Voraussetzung für die schriftliche *Multiplikation* ist die sichere Beherrschung des kleinen Einmaleins. Zur Erarbeitung des Verfahrens wird zunächst mit einstelligem Multiplikator begonnen (45 · 3 oder 127 · 7) und die Übung schließlich mit zwei- und dreistelligen Zahlen (428 · 35 oder 676 · 135) erweitert.

Die meisten Fehler werden bei diesen Rechnungen durch *Gedächtnisstörungen* verursacht, indem die Behalteziffer nicht beachtet wird. Hier wirken sich auch vorhandene Wahrnehmungsstörungen stark aus, da ja die Lösungen in den Rechenkästen versetzt aufgeschrieben werden müssen.

Vor der schiftlichen *Division* müssen ebenfalls das kleine Einmaleins und die schriftliche Subtraktion sicher beherrscht werden. Der Patient erarbeitet zunächst Aufgaben ohne Rest mit einstelligem Divisor (685:5). Da die Rechenart genaue Schreibweise und Einhaltung der Rechenkästchen erfordert, haben auch hier Patienten mit visuellen Wahrnehmungsstörungen häufig Schwierigkeiten.

Die nächste Stufe beinhaltet Aufgaben mit Kommastellen und zweistelligem Divisor. Die Patienten müssen jetzt *Überschlagsrechnungen* vornehmen, so daß eine ungefähre Einschätzung des Ergebnisses erfolgt (Abb. 12.24).

Textaufgaben. Beherrscht der Patient sicher die schriftlichen Grundrechenarten, werden ihm in Texte eingekleidete Aufgaben vorgelegt, die Grundrechenarten be-

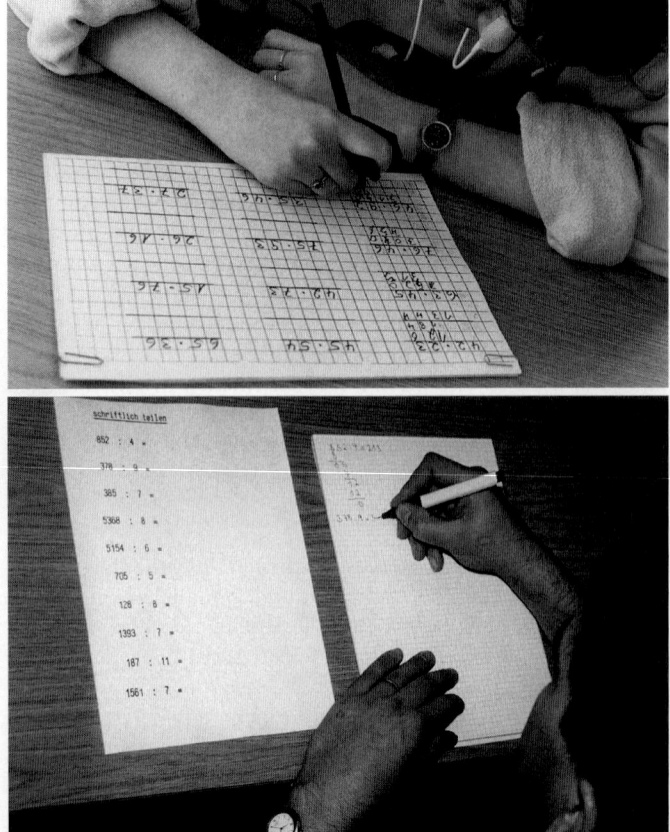

Abb. 12.24 a, b. Die schriftliche Multiplikation und Division im mehrstelligen Bereich stellt höhere Ansprüche an die intellektuell-kognitive Fähigkeit des Patienten. Innerhalb der Frührehabilitation muß diese Leistungsstufe jedoch zwingend erreicht werden

inhalten. Wir unterscheiden reine Zahlenaufgaben wie: „Welche Zahl erhalte ich, wenn ich den 7. Teil von 35 bilde?", von Aufgaben, die Alltagssituationen beinhalten.

Zunächst werden diese Aufgaben mit *einem Rechenschritt* verbunden sein wie: „Für 105 DM bekommt man 3 Kisten Äpfel. Wieviel kostet eine Kiste?" Aufgaben, die 2 Rechenschritte beinhalten, sind im Anforderungsgrad schwieriger: „Herr Meier kauft 4 Stühle für insgesamt 624 DM. Der Tisch ist 390 DM teurer als 1 Stuhl. Berechnen Sie den Preis des Tisches!"

Diese *Sachaufgaben* muß der Patient durchschauen und in eine mathematische Gleichung übertragen können. Es bedarf eines hohen Maßes an Flexibilität, um die Lösung der Aufgaben aus dem Textzusammenhang zu entnehmen.

■ Praxis-Tip

Zu üben sind die Umrechenarten von DM in Pfennig, also Geldwerte, Zeitumrechnungen wie Stunden in Minuten und Minuten in Sekunden, Zeitspannen von Tagen, Wochen, Monaten und Jahren, Längenmaße wie Kilometer, Meter, Dezimeter und Millimeter sowie Gewichte innerhalb der Einheit Kilogramm und Gramm.

Deutsch

Im Rahmen der pädagogischen Frühförderung umfaßt der Bereich Deutsch den Wiedererwerb und den Umgang mit der Sprache sowohl laut- als auch schriftsprachlich. !

Wie im Fach Mathematik entstammt das *Arbeitsmaterial dem sonderpädagogischen* und *Primärbereich* der Schule, den *schulischen Fördermaterialien* und *sprachtherapeutischen Übungsaufgaben*. Das Arbeitsmaterial wird ebenfalls entsprechend den Fähigkeiten und Störungsbildern der Patienten modifiziert und dem Therapieverlauf angepaßt.

Voraussetzung ist, daß Fähigkeiten wie *Wort-Bild-Zuordnungen, Sprechen* und *Lesen einfacher Worte* wiedererlernt sind. Weiterhin muß der Patient in der Lage sein zu schreiben, wenn auch mit Hilfe von Schreibhilfen oder verschieden breit linierten *Schreibblättern* oder dem *Computer* mit entsprechender Großfeldtastatur.

Wortebene. Danach ist eine Fortführung der Übungen auf der *Wortebene* möglich. Zu Themenkreisen sollen zunächst Worte gefunden werden. Der Patient soll Tiere, Städte, Sportarten, Berufe oder Nahrungsmittel aufschreiben oder zu vorgegebenen Buchstaben entsprechende Begriffe, z.B. Städte (A = Aachen, Amsterdam; D = Dortmund, Düsseldorf), nennen. Anfangs fallen den Patienten meist nur wenige Worte ein. Sie finden keine passenden Begriffe oder sie wiederholen die schon gefundenen Wörter.

Weitere Übungen auf der Wortebene zur *Wortfindung, Wortbildung* und *Wortgestalt* sind die Bildung von Gegensätzen, Reimwörtern (Haus/Maus), zusammengesetzten Nomen (Vogel/Vogelhaus), Wörtern mit entsprechenden Vor- und Nachsilben (ver-, vor-, -keit, -ung) oder sinnvollen Wörtern, in denen ein Buchstabe fehlt (H-nd, Vo-el). Weiterhin können Wörter aus einem „Buchstabensalat" gebildet werden, wobei zur Erleichterung der Übung dieses Wort einem bestimmten Themenkreis angehören sollte (Tiere: HEAS = Hase oder UAMS = Maus; Abb. 12.25).

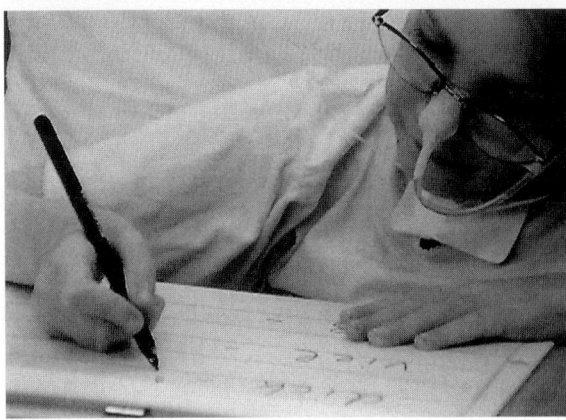

Abb. 12.25. Übungen auf der Wortebene wie das Finden von Gegenteilen sind Ziel der frührehabilitativen Behandlung im Bereich der Neuropädagogik

Anregungen zu entsprechenden Übungen findet man in den *LÜK-Heften*, in den *Heinevetter Grundschulprogrammen* oder in den Heften von *Ursula Lauster*.

Diese Übungen erfolgen mündlich und schriftlich, um die Sprechfähigkeit, die visuelle Wahrnehmung und die feinmotorische Koordination durch die Schrift zu trainieren.

Wenn der Therapeut bei der Erledigung dieser Aufgaben neben dem Patienten sitzt und zusätzlich *Strukturierungshilfen* gibt, bedeutet dies meist Stimulierung zu *erhöhter Aufmerksamkeit und Handlungsfähigkeit*. Hingegen gelingen Aufgaben, die der Patient *ohne entsprechende Anleitungen* bewältigen soll, meist nur in wesentlich *geringerem Umfang*.

Diese Hilfen müssen dann allmählich abgebaut werden, um den Patienten zu selbständigem Arbeiten anzuhalten.

Satzebene. Eine höhere Denkleistung erfordert sicherlich das Herstellen von *Sinnzusammenhängen* auf der Satzebene. Hier werden dem Patienten zunächst *einfache Lückensätze* vorgelegt, deren Schwierigkeit in der Komplexität gesteigert werden kann. Zur Vereinfachung bekommt er anfangs die *Zielwörter* noch vermischt vorgegeben. Schwieriger ist es, wenn die Sätze ohne Vorgabe vom Patienten selbständig vervollständigt werden müssen.

Eine andere Übung zur Bildung sinnvoller Sätze besteht darin, dem Patienten *Satzanfänge* und entsprechend *ungeordnete Satzenden* vorzugeben, die er dann im Multiple-choice-Verfahren richtig zuordnen soll.

Weitere Übungen, den Sinn eines Satzes inhaltlich zu erfassen, sind in der Reihenfolge vertauschte Wörter (singt, Vogel, der = der Vogel singt). Der Schwierigkeitsgrad steigert sich, wenn der Satz aus einer größeren Anzahl von Wörtern besteht (gehen, in, wir, die, Badeanstalt = wir gehen in die Badeanstalt).

Diese Aufgaben sind noch stark strukturiert, da das Wortmaterial vorgegeben ist. Eine höhere Anforderung an das Denkvermögen stellt das Verfassen *eigener Sätze*. Der Patient bekommt zunächst noch *Strukturierungshilfen*, indem der Satzanfang vorgegeben wird. Dies sind Hauptsätze, die durch einen Nebensatz logisch ergänzt werden sollen.

Eine weitere Übung, sinnentnehmendes Lesen und trainieren, ist das Erstellen von *Sätzen aus Reizwörtern*. Hier steigert sich der Schwierigkeitsgrad wieder nach der Anzahl der Wortvorgaben (pflücken – Apfel – Baum = ich pflücke den Apfel vom Baum; Sonntag – Freund – Film – Kino = ich habe am Sonntag mit meinem Freund einen lustigen Film im Kino gesehen). Werden diese Übungsaufgaben beherrscht, können anhand von *Situationsdarstellungen* auf Bildern eigene sinnvolle Sätze trainiert werden.

Textzusammenhänge. Um von der Satzebene in die Textebene einzusteigen, werden Sätze vorgegeben, die in ihrer Reihenfolge ungeordnet sind. Diese müssen vom Patienten in eine inhaltlich richtige Folge gebracht werden. Zunächst bietet man ihm nur wenige einfache und kurze Sätze an, die sich mit zunehmender Anzahl und Komplexität im Schwierigkeitsgrad steigern.

■ **Praxis-Tip**
Ein Beispiel einer einfachen Vorgabe ist: Ich halte an – Ich fahre auf eine Kreuzung zu – Die Ampel zeigt rot = 1. Ich fahre auf eine Kreuzung zu. 2. Die Ampel zeigt rot. 3. Ich halte an.

Eine weitere Steigerung im Erkennen von Sinn- und Handlungszusammenhängen, die zu einem Text zusammengesetzt werden sollen, ist das Erarbeiten von *Bildergeschichten*. Diese werden zunächst mit nicht mehr als 4 Bildern und einfachen Darstellungen dem Patienten geordnet angeboten.

Schwieriger wird es, wenn die Geschichte aus mehr als 4 Bildern besteht, die folgerichtig geordnet werden sollen, wobei bei der schriftlichen Bearbeitung enthaltene Pointen und Rückschlüsse zu beachten sind. *Freies Schreiben* übt der Patient schließlich am Entwickeln von Geschichten aus *Reizwörtern* (Sonntag – Sonne – Familie – Auto – Baggersee) oder Wörtern mit mehr informativem Inhalt (Herr Meier – gemütlich – Badewanne – klingelte – Haustür – schimpft – Handtuch – schnell – Haustür – zu spät – keiner da – Zettel), am Weiterführen *begonnener Geschichten*, an *Beschreibungen* (Tagesablauf, Lebenslauf), einfachen *Arbeitsanweisungen* (Spielbeschreibungen, Rezepte) und freien *Aufsatzthemen*.

Bei *Nacherzählungen* muß der Patient den Inhalt eines *kurzen Textes*, der auch im Schwierigkeitsgrad durch *Vermehrung des Informationsgehaltes* gesteigert werden kann, mit den wesentlichen Handlungselementen wiedergeben können. Dies setzt eine weitgehend intakte mittelfristige Gedächtnisleistung voraus und ist eine gute Übung zu deren Wiedererlangung.

Das gleiche gilt für Fragen, die zu einem *gelesenen Text* beantwortet werden sollen. Grundzüge der Handlung werden nach gründlichem Durchlesen eines Textes abgefragt. Zur Erleichterung können Multiple-choice-Aufgaben mit verschiedenen Antworten zum Ankreuzen angeboten werden.

Rechtschreibung. Aufgrund der anfangs gestörten Wahrnehmungs- und Konzentrationsfähigkeit kommt es häufig zu *Rechtschreibfehlern* durch Auslassen oder Wiederholen von Buchstaben, Silben oder auch ganzen Wörtern.

Es ist allerdings nicht Sinn der Therapie, schon vor dem Unfall bestehende Rechtschreibstörungen aufzuarbeiten. *Zeugnisse und Hefte aus der Schulzeit* geben über den prätraumatischen Leistungsstand Auskunft. Eine relativ große Anzahl von Patienten weist prätraumatisch ein gemindertes intellektuelles Niveau mit Lese- und Rechtschreibstörungen auf.

12.8.4
Computergestützte neuropädagogische Therapie

■ **Praxis-Tip**
Eine wesentliche Ergänzung der konservativen Therapiemethoden bietet der Einsatz von Computern. Um den krankheitsbedingten Störungen gerecht zu werden, sind jedoch wichtige technische und inhaltliche Voraussetzungen notwendig.

Die Programme selbst müssen eine *geringe Anzahl von Informationen* mit *klarer Darstellung* entsprechend dem Leistungsvermögen des Patienten aufweisen. Angesprochen werden sollen besonders die *Wahrnehmungsfähigkeit*, der *intellektuell-kognitive Bereich* und die bestehende *motorische Behinderung*. Die Programme sollten nach dem *Zufallsprinzip* generiert werden, um reine Gewöhnungs- und Trainingseffekte zu vermeiden. Wichtig ist auch, daß der Computer nicht nur den Therapeuten, sondern auch den Patienten über das erzielte Ergebnis in bezug auf die Leistung, aber auch den Zeitablauf informiert. Dies gilt nicht nur für die *aktuelle Therapieeinheit*, sondern auch für *längere Therapieabschnitte* über Wochen und Monate. Hierzu sind genügend Speicher- und Rechenkapazität vorzusehen. Weiterhin muß es möglich sein, während der laufenden Programme die Anforderungen in bezug auf den Schwierigkeitsgrad, aber auch die Menge der Darbietung zu vermindern oder zu steigern, wobei sich *spezielle Trainingsprogramme* als besonders günstig erwiesen haben.

Alle beschriebenen Aufgaben der neuropädagogischen Frühförderung sind selbstverständlich auch mit Hilfe des Computers, verschiedenen Eingabemodalitäten und spezieller Tastatur zu bearbeiten. Somit kann der/die Therapeut/in unter Berücksichtigung des Störungsbildes entscheiden, welche Therapieform für den Patienten geeignet ist (Medienwechsel).

Von der technischen Seite her sind geeignete *behindertengerechte Tastaturen* notwendig, um bei den bestehenden Wahrnehmungs- und motorischen Störungen eine Bedienung zu ermöglichen. Entsprechend den Therapieeinheiten der neuropädagogischen Frühförderung sollten die eingesetzten Programme didaktisch-pädagogischen Konzepten folgen, um einen gezielten Wiedererwerb der gestörten Funktionen zu erreichen.

Um diesen Anforderungen zu entsprechend, wurde mit Unterstützung des Kuratoriums ZNS sowie der Firma Siemens Nixdorf ein entsprechender Modellversuch an unserer Klinik durchgeführt.

Die überaus erfolgreichen Ergebnisse führten dann zu dem *routinemäßigen Einsatz* der *computergestützten Therapie* im Bereich der neuropädagogischen Frühförderung, aber auch bei der weiteren Rehabilitation hirnverletzter Patienten.

Das *Programmpaket FF* der Frühförderung besteht z.Z. aus 67 Programmen mit einer Gesamtgröße von 4,5 MB. Die verwendete Programmiersprache ist Microsoft-Quick-Basic 4.0. Voraussetzung für den Betrieb der Programme ist ein Computer mit einer EGA- oder VGA-Karte sowie einem Farbbildschirm und einer Maus. Von

der Software-Seite wird zum Betrieb der Programme das Quick Basic-Laufzeit-
modul BRUN41.EXE benötigt.

Alle Programme sind mit Hilfe der *Cursor-Tasten* problemlos aus einem Hauptmenü heraus aufrufbar. Nach Beendigung des jeweiligen Therapieprogramms wird
wieder das Hauptmenü aufgerufen.

Nach *Anwahl* eines Programms muß der Therapeut die *Einstiegsmaske* ausfül-
len. Hier müssen Parameter wie Einstiegsblock, Zahl der Aufgaben, Eingabeform
(Maus, Tastatur) und Schriftgröße eingegeben werden.

Innerhalb der meisten Programme wird der *Schwierigkeitsgrad stetig gesteigert*
und blockweise Altwissen abgefragt. Wenn in einem Block eine bestimmte Fehler-
quote überschritten wird (meist 20%), erfolgt ein Wechsel in das jeweilige *Trainingsprogramm*. Dort werden dem Patienten ähnliche Aufgaben mit Erklärungs-
tafeln, Lösungshilfen, Korrekturmöglichkeiten und ggf. einer Anzeige der richtigen
Lösung präsentiert. Anschließend erfolgt die Rückkehr in das Hauptprogramm.
Nach drei fehlerhaften Durchgängen in einem Block bricht das Programm mit einer optischen und akustischen Meldung ab.

Innerhalb der *Mathematikprogramme* läßt sich diese Struktur in den meisten
Fällen einhalten, da über Zufallszahlen ständig neue Aufgaben gebildet werden
können. Bei Textaufgaben wird zufällig ein Rahmentext aus einer Grundmenge von
5–8 Texten gewählt, der dann wiederum innerhalb genau festgelegter Grenzen mit
Zufallszahlen aufgefüllt wird.

In den *Deutsch- und Allgemeinwissen-Programmen* kommen im wesentlichen 2
Verfahren zum Einsatz:

- Jeder Block greift auf eine Datei zurück, die 20–30 Aufgaben enthält. Fehlerhaft
  bearbeitete Aufgaben werden (mit anderen) im Trainingsprogramm aufgearbeitet. Alle Aufgaben, die im Trainingsprogramm nicht im ersten Versuch gelöst
  werden, tauchen im nachfolgenden Hauptprogramm wieder auf.
- Es existiert kein Trainingsprogramm. Nur die fehlerhaft bearbeiteten Aufgaben
  erscheinen (mit Hilfen) in dem nachfolgenden Bearbeitungsdurchgang des
  Hauptprogramms.

■ Praxis-Tip

Häufig benutzte Methoden sind Wort-, Satz- und Textergänzungen, Anagramme,
Silben- und Wortumstellungen, Zuordnungen, „Versteckte Wörter" sowie verschiedene Multiple-choice-Formen.

Um zu verhindern, daß Patienten eigenmächtig das angewählte Programm verlassen, sind alle Programme mit einem *Kennwortschutz* versehen. So wird auch sichergestellt, daß der Therapeut die Ergebnisse unmittelbar zu sehen bekommt.

Obwohl jeder Rechner mit einer speziellen *behindertengerechten Tastatur* und
einer *Großfeldtastatur* ausgerüstet ist, kam es wiederholt zu *Eingabeproblemen*
bei *motorisch* sehr stark eingeschränkten Patienten. Für diese Gruppe wurde eine
spezielle Art von Programmen entworfen: die *„Sensorprogramme"*. Diese Programme erfordern keinerlei Tastatureingaben; sie werden lediglich über einen *Ein-
Funktions-Kontakt* bedient. Dieser Kontakt ist in der Regel eine normale *Maustaste*.
Im Extremfall wurde auch schon ein in eine Brille eingebauter Sensor erfolgreich
eingesetzt. Das Grundprinzip besteht darin, daß alle für die Programmbearbeitung

nötigen Tasten in „*Bildschirmfenstern*" dargestellt werden. Bei relativ einfachen Programmen reicht es, wenn der *Cursor* der Reihe nach alle Zeichen hervorhebt. Der Patient muß dann beim gewünschten Zeichen einen Kontakt auslösen.

■ **Praxis-Tip**

Besonders bewährt hat sich hier das Programm „*Sensortext*". Es stellt eine komplette Textverarbeitung mit allen Standardbefehlen (Laden, Speichern, Löschen, Drucken, Zeilen einfügen, Zeilen löschen, Zeilen drucken usw.) dar.

Wie bei den bereits beschriebenen konservativen Therapiemöglichkeiten werden auch am Computer anfangs *einfache Rechenaufgaben in Einzeldarstellungen* mit *großer Schrift* aus dem 10er-Bereich vorgegeben. Dann folgt steigernd die *Addition, Subtraktion, Multiplikation und Division* in höheren Zahlenbereichen. Über das Erlernen der Grundrechenarten hinaus werden zusammengesetzte Aufgaben mit unterschiedlichen Schwierigkeitsgraden und einfachen Textaufgaben durchgeführt.

Im *Bereich Deutsch* werden Ergänzungen fehlender Buchstaben, Wortfindungsübungen, Ergänzungen fehlender Wörter in Sätzen als Vervollständigung und die Erfassung kurzer Texte geübt. Spezielle Übungen zum Training von Wahrnehmungs-, Konzentrations- und Gedächtnisdefiziten ergänzen diese Programme.

Die *Bedienung des Computers* bedarf keiner längeren Erklärung. Der Patient braucht lediglich das Ergebnis der auf dem Bildschirm angezeigten Aufgabe einzugeben und mit einer entsprechend gekennzeichneten Taste zu bestätigen. Der Computer gibt dann ein Signal, wenn die Aufgabe falsch gelöst ist, so daß sich der Therapeut dem Patienten zuwenden und Hilfestellung geben kann. Wenn mindestens 80 % der Aufgaben richtig gelöst sind, geht das Programm automatisch in die *nächsthöhere Schwierigkeitsstufe* über, andernfalls gibt es entsprechende Hilfe durch Rückschalten in ein Trainingsprogramm.

■ **Praxis-Tip**

Wichtig ist die sachliche und nichtkindliche Darstellung auf dem Gerät. Die Computertechnik, verbunden mit erwachsenengerechter Darstellung, motiviert die Patienten in den meisten Fällen sehr stark. Die laufende Auswertung der Ergebnisse zeigt dem Patienten schon während der Therapiestunde seinen Leistungsstand an.

! **Die Erfahrung hat gelehrt, daß auch geistig und körperlich schwerst eingeschränkte Patienten in der Lage sind, die Aufgaben mit Hilfe eines Computers zu bewältigen. In vielen Fällen konnten wir feststellen, daß bei körperlich extrem behinderten Patienten in dieser frühen Phase die intellektuell-kognitive Therapie nur mit Hilfe des Computers möglich war, da Aufgaben in der üblichen Weise mit Papier und Bleistift nicht durchgeführt werden konnten.**

Allerdings ist zu sagen, daß es sich bei diesem Therapiekonzept um eine *patientenorientierte* Methode handelt.

Die Auswahl der Therapieinhalte sowie die Führung des Patienten erfolgen durch den Therapeuten.

Als *wesentliche Vorteile* haben sich folgende Punkte herauskristallisiert:
● erheblicher Motivationsgewinn durch Einsatz moderner Technik,

- Möglichkeit zum Medienwechsel innerhalb einer Therapieeinheit,
- Kompensation erheblicher motorischer Behinderung,
- spezifische Therapie spezieller Schädigungsformen wie visuelle Störungen mit Doppelbildern oder Gesichtsfeldausfällen,
- Möglichkeit der kontinuierlichen Überwachung der Therapieergebnisse und Fortschritte sowohl in der Therapieeinheit als auch über längere Zeiträume.

Ein *wesentlicher Nachteil* hingegen ist die *fehlende Anregung* der motorischen Entwicklung durch Verminderung der aktiven Schreibanbahnung.

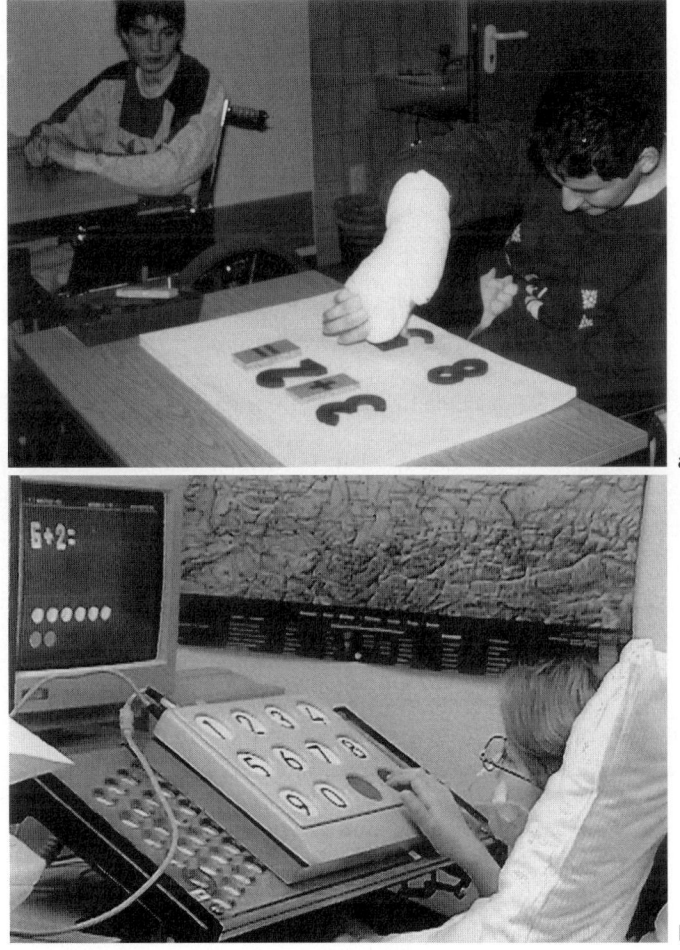

Abb. 12.26 a, b. Ausgeprägte motorische Störungen, aber auch notwendige therapeutische Maßnahmen wie der zirkuläre Gips erschweren oder verhindern den gezielten Aufbau der intellektuell-kognitiven Therapie (**a**). Mit Hilfe entsprechender Computer mit geeigneten Programmen und speziell adaptierten Tastaturen können diese Patienten, gezielt intellektuell-kognitiv gefördert werden (**b**)

! Durch die technischen Möglichkeiten der computergestützten Therapie bei Patienten mit schweren komplexen zerebralen Funktionsstörungen erfolgen wichtige Impulse für den Heilungsverlauf. Allerdings darf diese Methode nicht losgelöst, sondern nur im Rahmen der gesamten therapeutischen Ansätze gesehen werden (Abb. 12.26).

12.8.5
Zusammenfassung

Die Patienten sollen mit Beendigung der Remissionsphase in der Lage sein, im Fach *Mathematik einfache Textaufgaben* und Umrechnungen, im Bereich *Deutsch Textzusammenhänge* schriftlich oder am Computer zu lösen und *wiederzugeben*. Sie sollten zunehmend *selbständig* und nur mit gelegentlicher Hilfe bis zu *einer Stunde* ohne größere Unterbrechungen belastbar sein. Sprachverständnis und Sprachwiedergabe für mittelschwere Zusammenhänge müssen gegeben sein.

■ Praxis-Tip
Störungen in der Grob- und Feinmotorik, der *Wahrnehmung und der Orientierung* sowie dem *Verhalten* sind nun deutlich gebessert. Die noch nachweisbaren Einschränkungen der *kognitiven Leistungen* wie Merkfähigkeit, Konzentration, Auffassung, Flexibilität und Antrieb, aber auch die noch nicht reaktivierten komplexeren Fähigkeiten im Bereich Deutsch und Mathematik müssen durch weiterführende schulische, berufsbezogene, neuropsychologische und logopädische Therapien behandelt werden. Selbstverständlich ist die Fortführung der intensiven krankengymnastischen und ergotherapeutischen Behandlung unumgänglich (= Therapie der Phase II).

Die beschriebenen Entwicklungsphasen werden von den einzelnen Patienten unterschiedlich durchlaufen. Es gibt Patienten, die lange in einem Stadium verharren oder sogar auf Dauer ein gleichbleibendes Leistungsplateau aufweisen. Andere überspringen einige der beschriebenen Stadien (Abb. 12.27).

! *Ziel* ist die Reaktivierung von Mobilität, sozialer Kompetenz mit weitgehender Selbständigkeit, basalen schulisch/intellektuell-kognitiven/beruflichen Fähigkeiten, adäquatem Verhalten und Orientierung sowie Anbahnung von Sprachverständnis und Sprachwiedergabe.

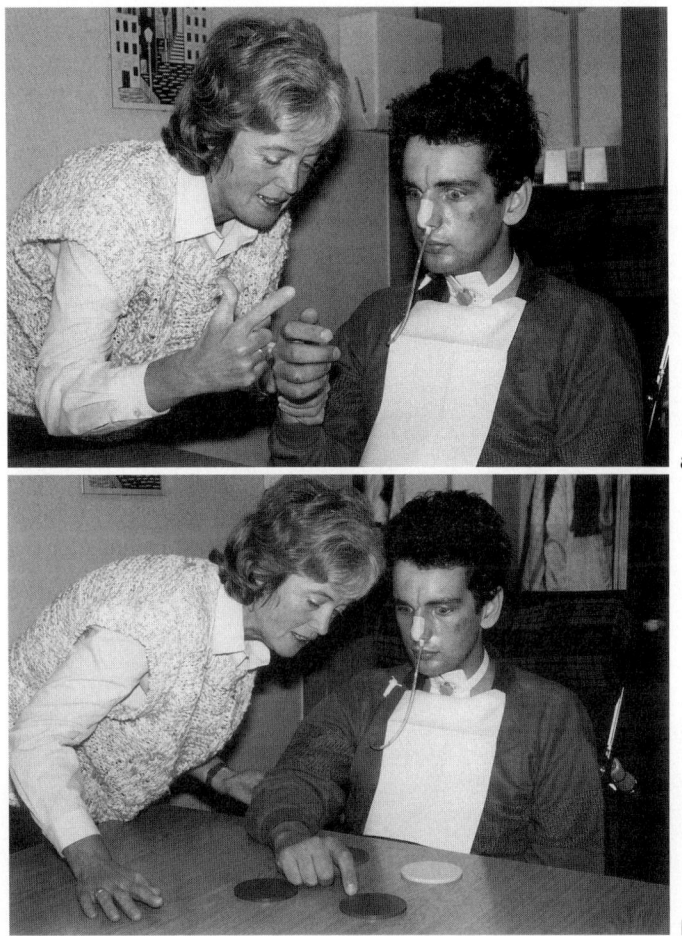

Abb. 12.27 a, b. Verlaufsbeobachtungen bei einem 21jährigen Patienten nach schwerem gedeckten Schädel-Hirn-Trauma. Nach vorbereitender Ansprache und hergestelltem Sichtkontakt sowie Führung und Demonstration durch den Therapeuten erfolgen die ersten einfachen gezielten Handlungen, hier: Zeigen zweier Finger (a). Danach schließen sich Übungen zum Erkennen von Farben und Formen an. In sitzender Position unter zurückhaltender Führung sowie begleitender Erklärung durch die Therapeutin bemüht sich der Patient, die gewünschte Farbe zu zeigen (b)

12.9
Gruppentherapie

Die *Therapiegruppen* in der pädagogischen Frühförderung unserer Klinik umfassen normalerweise *3 Patienten in verschiedenen Leistungsstufen*. Patienten, die schon über 15 min selbständig arbeiten, bekommen auf ihre intellektuellen, kognitiven und motorischen Fähigkeiten zugeschnittene Aufgaben. Während sie diese

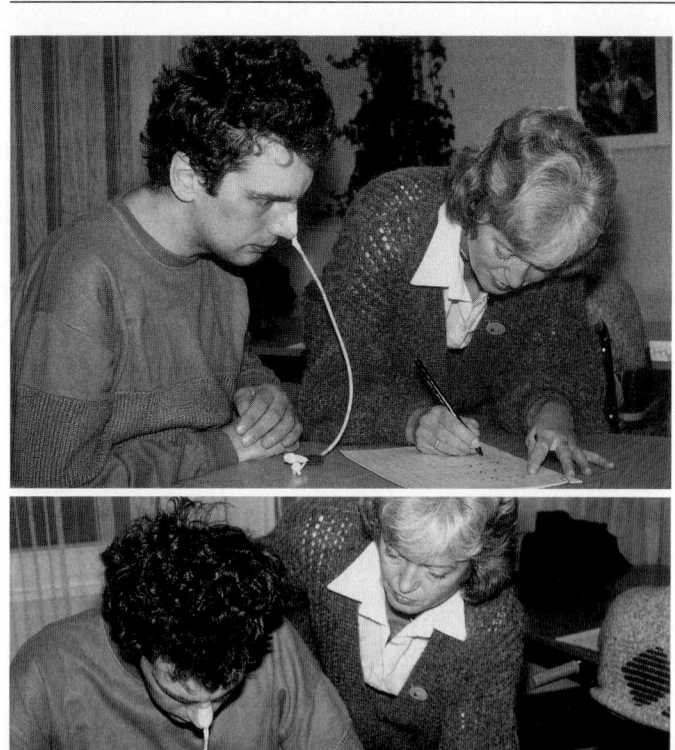

c

d

Abb. 12.27 c, d. So rasch wie möglich müssen sich die ersten Übungen im Bereich Rechnen und Deutsch anschließen (c). Zunächst schreibt die Therapeutin die Aufgaben in ausreichend großer Schrift vor. Dann bemüht sich der Patient, die vorgegebenen einfachen Rechenaufgaben zu lösen (d)

bearbeiten, kann eine Einzeltherapie mit den noch aufnahmegeminderten und extrem antriebsschwachen Patienten durchgeführt werden. Dabei ist es möglich, diese Patienten während der Therapiestunde häufig anzusprechen und sie zu Tätigkeiten aufzufordern.

Die *Therapieeinheit* für die gesamte Gruppe umfaßt jeweils 1 h, wobei der einzelne Patient bis zu 2 h pädagogische Frühförderung über den Tag verteilt erhält, abwechselnd mit Krankengymnastik, Ergotherapie, Logopädie, Arbeits- und Hauswirtschaftstherapie, aber auch der aktivierenden Pflege.

Die Kombination von *leistungsstärkeren und belastungsgeminderten Patienten* hat sich in der Praxis sehr bewährt. Durch die Anwesenheit des *leistungsfähigeren*

Abb. 12.27 e, f. Mit weiter verbesserter Reaktions- und Handlungsfähigkeit ist der Patient in der Lage, Satzergänzungen durchzuführen (**e**). Dem schließen sich schon komplexere Aufgaben im Bereich Mathematik, hier das schriftliche Teilen mit Überschreiten des 100er-Bereiches, an (**f**)

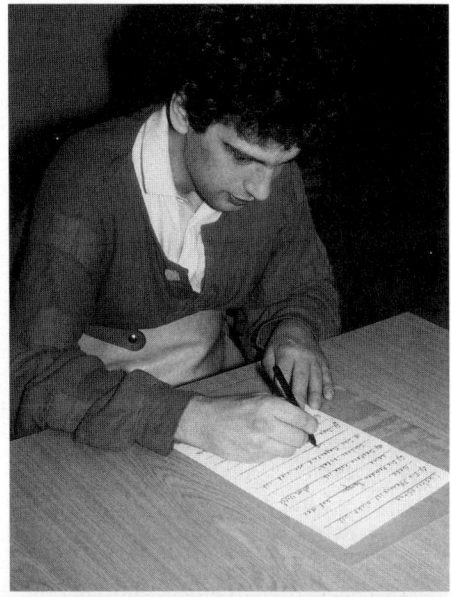

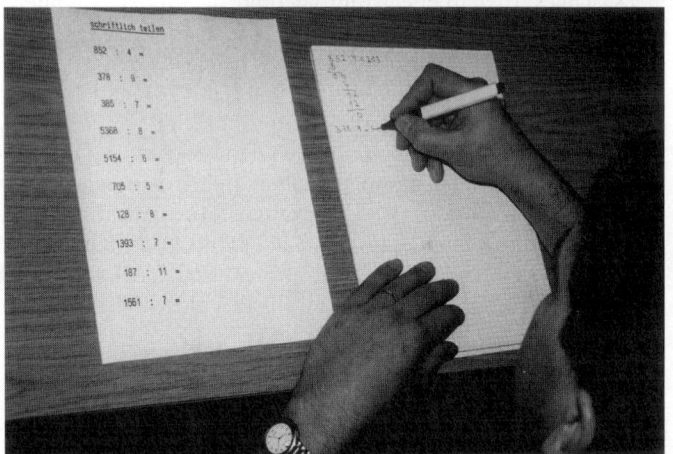

Patienten erfolgt gleichzeitig eine *Aktivierung* der *Leistungsschwächeren* entweder durch die Ansprache des Therapeuten oder auch die Patienten untereinander.

■ **Praxis-Tip**

Der leistungsgeminderte Patient nimmt automatisch am Geschehen im Raum teil und erhält auch bei herabgesetzter Wahrnehmungs- und Handlungsfähigkeit wichtige Aktivierung.

13 Allgemeine Leistungsstörungen

13.1
Orientierung

Die meisten Patienten sind mit Beginn der Remissionsphase in bezug auf ihre *eigene Person, den Ort oder die Zeit* noch nicht orientiert. Sie kennen zwar ihren eigenen Namen, sind aber oft nicht in der Lage, ihre genaue Heimatanschrift oder ihr eigenes Alter zu nennen oder zu schreiben. Weiterhin sind sie häufig nicht über Uhrzeit, Wochentag oder Jahr orientiert, auch nicht über den Ort, an dem sie sich befinden.

Deshalb werden in Pflege und Therapie die für den Patienten zunächst wichtigen persönlichen Daten wie *Geburtstag, Adresse* oder *Namen von nahen Angehörigen* häufiger angesprochen und erklärt. Es hat sich als sehr hilfreich erwiesen, wenn auf den Stationen und in den einzelnen Therapieräumen Uhren mit möglichst klaren großen Ziffern angebracht sind. Weiterhin sollte der Therapeut jeweils durch Anschreiben an eine Tafel oder mündlich den Patienten auf den *Wochentag* hinweisen.

Die verschiedenen Therapien sollten täglich zur *gleichen Stunde* und in jeweils *gleichen Räumen* stattfinden. Hierdurch lernen die Patienten mit zunehmender *Eigenmobilität*, sich im Rahmen der Klinik zurechtzufinden. Alle Betreuer einschließlich der Angehörigen sind immer wieder auf die *extreme Gefährdung* des Patienten durch diese *Orientierungsstörung* hinzuweisen.

■ **Praxis-Tip**
Bei Verlassen des Klinikgeländes ohne Aufsicht kann der Patient nicht allein zurückfinden und sich bei Treppen oder abschüssigem Gelände erheblich verletzen.

Selbstverständlich beeinträchtigen auch die gleichzeitig bestehenden *Merk- und Aufmerksamkeitsstörungen* die Möglichkeiten zur Orientierung. Die *situative Orientierung* kehrt sicherlich erst in einem späteren Verlauf der *Behandlung* zurück.

Der Patient kann sowohl seine Situation als auch die unfallbedingten Ausfälle auf geistigem und körperlichem Gebiet nicht angemessen beurteilen.

■ **Praxis-Tip**
Er ist nicht in der Lage, Art und Ausmaß der bestehenden kognitiven Ausfälle abzuschätzen.

Die Patienten flüchten sich in *Ausreden* wie: „Das konnte ich noch nie", oder: „Das brauche ich in meinem Beruf nicht". Für den Therapeuten und die anderen Betreuer ist es häufig sehr mühsam, bei den Patienten ein *Bewußtsein für ihre Störungen* zu wecken.

13.2
Visuelle Störungen

Nach Schädel-Hirn-Verletzungen werden folgende Störungen der *Sehleistung* zu beobachten sein:
- ein- oder beidseitige *Visusverluste* bis hin zur Blindheit, normalerweise als Folge einer Läsion des N. opticus,
- *Gesichtsfeldstörungen*, wobei das Gesichtsfeld abhängig vom Schädigungsort entweder symmetrisch außen oder innen oder gleichseitig ausfällt,
- *Augenmotilitätsstörung* durch Schädigung der Augennerven oder der Kerngebiete. Folge sind nichtsymmetrische Achsenstellungen beider Bulbi mit Auftreten von Doppelbildern.

■ **Praxis-Tip**
Zentrale Wahrnehmungsstörungen wie Agnosien und visuelle Neglecte sind nach Schädel-Hirn-Verletzungen die Ausnahme.
Wichtig ist zu klären, ob der Patient schon vor dem Unfall eine Sehhilfe getragen hat. In diesem Fall muß er unbedingt in der Therapie die entsprechende Korrekturbrille tragen.

Die häufigsten visuellen Wahrnehmungsstörungen sind *Doppelbilder*. Der Therapeut erkennt dies normalerweise schon allein am *unsymmetrischen Stand* der Augenachsen. Die Patienten schließen beim Versuch des *Fixierens ein Auge*, um dann mit dem nichtgeschädigten Auge besser sehen zu können.

■ **Praxis-Tip**
Obgleich die Doppelbilder für den Patienten störend sind, sollten Augenklappen oder einseitige Abdeckung einer vorhandenen Brille nur bei ausgeprägten Augenfehlstellungen und auch dann nicht durchgehend, sondern mindestens halbstündig wechselnd eingesetzt werden.

Erfahrungsgemäß bilden sich leichte bis *mittlere Augenfehlstellungen* durch kontinuierliche und häufige Übung des Fixierens von Zahlen und Buchstaben rasch zurück, da hierbei versucht wird, beide Augenachsen zur Erlangung des beidäugigen Sehens zu koordinieren.

Bei längerem Abdecken eines Auges kommt es zu einer zunehmenden Führung des nicht abgedeckten Auges in bezug auf die Motorik und den Visus. !

Das überwiegend funktionell gestörte fehlstehende Auge kann dann die notwendige *Konvergenzreaktion* zur Erlangung des *beidäugigen Sehens* nicht ausbauen. In

Extremfällen kann es bei längerem Abdecken nur eines Auges sogar zu einem *Visusverlust* kommen. Gezielte *orthoptische Maßnahmen* werden wegen der mangelnden Mitarbeit des Patienten noch nicht möglich sein und sind auch nicht unbedingt notwendig.

Gesichtsfeldausfälle werden ebenfalls schon zu einem recht frühen Zeitpunkt bemerkt. Symptome sind das *wiederholte Aussparen von gleichen Teilen der zu bearbeitenden Aufgabe.* Durch frühzeitige Hinweise auf die vernachlässigte Seite, Ansprache von dieser Seite und Plazierung von Arbeitsmaterial in dem geschädigten Bereich bringt man den Patienten dazu, auch das ausgefallene Gesichtsfeld bewußt mit in die Verarbeitung einzubeziehen. In einem späteren Stadium werden durch *Markierungen* von Zahlen, Worten und Aufgabenanfängen die Gesichtsfeldausfälle allmählich gut kompensiert.

Während in der Literatur eine symmetrische Verteilung der *Gesichtsfeldausfälle* angegeben wird, beobachten wir bei unseren Patienten eine statistisch signifikante Häufung der *linksseitigen Störungen,* wobei wir nicht in allen Fällen ein organisches Korrelat hierfür finden konnten.

13.2.1
Computergestützte Therapie bei visuellen Störungen

■ **Praxis-Tip**
Gesichtsfeldausfälle oder Doppelbilder bei zentraler oder peripherer Störung der Augenbewegungen erfordern spezielle Therapieansätze. In den letzten Jahren wurden gezielt Programme entwickelt, die die Therapie dieser Funktionsstörungen erlauben.

So werden auf einem großen Fernsehschirm *von der Seite her kontinuierlich Texte* eingegeben. Der Patient wird gezwungen, bei dem Versuch des Fixierens auch die betroffene Seite einzusetzen. Durch unterschiedliche Darbietungsgeschwindigkeiten und Änderungen des Schwierigkeitsgrades kann die gestörte und eingeschränkte intellektuelle und kognitive Situation des Patienten berücksichtigt werden.

Bei anderen Programmen werden die *angebotenen Texte* oder andere optische Hinweise verglichen und zur Deckung gebracht. Diese Therapie wäre mit der konservativen Papier-und-Bleistift-Methode nur bedingt durchführbar.

! **Ziel ist es, den Patienten zur Gewöhnung an das gestörte Gesichtsfeld zu bringen oder bei Doppelbildern aus muskulärer oder nervaler Ursache das gezielte Fixieren zu erreichen.**

Verschiedene computergestützte Therapieprogramme erlauben die erfolgreiche Behandlung visueller Störungen. Inhalt und Ablauf müssen auf die spezifische Situation des Patienten abgestimmt werden. Wichtig ist, daß die Programme sowohl von dem Ablauf als auch den Inhalten steigerungsfähig sind.

Folgende Programme können bei visuellen Störungen eingesetzt werden:
- Peimgo: Reaktion auf bewegliche Punkte (Target),
- Bild: Vergleich von 2 Bildern (Original – Fälschung).
- Argus: Zusammenlesen eines Wortes (W-ort, Wor-t),
- Sakkadentraining: Erkennen und Verfolgen von beweglichen Gegenständen,
- Raumoperationstraining (visuelle Raumorientierung): Erkennen und Einstellen von Position, Winkel, Größen (ein- und mehrdimensional).

Alle Programme sind steigerungsfähig hinsichtlich
- Geschwindigkeit und
- Inhalt.

13.3
Antrieb

Eine *Verringerung des Antriebs* mit Mangel an Eigeninitiative bis hin zur völligen Apathie ist nach schweren Hirnverletzungen häufig zu beobachten. Der Patient ist anfangs nicht in der Lage, von sich aus kleinere zielgerichtete Handlungen durchzuführen.

Dieser Zustand ist nicht zu verwechseln mit den Störungen von *Wahrnehmung und Reaktionsfähigkeit*, die ja ebenfalls in dieser Phase zu beobachten sind. So können durchaus Stadien verbesserter Aufmerksamkeit mit *fehlendem Antrieb* einhergehen.

Deshalb besteht ein wesentliches Ziel der Therapie hirngeschädigter Patienten darin, den *Eigenantrieb* zu fördern. Dies ist ein ausschließlich *aktiver Vorgang* und fordert dauernden und konsequenten Einsatz aller Beteiligten.

■ Praxis-Tip
Durch passive Ansätze wie Lagern, Rundfunk, Video oder Tonbänder ohne direkte aktive Stimulierung des Patienten, aber auch rein passive Fütterungsversuche ist kein therapeutischer Effekt auf den gestörten Antrieb und die fehlende Reaktionsfähigkeit des Patienten zu erreichen.

Nach Überwindung dieser Phase der *Antriebslosigkeit* wird bei vielen Patienten ein *Durchgangssyndrom* mit erheblicher verbaler oder motorischer Unruhe, teils deliranten, teils depressiven Zügen beobachtet. Die Patienten sind verwirrt, unruhig und häufig auch klinikflüchtig bei im wesentlichen ängstlicher Grundstimmung.

Jetzt ist es notwendig, dem Patienten eine *ruhige, geschützte Umgebung* zu schaffen, ihn in den Therapien nicht zu sehr zu fordern und möglichst auch größere Ortswechsel zu vermeiden. Der Einsatz von *niedrigpotenten Neuroleptika* wie Melleril, Truxal oder Eunerpan, je nach Situation in Verbindung mit stärker neuroleptischen oder *antidepressiven Medikamenten*, erleichtert sowohl dem Patienten als auch seiner Umgebung die Situation und ermöglicht häufig erst, die Therapien weiterzuführen. In einigen Fällen wird auch der Versuch einer Einstellung mit

Carbamazepin bis hin zur therapeutischen Dosis lohnend sein. Wichtig ist es, die *Dosierung am Abend* zu erhöhen oder die sedierende Medikation *zur Nacht* mit *schlafanstoßenden Medikamenten* zu kombinieren. Auf jeden Fall muß erreicht werden, daß der Patient einen ausreichend langen Nachtschlaf hat, um dann am Tage ausgeglichen und belastungsfähiger zu sein.

In Extremfällen wird wegen der erheblichen Selbstgefährdung des Patienten eine zwischenzeitliche Unterbringung in einer *geschlossenen Abteilung* notwendig werden. Enger Kontakt mit der psychiatrischen Einrichtung ist erforderlich, um den optimalen Zeitpunkt für die Rückverlegung zu finden.

Wegen des unkontrollierten Aufstehens aus dem Stuhl oder dem Bett ist der Patient zu diesem Zeitpunkt bei oft noch nicht voll ausgeheilten peripheren Verletzungen extrem gefährdet. Unter Umständen ist eine *leichte Fixierung* in Verbindung mit den beschriebenen Medikamenten erforderlich.

13.4
Sozialverhalten

Bedingt durch den massiv *gestörten Antrieb*, die Unfähigkeit, sich *gezielt sprachlich* mitzuteilen und als Folge der global *geminderten Hirnfunktion* sind die Patienten zunächst nicht in der Lage, *Kontakt* zu ihren Angehörigen, den Mitpatienten oder den Betreuern aufzubauen.

■ **Praxis-Tip**
   Ein wesentlicher Inhalt der Therapie muß die Förderung sozialer Kontakte sein.

Hier sind einige *Grundvoraussetzungen* zu nennen: Die Patienten sollten nicht in Einzelzimmern, sondern in *Zwei- oder Dreibettzimmern* liegen. Mahlzeiten sowie Therapiefreistunden finden in einem *Gemeinschaftsraum* und nicht isoliert in den Patientenzimmern statt. Die Patienten sind hier so zu gruppieren, daß sie sich gegenseitig sehen können. Soweit es medizinisch vertretbar ist (Kanülenträger), sollten sie schon frühzeitig die therapie- und besuchsfreien Stunden in den *speziellen Freizeiträumen* unter der Betreuung von ausgebildeten Sozialtherapeuten verbringen. Der Förderung von *Sozialkontakten* dient auch die beschriebene pädagogische Frühförderung in kleinen Gruppen.

■ **Praxis-Tip**
   Die Frührehabilitation darf nicht isoliert, sondern muß eingebunden in den gesamten Ablauf der Rehabilitationsklinik durchgeführt werden.

Durch gemeinsame Bemühungen mit dem dargelegten Dialogaufbau kommt es dann zu einem ersten Kontaktaufbau zunächst zu den *Angehörigen*, dann zu den *Therapeuten* und in einer relativ späten Phase zu den Mitpatienten. Fortbestehende Sprachstörungen erschweren die Kontaktaufnahme.

Eine weitere Gruppe von Patienten zeigt manchmal ein ausgeprägtes *distanzloses Verhalten*. Sie suchen Körperkontakt durch ständiges Händeschütteln, Küssen oder durch Umarmungen. Andere Patienten versuchen, durch *perseverierendes*

Rufen nach der betreuenden Person mit deren Namen, aber auch mit völlig frem-
den Namen oder einfach nur durch Schreien ständige *Zuwendung und Kontakte* zu
bekommen.

Hier liegt es an der Erfahrung aller Betreuer, durch dosierte und gezielte Zuwendung dieses Fehlverhalten in die richtige Bahn zu lenken.

13.5
Ungesteuerte Affekte

Eine Reihe von Patienten reagiert bei Ansprache und Körperkontakt durch *plötz-
liches Weinen* oder *ungesteuertes Lachen,* obgleich sie zu gezielter Mimik noch nicht
fähig sind. Diese Reaktion ist als *mangelnde Anpassung* und *Verarbeitung* der
Affekte zu deuten, so daß auch auf unangenehme Erfahrungen wie schmerzhaftes
Durchbewegen der Extremitäten ein unkontrolliertes Lachen auftreten kann, wobei
die Reaktion dann der Situation nicht entspricht.

Dieses Verhalten darf auf keinen Fall mit den Reaktionen in einem späteren Stadium verwechselt werden, wenn es zu überschießend traurigen oder heiteren Aus-
brüchen kommt, jedoch eine Übereinstimmung mit der tatsächlichen Grundstimmung besteht.

Die therapeutische Beeinflussung ist schwierig.

■ Praxis-Tip
Es muß darauf geachtet werden, den Patienten nicht plötzlich und unvorbereitet
vor neue, vor allem extreme Situationen zu stellen.

13.6
Aggression

Antriebsgestörte Patienten sind oft nicht bereit, sich aus ihrer *Ruhestellung* bringen
zu lassen. Dies trifft auch für *unruhige Patienten* zu, die aus ihrem *Bewegungsdrang*
und den damit verbundenen *ungesteuerten Handlungen* zur gezielten Therapie aufgefordert werden müssen. Als Antwort auf die Aufforderung reagieren die Patienten
häufig ungesteuert und unerwartet. Sie schlagen um sich, gebrauchen verbale
Kraftausdrücke oder bringen ihren Unmut anderweitig zum Ausdruck. Diese Reaktion ist um so überraschender, als die Patienten noch keine oder nur wenig mimische Äußerungen zeigen, die den Behandler vorwarnen könnten.

Einige Patienten weisen auch *selbstzerstörerische Tendenzen* auf, wenn sie eine
Aufgabe, meist motorischer Art, nicht bewältigen können. Sie schlagen sich dann
selbst heftig gegen den Kopf, lassen den Kopf auf die Tischplatte fallen oder versuchen, sich aus dem Rollstuhl oder vom Stuhl zu stürzen. Vereinzelt ist sogar ungesteuertes Urinieren oder das Verteilen von Kot im Zimmer zu beobachten.

Bei diesen Patienten ist durch *beruhigende vorbereitende Ansprache* der
Patient auf die folgende Handlung einzustellen. Erfahrungsgemäß nehmen die-
se Verhaltensmuster bei plötzlichem nicht vorbereiteten Herantreten an den
Patienten zu.

13.7
Psychische Auffälligkeiten

Viele Patienten durchlaufen nach einem schweren Schädel-Hirn-Trauma in der Frühphase Zustände mit stark *depressiv* gefärbter Grundstimmung. Diese können *reaktiv* als Folge der Erkenntnis der unfallbedingten Störung, aber auch plötzlich *ohne äußere Ursache* auftreten.

Ähnlich wie bei einer endogenen Depression kommt es zur zunehmenden *motorischen und psychischen Hemmung*. Die Patienten werden stiller, in sich gekehrter, verweigern oft die Nahrung und sind nicht mehr bereit, an den Therapien mitzuwirken. In einem späteren Stadium überwiegt eine teils *weinerliche, teils überempfindliche Grundhaltung*. Da die Patienten aufgrund ihrer globalen Hirnleistungsstörung einer gezielten stützenden Therapie nur teilweise zugänglich sind, sollte frühzeitig eine *medikamentöse Therapie* mit Antidepressiva versucht werden. Ob bevorzugt aktivierende oder sedierende antidepressive Substanzen zum Einsatz kommen, muß aufgrund der jeweiligen Symptomatik entschieden werden.

13.8
Motivation

■ **Praxis-Tip**
Grundlage der Motivation ist die Aufgeschlossenheit des Patienten gegenüber den Therapieinhalten und die Vermittlung von Erfolgserlebnissen.

Diese müssen dem Patienten gegenüber abgestuft dargeboten werden, um das endgültige Ziel nicht in zu weite Ferne zu rücken.

Ein erstes Ziel in der *Krankengymnastik* wird das *Verlassen des Rollstuhles* sein, danach das *freie Gehen* über die notwendige Gehhilfe, weiterhin Gebrauch und Einsatz der *gelähmten oberen Gliedmaßen*. Ob für den Patienten noch weitere Untergliederungen nötig sind, muß unter Berücksichtigung der bestehenden kognitiven Ausfälle von der Situation abhängig gemacht werden.

Wir konnten feststellen, daß besonders die *intellektuelle Therapie* mit *schulischen Inhalten*, aber auch *objektbezogene Übungen* in den Bereichen *Werken und Hauswirtschaft* den Patienten stark motivieren. Hier kann er zu jeder Zeit sein Leistungsvermögen in bezug auf die normalen, aber auch die praktischen Fähigkeiten einschätzen. Rückgriffe auf Altwissen ermöglichen frühzeitig Erfolgserlebnisse.

■ **Praxis-Tip**
Therapeutische Maßnahmen mit Material, das nicht erwachsenengerechte Darstellung beinhaltet und spielerisch angeboten wird und in vielen Fällen keinen gezielten didaktischen und pädagogischen Aufbau besitzt, bietet zunächst bei einzelnen Patienten durchaus auch Motivationsanreize. Im Verlauf der Behandlung mußten wir bei unseren schulpflichtigen, heranwachsenden und erwachsenen Patienten jedoch feststellen, daß nach kurzer Zeit der Sinn solcher Therapiematerialien nicht mehr erkannt wurde und die eingetretenen Motivationsverluste zu negativen Auswirkungen auf den Patienten führten.

Selbstverständlich kommt es auch unter den beschriebenen stark motivations-
fördernden Therapien infolge der geminderten Hirnleistung und der Antriebs- und
Konzentrationsschwächen zu *Ausweichmanövern* wie: „Ich möchte ins Bett, ... zur
Toilette", obgleich tatsächlich diese Notwendigkeiten nicht bestehen. In einer
späteren Phase reagieren die Patienten auf Überforderung häufig mit der Angabe
von *Kopfschmerzen*.

13.9
Konzentration/Aufmerksamkeit

Erhebliche bis massive Aufmerksamkeits- und Konzentrationsschwierigkeiten sind
als weitere Symptome zu nennen. Ausdruck der globalen Hirnschädigung sind Verminderung der *Aufmerksamkeitsfähigkeit* und starke *Ablenkbarkeit* verbunden mit
phasischen und tonischen Aufmerksamkeitsstörungen. Mit *tonischer Aufmerksamkeit* wird die Fähigkeit zur Daueraufmerksamkeit bezeichnet, phasisch ist die Aufmerksamkeit, die auf einen neuen Reiz hin entwickelt wird.

Ein wesentliches Ziel der Therapie ist es zunächst, den Patienten häufig und ausreichend lange in ein Stadium tonischer Aufmerksamkeit zu bringen. Auf die Möglichkeiten, durch äußere Reize und durch entsprechendes Therapiematerial die
Aufmerksamkeit und das Konzentrationsvermögen sowohl in der Intensität als
auch in der zeitlichen Dauer zu steigern, wurde schon hingewiesen. Es bestehen
hier enge Zusammenhänge mit den übrigen kognitiven Faktoren wie Motivation,
Verhalten, Gedächtnis und Denkfähigkeit.

Weiterhin ist das *Konzentrations- oder Aufmerksamkeitsverhalten* immer *auf-
gabenbezogen* und *situationsspezifisch*. Der Patient kann Aufgaben, die an seiner intellektuellen Leistungsgrenze liegen, nur für kurze Zeit konzentriert bearbeiten. Mit
Aufgaben, die unter diesem Niveau liegen, kann er längere Zeit belastet werden. Deshalb werden während einer Therapieeinheit *häufige Methodenwechsel* notwendig,
um den Patienten so oft wie möglich durch die verschiedenen Therapiemethoden an
seine obere Leistungsgrenze zu führen. Hiermit werden seine kognitiven Ausfälle,
besonders in bezug auf Daueraufmerksamkeit und Konzentration, gebessert.

Aus pädagogischer und kinderneurologischer Erfahrung wurden folgende Di-
mensionen der Daueraufmerksamkeit definiert:
- Vom Schulanfänger kann erwartet werden, daß er sich wenigstens 10 min einer
  gestellten Aufgabe widmet, ohne abzuschweifen, sich anderen Dingen zuzuwenden oder von anderen Dingen zu sprechen.
- Bei einem 10jährigen Kind kann die Dauer der aufgabenbezogenen Konzentration bis zu 20 min betragen.
- Ab einem Lebensalter von 14 Jahren beträgt sie etwa 30 min.

In verschiedenen Veröffentlichungen wurde dargelegt, daß das Gehirn in bezug auf
das Training nicht mit einem Muskel vergleichbar ist. Trotzdem ist es unumgänglich, die Belastung in bezug auf *Intensität, Schweregrad und Dauer* unter Beachtung
der *angegebenen Grenzen* kontinuierlich zu steigern, den Patienten auch an seine
obere Leistungsgrenze zu führen und die Übungen zu wiederholen, um hiermit die
gestörten Funktionen zu bessern.

13.10
Gedächtnisstörung

Gedächtnisleistungen beinhalten *komplexe Vorgänge* wie die *Informationsaufnahme*, das *Behalten der Information* über kurze, mittlere oder längere Zeitabschnitte und die *Wiedergabe* oder *Abrufmöglichkeit* entweder frei oder mit Hilfe sowie das *Wiedererkennen* der Information.

■ **Praxis-Tip**
  Es bestehen Querverbindungen und Interaktionen zu den übrigen kognitiven Störungen, so daß isolierte Gedächtniseinschränkungen in der Frühphase selten diagnostiziert werden können.

In bezug auf das *Altgedächtnis* weisen die meisten Patienten eine mehr oder weniger ausgeprägte *retrograde Amnesie* auf. Das Erinnerungsvermögen für Ereignisse vor der und für die Zeit um die Schädigung ist teilweise verloren. So kann es durchaus vorkommen, daß ein Patient, der kurz vor dem Unfall geheiratet hat, sich dieser Tatsache nicht bewußt ist, oder daß er sich an ein vor dem Unfall geborenes Kind nicht erinnert. Ebenfalls sind ihm die Namen dieser Personen fremd. Da das Altgedächtnis bis weit vor die Zeit des Unfalls reicht, kann sich der Patient aber durchaus an die Namen der Eltern, Geschwister oder früherer Schulkameraden erinnern. Manchmal kann sich der Patient nicht an seinen Beruf erinnern, sondern gibt an, noch Schüler zu sein. Die *retrograde Amnesie* reicht je nach Schwere des Traumas Stunden, Tage, aber auch bis zu mehrere Jahre vor das Ereignis zurück. Normalerweise ist jedoch das vor dem Unfall erworbene Altwissen schneller abrufbar und nach einem Verlust leichter wieder aufzubauen als das Erlernen und Behalten neuer Informationen.

Störungen des *kurz- und mittelfristigen Behaltens* einfacher und komplexerer Informationen sind charakteristisch für die Remissionsphase. Es bedarf jetzt ständiger *Wiederholungen* der neuen Informationen, möglichst gleichzeitig auf verschiedenen Sinneskanälen, um die *Speicherung* zu erreichen.

Auch bei *alltäglichen Dingen* wie dem Weg zum Zimmer, zu den täglichen Therapien oder den Namen der betreuenden Personen kommt es durch die Störung der Gedächtnisleistungen zu erheblichen Schwierigkeiten. Das ständige Fragen: „Wann komme ich nach Hause?", „Welcher Tag ist heute?", ist dabei nicht immer nur Resultat der Gedächtnisstörung. Diese Fragen drücken auch *Suche nach Kontakt oder Zuwendung* aus. Infolge seiner mangelnden Denkfähigkeit fallen dem Patienten andere Fragen oder Gesprächsthemen nicht ein.

Parallel zur Störung des kurzfristigen Behaltens ist normalerweise auch das *längerfristige Gedächtnis* stark eingeschränkt. So weiß der Patient am Montag nicht, daß er am Sonntag Besuch von nahen Angehörigen erhalten hat.

In der Therapie werden zunächst lebenspraktische Dinge in bezug auf Behalten und Wiedergabe aufgearbeitet. Hierzu gehören der schon beschriebene *Weg zum Zimmer*, die Assoziation des Gesichts des Betreuers mit seinem Namen oder das Wiedererkennen von Mitpatienten in bezug auf Aussehen und Namen.

Unsere Erfahrung hat gezeigt, daß durch den gezielten Einsatz und Aufbau des Altgedächtnisses ein sehr guter Wiedererwerb der übrigen Gedächtnisleistungen erreicht werden kann.

13.11
Denkfähigkeit

Bei den meisten Patienten ist die Fähigkeit zum *freien Denken* noch extrem eingeschränkt, wobei diese Störung wieder im Zusammenhang mit den übrigen kognitiven Ausfällen zu werten ist.

Die Gedanken dieser Patienten kreisen dann um *elementare Bedürfnisse* wie
Hunger, Durst, Schlaf und Toilette. Fragt man, was sie essen möchten, kommt in der
Regel die Antwort: „Alles." Die Patienten sind aufgrund ihrer *globalen Funktions-
einschränkung* nicht fähig zu überlegen, was sie tatsächlich essen könnten oder
möchten. Auf intensives Nachfragen kommt es dann zu Perseverationen, sie haften
an einem Wort und können das Thema nicht wechseln, auch wenn dies durch den
Angehörigen oder den Therapeuten versucht wird. Manchmal kommt es infolge
dessen auch zu sinnvollen oder sinnlosen neuen Wortschöpfungen.

In gleicher Richtung ist das Verhalten bei Verrichtung der Körperhygiene, aber
auch bei manueller Tätigkeit wie dem Schreiben oder dem Essen zu verstehen.

Nach kurzer Zeit verhaften die Gedanken und Handlungen des Patienten auf
einem Punkt. Ohne weitere sinnvolle Buchstaben oder Zahlen auf das Papier zu
bringen, schreibt er hinter jede Aufgabe das gleiche Ergebnis.

Löffel oder Gabel bleiben ebenfalls mit *monotonen Bewegungen* im Teller oder
an einer Stelle des Tisches liegen, ohne erneut in den Mund geführt zu werden.

Wegen der *eingeschränkten Denkfähigkeit* sind die Patienten auch nicht in der
Lage, ihre *therapiefreie Zeit zu gestalten*. Sie fahren meist mit ihrem Rollstuhl völlig
ziellos auf den Fluren herum oder versuchen, möglichst schnell in ihr Bett zu ge-
langen. Durch *äußere Anregungen* der Betreuer und durch spezielle *Freizeitthera-
peuten* muß ihnen die Möglichkeit einer zunehmend eigenen Freizeitgestaltung na-
hegebracht werden. Aus dem gleichen Grund sind sie auch nicht in der Lage, Pläne
für die Zukunft wie das nächste Wochenende oder den Besuch naher Angehöriger
zu machen.

13.12
Flexibilität

Es fällt den Patienten extrem schwer, sich auf eine *veränderte Umweltsituation* oder
eine *ungewohnte Problemlösung* einzustellen. Andere Therapeuten, neue Therapieinhalte, veränderte Zeiten oder zusätzliche Termine sowie banale Dinge wie Zim-
merwechsel oder ein neuer Mitpatient verunsichern sie erheblich. Irritierend wirkt
auch, wenn der regelmäßig eingenommene Sitzplatz im Therapieraum ausnahms-
weise durch einen Mitpatienten besetzt ist.

Auch bei den *therapeutischen Übungen* wie dem Wechsel der Rechenzeichen auf
einem Arbeitsblatt kommt die *verminderte Flexibilität* zum Ausdruck. Der Patient
nimmt einen Rechenzeichenwechsel von plus nach minus nicht wahr und addiert
auch die weiteren Aufgaben, obgleich eigentlich eine Subtraktion verlangt wurde. In
solchen Fällen sollten der Therapeut und alle Betreuer häufig Material und Methoden sowie die Umgebungssituation ändern, um die Flexibilität schrittweise zu
erhöhen.

14 Sprachstörungen

14.1
Aphasie

Ein früher Hinweis auf *aphasische Störungen* ist es, wenn Patienten überwiegend *Reaktionen auf optische und taktile Reize* zeigen, aber auf rein *verbale Aufforderungen* nicht reagieren. So befolgt der Patient die Aufforderung: „Zeige zwei Finger" bei gleichzeitiger Demonstration durch den Therapeuten. Bei ausschließlich verbaler Aufforderung führt er jedoch die Handlungen nicht durch. Andere Patienten ordnen Farben und Formen einander sicher zu, reagieren jedoch nicht bei verbalen Aufforderungen. *Differentialdiagnostisch* muß selbstverständlich eine Einschränkung oder Aufhebung des Hörvermögens in Betracht gezogen werden.

Häufig bieten die Patienten auch *andauernde monotone Lautäußerungen*, die manchmal auch auf intensive und direkte Zuwendung nicht beendet werden können.

Wenn das Sprachverständnis für *einfache Aufforderungen* erhalten ist, weisen Unsicherheiten oder Ausfälle im Umgang mit Gegenständen, Foto- und Wortkarten ebenfalls auf eine aphasische Störung hin. So kann der Patient nach Aufforderung einen bestimmten Gegenstand oder ein Bild zeigen, das entsprechende *Wortkärtchen* aber auch in *großer Schrift nicht zuordnen*. Differentialdiagnostisch müssen visuelle Wahrnehmungsstörungen in Erwägung gezogen werden.

Im Umgang mit *Zahlen* zeigen sich ebenfalls schon früh *aphasische Störungen*. Die Patienten können zwar Zahlen, kleine Mengen oder Mengen und Zahlen bis in den Bereich der Zahl 5 einander zuordnen, sind aber nicht in der Lage, *einfachste Rechnungen* durchzuführen. Manchmal können Additionsaufgaben im Zahlenbereich bis 10 nur mit Zahlenvorgaben gelöst werden. Der Patient weiß zwar das Ergebnis, kann es aber nur durch Abschreiben oder Zeigen der entsprechenden Zahl angeben.

Ebenso können *Wort-Bild-Zuordnungen* nur mit Wortvorgaben bearbeitet werden. Der Patient kann zwar einfache Worte lesen, diese aber nicht frei schreiben. Aus einer Auswahl von Worten kann er das richtige abschreiben, manchmal sogar nur abmalen.

Wenn die Sprache nicht noch zusätzlich durch mundmotorische Störungen behindert ist, werden Sprachansätze nur im *Nachsprechen oder Miteinandersprechen* von Lauten wie a, o, u oder einfachen Worten wie ja, nein, hallo oder Mama geübt. Das Benennen von Gegenständen und Bildkarten oder das Lesen von Worten ist anfangs bei Patienten mit aphasischen Störungen ebenfalls nur durch *Nachsprechen oder mit Anlauthilfe* möglich.

Spontan können diese Patienten oft zählen, wenn der Therapeut die ersten Zahlen mit ihnen beginnt. Bis in den Zahlenraum 10 wird meist richtig gezählt. Im höherstelligen Bereich werden oft *Zahlen ausgelassen*, oder es kommt zu *Neologismen* und *Paraphrasien*. Wochentage können ebenfalls aufgezählt werden, manchmal auch bekannte Reime und Lieder. Die Patienten sind auch oft in der Lage, Gegenteile bei entsprechenden Wortvorgaben durch den Therapeuten zu benennen (dick und …, groß und …). In späteren Stadien machen sich aphasische Störungen im Bereich der Wortfindung durch das *Nichtfinden passender Begriffe* bemerkbar. Der Patient sagt: „Ich komme nicht drauf", und umschreibt den Begriff.

Beim *Rechnen* fällt auf, daß Patienten mit aphasischen Störungen oft Additions- und Subtraktionsaufgaben gut beherrschen, aber beim Rechnen im kleinen Einmaleins sehr viel Mühe haben. Beim *Lesen mehrstelliger Zahlen* fallen manchmal Schwierigkeiten auf. So liest der Patient nicht achtundsiebzig, sondern sieben acht.

Vielen Patienten mit aphasischen Störungen ist es möglich, sehr schnell reine Zahlenaufgaben im Bereich der *Grundrechenarten* wiederzuerlernen. Das Verständnis für *Textaufgaben* ist nicht gegeben, oder der Patient benötigt längere Zeit zur Lösung.

14.2
Dysarthrie

Im wesentlichen wird es sich nach Schädel-Hirn-Verletzungen um *dysarthrische Sprachstörungen* handeln. Ziel der logopädischen Maßnahmen ist hier eine Aktivierung und Strukturierung der *sprachlichen Modalitäten*. Enge therapeutische Verbindungen bestehen zu den Bereichen der pädagogischen Frühförderung, der Ergotherapie und der pflegerischen Therapie. Selbstverständlich leisten auch die Angehörigen der Patienten einen wichtigen Beitrag bei dem Versuch der Sprachanbahnung und der Sprachwiedergabe.

Das Problem nach einer Schädel-Hirn-Verletzung besteht darin, daß *zentral ausgelöste Dysarthrien* häufig mit *peripheren Störungen* der Sprechorgane einhergehen. Bei den zentralen Störungen ist die spastische Dysarthrie am häufigsten, gefolgt von ataktischen dysarthrischen Störungen.

Periphere Dysarthrien werden zum einen durch direkte Schädigung des unteren Neurons verursacht. Häufiger sind sie jedoch auf eine *direkte Störung der Stimmbänder oder des Kehlkopfes* nach Langzeitintubation zurückzuführen. In dieser Phase werden HNO-ärztliche Untersuchungen wegen der oft noch mangelnden Mitarbeit des Patienten eine Differenzierung nur bedingt erlauben. Die Therapie wird zunächst in dem Wiedererwerb einer *ausreichenden Sprechatmung* bestehen.

Bei noch nicht voll kooperationsfähigen Patienten wird man durch *Hilfsmittel* wie Anblasen eines Balles oder Wattebausches versuchen, den Luftstrom entsprechend zu regulieren. *Richtiges Sitzen* mit gerade aufgerichtetem Körper und leicht nach hinten geneigtem Kopf erleichtert dem Patienten die Atemarbeit. *Faszilitierende sensible Stimulationen* wie Vibration auf der Brustwand längs der Wirbelsäule fördern die Versuche des Patienten, entsprechende Atemarbeit zu leisten.

Diesen Maßnahmen schließen sich Übungen zur *stimmhaften Phonation* an. Ein wichtiger Punkt ist hierbei die Bewegung des Kehlkopfes sowie die *sensible Stimu-*

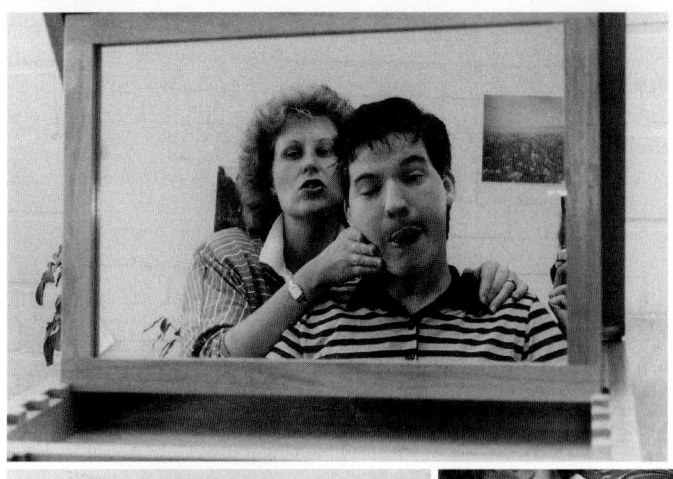

a

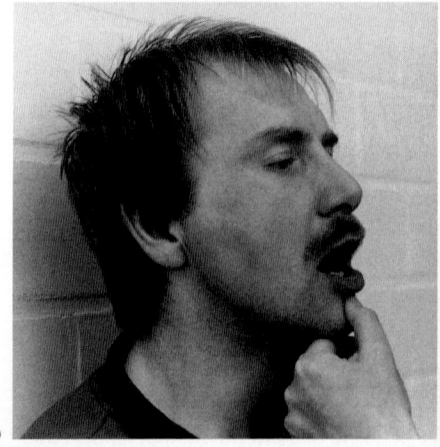

b

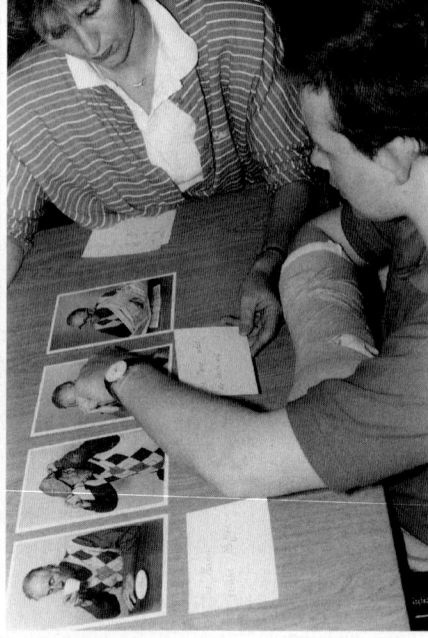

c

Abb. 14.1 a–c. Übungen bei mundmotorischer Apraxie und dysarthrischen Sprachstörungen. Bei noch nicht kooperationsfähigen Patienten ist der Wiedererwerb von automatischen Abläufen der Mundmotorik sowie der Atemführung entscheidend wichtig. Der übliche sprachtherapeutische Zugang ist bei Patienten in dieser frühen Phase nicht möglich. Hilfreich sind Übungen vor dem Spiegel unter Führung der Therapeutin sowie Atem- und Artikulationsübungen, ebenfalls unter Anleitung und Demonstration (a–c)

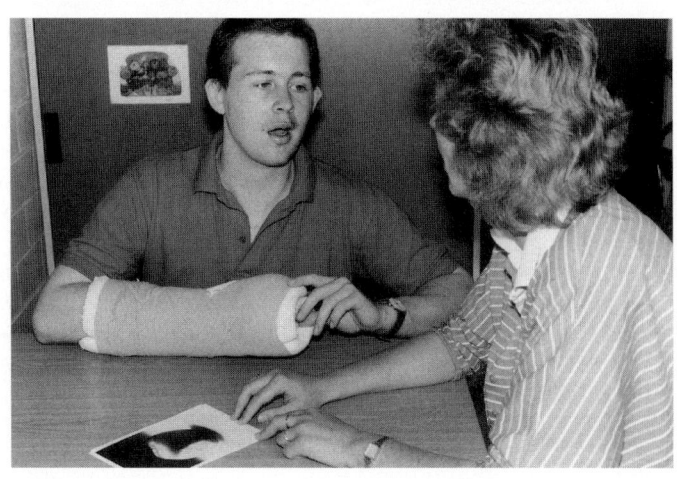

d

Abb. 14.1 d. Bei kombinierten aphasisch-apraktischen Störungen ordnet der Patient die jeweilige Beschreibung der bildlich dargestellten Tätigkeit zu und benennt anschließend den Vorgang. Dieser Stand muß mit Beendigung der Frührehabilitation erreicht werden, da er Voraussetzung für die weitere Rehabilitation ist (**d**)

lation der äußeren Kehlkopfmuskulatur. Hierzu zählen manuelle Vibration, seitliches und vertikales Verschieben des Kehlkopfes, Druck auf den Schildknorpel und kreisende Massagen des Kehlkopfes.

In weiteren Schritten wird versucht, die *Artikulation* aufzubauen und zu verbessern. Danach erfolgt die *Koordination zwischen Artikulation und Phonation. Spiegel* bieten hierzu eine wichtige Hilfe. Unterstützend erfolgen Übungen zur *oralen Sensibilität* durch Vibration mit einer Zahnbürste oder auch thermische Reizung durch Eis.

Durch *nichtsprachliche Bewegungsübungen* wie das Bewegen der Zunge in verschiedene Richtungen lernt der Patient, die gezielte Steuerung der *Mundmotorik.* Die Bewegungsübungen sollen selbstverständlich einem Aufbau der gesamten Gesichts- und Mundmuskulatur dienen und sind auch für das Training von Schluckvorgängen wichtig.

14.3
Allgemeine Hinweise

■ Praxis-Tip
Eine genaue Diagnose, ob und welche Form einer aphasischen Störung besteht, ist im frühen Stadium der Remission nicht zu treffen. Allerdings ist auch der Schluß nicht erlaubt, daß die fehlende Sprache zwangsläufig eine aphasische Störung beweist. Die Übergänge zu einer gleichzeitig bestehenden Sprechapraxie sind fließend und ebenfalls nicht genau festzulegen.

Da eine exakte Diagnose über Art und Ausmaß einer vermuteten Aphasie nicht gestellt werden kann, sind *spezielle aphasische oder sprechapraktische Therapien* noch nicht möglich. Allerdings sind die Übungen in der pädagogischen Frühförderung, der Ergotherapie und der pflegerischen Therapie so angelegt, daß vorhandene aphasische Störungen mit den übrigen kognitiven und intellektuellen Ausfällen parallel behandelt werden. In allen Bereichen müssen Sprachverständnis, Sprech- und Sprachanbahnung sowie der Aufbau der Mundmotorik berücksichtigt und therapiert werden.

Mit zunehmender Wachheit und Kooperation sowie Steigerung der intellektuellen Fähigkeiten wird es dann möglich sein, durch *spezielle Diagnostik* wie den Aachener Aphasie- oder den Token-Test Art und Schweregrad einer bestehenden Sprachstörung festzustellen, um danach *gezielte logopädische Maßnahmen* einzuleiten (Abb. 14.1).

15 Kostenträger

Patienten, die sich im *apallischen Syndrom, der beginnenden oder der eigentlichen Remissionsphase* befinden, weisen ein ausgeprägtes bis schwerstes Krankheitsbild auf. Deshalb stehen medizinische Maßnahmen eindeutig im Vordergrund der Therapie. Somit muß bei diesem Personenkreis eine *Krankenhausbehandlung* durchgeführt werden. Kostenträger sind gesetzliche und private Krankenkassen, gesetzliche Unfallversicherungen, Wehrbereichsverwaltungen oder Sozialämter.

Unter Berücksichtigung der augenblicklich geltenden gesetzlichen Bestimmungen und der sozialen Rechtsprechung kann in dem beschriebenen Krankheitsstadium der Rentenversicherungsträger nur in besonders begründeten Ausnahmefällen als Kostenträger herangezogen werden (Phase B + C bzw. I b + II a).

■ **Praxis-Tip**
Den Vorschlägen der BAR, daß Patienten im Bereich der Phase C leistungsrechtlich der Rentenversicherung zuzuordnen sind, kann nicht gefolgt werden. Der Bereich der Phase B ist eindeutig Frührehabilitation und damit Krankenhausbehandlung. Innerhalb der Phase C ist der Patient nach der Definition und der Rechtsprechung der Sozialgerichte zunächst noch auf Krankenhausbehandlung angewiesen, jedoch auf einer Normalstation.

Die finanzielle *Absicherung* des Patienten erfolgt durch Zahlung von Krankengeld entweder über den *Arbeitgeber* oder über den zuständigen Kostenträger. Da der Patient aus krankheitsbedingten Gründen als arbeitsunfähig anzusehen ist, kann normalerweise auch noch nicht zur Frage einer Erwerbs- oder Berufsfähigkeit Stellung genommen werden.

■ **Praxis-Tip**
Aufgabe der *Krankenhausbehandlung* ist die *Besserung des krankheitsbedingten Leidens. Anschlußheilbehandlung* oder ähnliche Maßnahmen zu Lasten der Rentenversicherung dienen der *Wiederherstellung der Erwerbsfähigkeit.*

Frühestens mit Abschluß der Krankenhausbehandlung (Ende Phase C) kann die Frage zur Erwerbs- oder Berufsfähigkeit beantwortet werden. ❗

Eine schwierigere Situation entsteht, wenn mit *Auslaufen des Krankheitsgeldes* der Genesungsprozeß noch nicht so weit fortgeschritten ist, daß gezielte Maßnahmen zur Wiederherstellung der Erwerbsfähigkeit eingeleitet werden können. Vor Beantragung einer zeitlich begrenzten oder dauernden Rente muß deshalb *dringend*

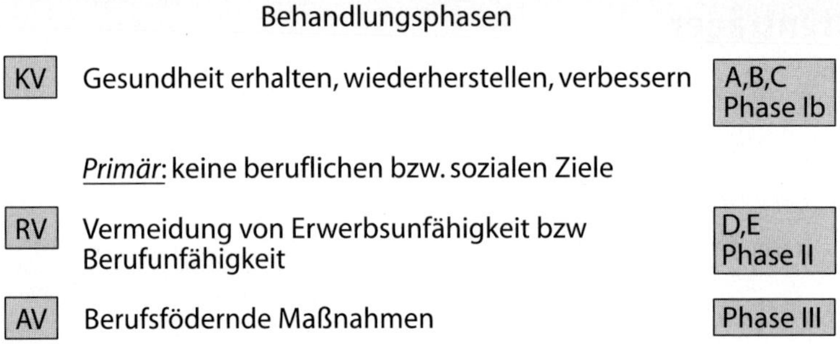

Behandlungsphasen

| KV | Gesundheit erhalten, wiederherstellen, verbessern | A,B,C
Phase Ib |

Primär: keine beruflichen bzw. sozialen Ziele

| RV | Vermeidung von Erwerbsunfähigkeit bzw
Berufunfähigkeit | D,E
Phase II |

| AV | Berufsfödernde Maßnahmen | Phase III |

Abb. 15.1. Nach der augenblicklichen gesetzlichen Grundlage sind in den einzelnen Behandlungsphasen unterschiedliche Ziele und damit auch verschiedene Kostenträger vorgesehen. Somit wird bei den meisten Patienten ein Wechsel des Kostenträgers im Laufe der Genesung notwendig werden

geraten werden, mit dem augenblicklichen Kostenträger zu klären, ob dieser auch nach der Rentengewährung bereit ist, weiterhin die Kosten der Krankenhauspflege zu tragen.

Eine *ähnliche Aussage* gilt für das Problem der Notwendigkeit einer Rehabilitationsbehandlung (§ 51). Auch hier kann erst mit Abschluß der Krankenhausbehandlung sinnvoll Stellung genommen werden.

Nach Durchlaufen der Remissionsphase *(Ende Phase C)* wird mit Beginn der eigentlichen Rehabilitationsmaßnahmen das Ziel der Behandlung der *Wiedererwerb Erwerbsfähigkeit* sein. Zu diesem Zeitpunkt kann dann eine *Anschlußheilbehandlung oder Heilmaßnahme* zu Lasten des zuständigen *Rentenversicherungsträgers,* der *gewerblichen Berufsgenossenschaften,* der *Wehrbereichsämter* oder der *Sozialämter* durchgeführt werden. Bei einer Reihe von Patienten wird also ein Wechsel des Kostenträgers notwendig werden, während nach Berufsunfällen oder Wehrdienstbeschädigungen ein einheitlicher Kostenträger zuständig ist. In welchem Umfang Sozialämter oder Landschaftsverbände bereit sind, Maßnahmen zu fördern, bei denen das Ziel in einer Wiedererlangung der Erwerbsfähigkeit besteht, muß im Einzelfall geklärt werden (Abb. 15.1).

16 Ergebnisse

In den vergangenen 15 Jahren wurden 2730 Patienten nach schwerem Schädel-Hirn-Trauma zur Frührehabilitation in der Neurologischen Klinik Hessisch Oldendorf aufgenommen.

Bei 62 % dieser Patienten lag ein *gedecktes Schädel-Hirn-Trauma* ohne intrakranielle Raumforderung vor, 18 % hatten ein operationsbedürftiges *subdurales Hämatom* mit kontusioneller Hirnschädigung, je 10 % eine *epidurale Blutung* oder ein *intrazerebrales Hämatom* erlitten. Die epiduralen Blutungen waren ausnahmslos operativ versorgt worden, während bei den intrazerebralen Blutungen nur einige operative Entlastungen erfolgt waren.

■ **Praxis-Tip**
In den letzten Jahren war die Zeit zwischen Unfall und Aufnahme in der Klinik mit durchschnittlich 4,2 Wochen relativ konstant geblieben (Abb. 16.1).

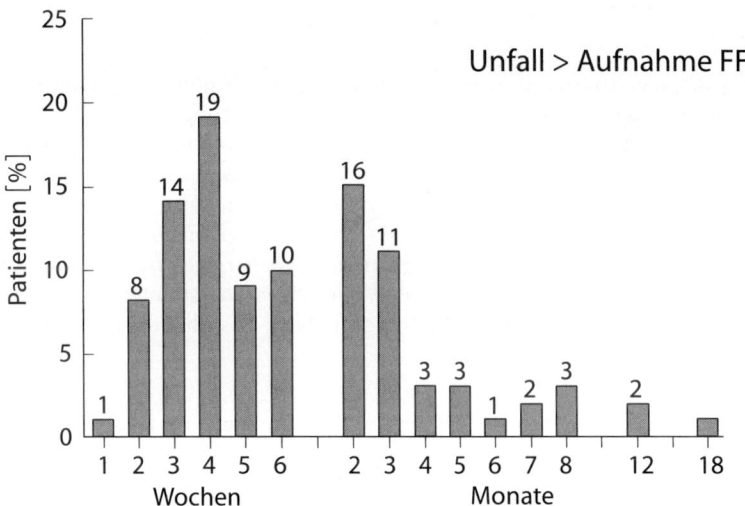

Abb. 16.1. Im Durchschnitt kamen die Patienten 4,2 Wochen nach dem Ereignis in der Abteilung zur Frührehabilitation unserer Klinik zur Aufnahme. Allerdings zeigt die Graphik, daß dies bei einer Reihe von Patienten auch erst nach Monaten oder Jahren der Fall war. Wie später dargelegt, ist das Behandlungsergebnis mit zunehmenden Zeitintervallen vom Unfall bis zur Aufnahme deutlich schlechter als bei frühzeitiger Aufnahme

! 82% der Patienten hatten ein Polytrauma erlitten, davon 52% mehr als 2 Extremitätenfrakturen, 10% eine gleichzeitige Verletzung der Wirbelsäule, 23% Beckenfrakturen, 30% Verletzungen von Gesicht und Körperhöhlen, 22% von Augen und Gehör.

76% der Patienten waren bei der Aufnahme *unfallchirurgisch* versorgt, wobei 62% *übungsstabil* waren. Die Zahl der übungsstabilen Patienten ist bei gleichzeitiger Verletzung der Wirbelsäule sowie den Beckenfrakturen deutlich geringer als bei den übrigen Verletzungsformen.

Nachuntersuchungen von 2730 Patienten ergaben, daß die Aufnahme durchschnittlich 4,2 Wochen nach dem Ereignis erfolgte. 82% der Patienten hatten eine Polytraumatisierung erlitten. Bei über 70% der Patienten war der Wert der Glasgow-Coma-Scala (GCS) unter 12, bei 20% unter 8.

Nachuntersuchungen von 2730 Patienten (Durchschnittsalter 23 Jahre) ergaben:
- Schädel-Hirn-Trauma vor durchschnittlich 4,2 Wochen;
- Polytrauma 82%:
  - 2 Extremitäten 52%,
  - Schädel-Hirn-Trauma und Querschnittlähmung 10%,
  - Schädel-Hirn-Trauma und Gesichtsschädelverletzungen 30%;
- motorische Dysfunktion 87%;
- Glasgow-Come-Scala (GCS):
  - < 8 = 21%,
  - 8–10 = 55%,
  - > 10 = 24%.

Das *Durchschnittsalter* unserer Patienten betrug *23 Jahre,* wobei der jüngste 5 Jahre und der älteste über 80 Jahre alt war. Somit ist Gruppe der Jugendlichen und der Heranwachsenden zahlenmäßig am stärksten vertreten. Diese Verteilung entspricht neurotraumatologischen Statistiken aus Akutkliniken.

30% der behandelten Patienten waren *weiblich,* 70% *männlichen* Geschlechtes. Über 70% der Patienten hatten einen *Verkehrsunfall* erlitten. Hier sind die Wegeunfälle mit eingerechnet. In 18% lag ein *tatsächlicher Arbeitsunfall* vor. Hier überwiegen Stürze aus größeren Höhen. 11% der betreuten Patienten kamen nach *Freizeitunfällen* zu uns. Hier handelt es sich nahezu ausschließlich um Zweirad- sowie Reiterunfälle.

! Bei der Aufnahme waren 21% im apallischen Syndrom (vegetativer Status) ohne Zeichen der sichtbaren Wahrnehmungs- und Reaktionsfähigkeit (Glasgow unter 8). 79% boten angedeutete jedoch sichere Zeichen der Reaktion der Wahrnehmungsfähigkeit (Glasgow zwischen 8 und 12). 94% der Patienten zeigten Symptome mit Beteiligung des Hirnstammes in verschiedener Ausprägung.

Die Behandlung im Bereich der *Frührehabilitation* dauerte zwischen *2 Wochen und 2,2 Jahren (Mittelwert 6,2 Wochen).* Die Kriterien zur Beendigung der Frührehabilitation

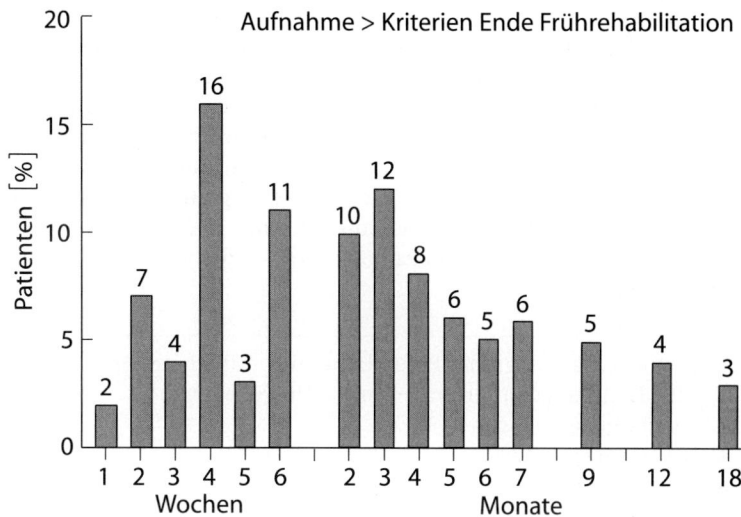

Abb. 16.2. Die Verweildauer der Patienten bis zum Erreichen der Kriterien „Ende Frühreha-bilitation" war sehr unterschiedlich. Eine Reihe Patienten erreichte dieses Stadium erst nach 12 oder 18 Monaten. Somit sind für die Frührehabilitation hirnverletzter Patienten Zeiträume zwischen 1 und 2 Jahren notwendig und sinnvoll

sind nach den Empfehlungen der Bundesarbeitsgemeinschaft für Frührehabilitation gewählt worden, ergänzt um die beschriebenen Fähigkeiten auf intellektuell-kog-nitivem Gebiet *(basale Leistungen: Lesen, Schreiben, Rechnen, objektbezogene Tätig-keiten)* und die erzielte lebenspraktische Selbständigkeit (Abb. 16.2).

Bei der Aufnahme zur *Frührehabilitation* waren bei 61% der Patienten *ausge-prägte Ventilationsstörungen* zentraler oder peripherer Art zu beobachten, wobei in 47% *pathologische O₂-Werte* im arteriellen Blut nachgewiesen wurden. Hingegen waren nur 19% der Patienten mit einer *Trachealkanüle* versorgt. 64% zeigten sich in ausgeprägtem *vegetativ instabilem Zustand* in bezug auf Blutdruck, Herzrhyth-mus aber auch weiteren Zeichen wie diffusem Schwitzen und Speichelfluß, wobei bei 39% eine *ausgeprägte Schocksymptomatik* bestand.

37% der Patienten wurden mit *febrilen Temperaturen* von über 38,5 °C aufge-nommen, wobei in 32% eine *bakteriologische Untersuchung* in der Akutklinik nicht durchgeführt wurde.

Von seiten des körperlichen Zustandes erbrachten bei der Untersuchung 61% der Patienten eine *ausgeprägte bis schwere Ankylose* in mindestens einem Gelenk mit erheblichen Zeichen der Atrophie sowie Verkürzung der Sehnen, so daß von einer *Funktionsuntüchtigkeit* gesprochen werden mußte. Bei 35% der Patienten be-traf dieser Befund mehr als 2 Gelenke.

■ **Praxis-Tip**

51% der Patienten boten gestörte Schutzreflexe des Hirnstamms, jedoch nur 29% waren entweder mit einer nasalen Magensonde oder einer PEG versorgt.
48% zeigten mehr oder weniger ausgeprägte Dekubiti in den abhängigen Partien.

! Die Auswertung bei 2730 Patienten, die in der Abteilung Frührehabilitation der Neurologischen Klinik Hessisch Oldendorf aufgenommen wurden, zeigten doch erheblich organische Störungen, welche vor allem die Lunge, die vegetative Situation, eingetretene Gelenkveränderungen, aber auch Hirnstammsymptomatik mit gestörten Schutzreflexen betrafen. Obgleich über 50% der Patienten deutliche Ventilationsstörungen boten, waren bei der Aufnahme nur 19% mit einer Trachealkanüle versorgt. Bei 51% zeigten sich gestörte Schutzreflexe. Nur 29% hatten eine Magensonde. Diese Untersuchung weist darauf hin, daß die Behandlungsstrategie bei diesem Patientenkreis in der Subakutphase noch optimiert werden kann.

Wesentliche pathologische Befunde bei der Aufnahme mit negativer Wirkung auf den Handlungsverlauf waren (n = 2730 Patienten):
- Ventilationsstörungen 61%,
- erniedrigter O_2 47%,
- Trachealkanüle 19%,
- vegetative Instabilität 64%,
- Schocksymptomatik 39%,
- Temperatur >38,5 °C 37%,
- fehlende Bakteriologie 32%,
- Ankylose/Atrophie 61%,
- pathologische motorische Reflexe 59%,
- fehlende Willkürmotorik 42%,
- Dekubiti 48%,
- gestörte Schutzreflexe 51%,
- Magensonde (PEG) 29%.

Alle Patienten wurden nach den in diesem Buch dargelegten Behandlungsrichtlinien therapiert.

■ Praxis-Tip
68% aller Patienten boten spätestens bis zur 4. Woche nach der Aufnahme die ersten gezielten Reaktionen auf äußere Aktivierung und waren demnach nach dieser Zeit in der beginnenden Remissionsphase. Bei 11% war dies erst nach 6 Wochen zu beobachten, bei weiteren 10% nach 6 Monaten, 6% der Patienten zeigten erst nach über 10 Monaten intensiver Behandlung erste gezielte Reaktionen und immerhin 5% nach Ablauf von 12 Monaten (Abb. 16.3).

Die Gruppe der Schüler, Studenten und Lehrlinge stellte die Hälfte des Patientenkollektivs, die übrigen waren Handwerker, Kaufleute, Beamte, Akademiker, Hausfrauen oder kamen aus angelernten Berufen.
    Von der Gesamtzahl der behandelten Patienten konnten 72% nach der dargelegten Behandlungszeit unter Berücksichtigung des beschriebenen Leistungsstandes und dem definierten Verhalten innerhalb der Klinik in die *Rehabilitationsphase* übergeleitet werden.

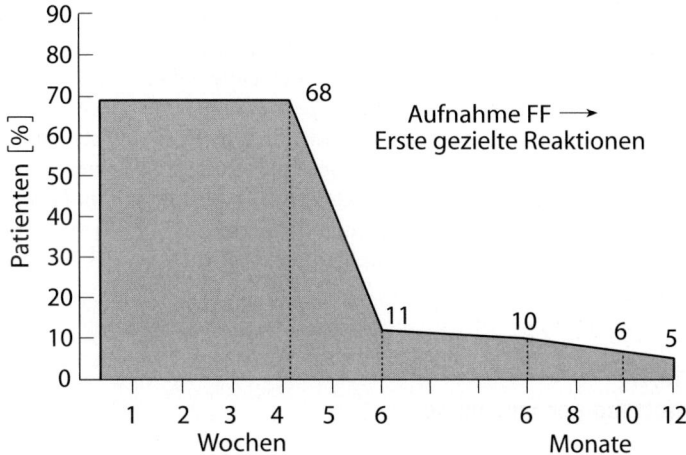

Abb. 16.3. 68% der Patienten zeigten innerhalb der ersten 4 Wochen nach Aufnahme gezielte Reaktionen auf äußere Reize. Bei einer Reihe von Patienten (11%) war dies erst nach 6 Wochen, bei weiteren 10% nach 6 Monaten, bei 6% nach 10 Monaten und bei 5% nach einem Jahr der Fall. Unter Würdigung dieser Verläufe kann deswegen die Behandlung von Patienten mit ausgeprägten Graden der Bewußtseinsstörung nicht vor Ablauf eines Jahres beendet werden

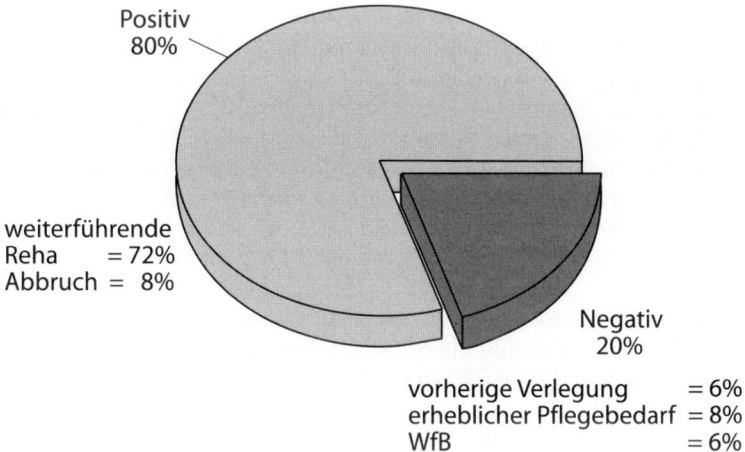

Abb. 16.4. 80% der Patienten erreichten die dargelegten Kriterien zur Beendigung der Frührehabilitation und damit den Übergang in die eigentliche weiterführende Rehabilitationsphase. Leider brachen 8% der Patienten zu diesem Zeitpunkt die Behandlung ab. Negative Verläufe waren in 20% zu beobachten. Hier kam es bei 6% zu einer Verlegung vor Erreichen der Kriterien. 8% blieben in erheblicher Pflegebedürftigkeit verschiedener Stufen. 6% konnten dem Trainingsbereich einer WfB bei weitgehender Selbständigkeit zuführt werden

6% wurden bei noch *mittelgradigen bis schweren Behinderungen* und nur teilweise oder fehlender Selbstversorgung aus Gründen der Heimatnähe in eine *andere Rehabilitationsklinik* verlegt. In 6% der Fälle erfolgte eine Aufnahme in einer *Behindertenwerkstatt (WfB)* oder *Körperbehindertenschule* bei noch bestehenden mittelgradigen Behinderungen und nur teilweiser Selbstversorgung. *8% des Gesamtkollektivs* wurden bei ausgeprägter lebenspraktischer Abhängigkeit (Barthel unter 4, Glasgow über 3, DRS über 4) entweder in *den familiären Bereich* entlassen *(5%)*, oder es erfolgte eine *Heimunterbringung (3%)*. 8% erreichten zwar die Kriterien zur Beendigung der Frührehabilitation, führten die Behandlung aber nicht fort (Abb. 16.4).

16.1
Wertung der Ergebnisse

Eine wesentliche Frage gilt dem Problemkreis, welche *Komplikationen in der Akutphase* Einfluß auf den *Rehabilitationsverlauf* nehmen. Hier muß unterschieden werden zwischen Störungen, die mit Sicherheit eine *negative Wirkung* auf das Rehabilitationsgeschehen haben und den Zeitablauf signifikant verlängern sowie solchen, die keinen entscheidenden Einfluß auf den zeitlichen Verlauf und das Outcome haben.

■ Praxis-Tip
80% der Patienten boten bei der Aufnahme in die Rehabilitationsklinik zur Frührehabilitation tracheobronchopulmonale Komplikationen. Hiervon waren 60% periphere oder zentrale Ventilationsstörungen mit Stenosen und Granulationen im Bereich der Stimmbänder oder subglottisch bis hin zur Tracheomalazie. 20% zeigten klinische und labormäßige Hinweise auf schwere Bronchopneumonien. Bei nahezu der Hälfte der aufgenommenen Patienten waren die arteriellen O_2-Werte im pathologischen Bereich nachweisbar.

Diese Werte haben sich zwar im Laufe der beiden letzten Jahre durch intensive Kontakte mit den Akutkliniken verbessert, sind aber tendenziell noch nachweisbar.

! **Da nur 19% des Gesamtkollektivs bei der Aufnahme tracheotomiert waren, muß als wichtigste Folgerung die Notwendigkeit einer frühzeitigen Tracheotomie bei diesem Patientenkreis erhoben werden.**

Die *Trachealkanüle* muß ausreichend lange belassen werden. Vor *Extubation* sind die aus langer Erfahrung mit diesem Patientenkreis gewonnenen Kriterien zur Durchführung dieser Maßnahmen zwingend zu beachten.

! **Keinesfalls darf bei bewußtseinsgetrübten Patienten mit gestörten Schutzreflexen des Hirnstamms auch bei normaler Atemfrequenz und normalen Blutgaswerten die Trachealkanüle vorzeitig entfernt werden.**

Bezüglich des Vorgangs bei der *Tracheotomie* sind *perkutane Verfahren* strikt abzulehnen. Wie auch in anderen Kliniken beobachtet, ist nach diesem Vorgehen eine erheblich angestiegene Zahl von *Komplikationen* mit *Granulombildungen,* aber auch *lokalen Entzündungen* im Bereich der Tracheotomiestelle, die bis zur *Tracheomalazie* gingen, zu verzeichnen.

Die große Zahl von Patienten, die mit stark erhöhten Temperaturen und Zeichen der Entzündung, vor allem im Bereich der Lungen, eingeliefert wurden, legt die dringende Empfehlung nahe, bei diesem Krankengut regelmäßig entsprechende *bakteriologische Untersuchungen* aus dem Nasen-Rachen-Raum, den liegenden Kathetern, aber auch offenen Wunden durchzuführen. Bei 30 % lag der bakteriologische Befund nicht vor, so daß eine gezielte Antibiose stark verzögert wurde.

Bei 78 % dieser Patienten waren wegen schwerer tracheobronchialer Infekte mehrfach *intensivmedizinische Behandlungen* mit entsprechender Antibiose und mechanischer Therapie, aber auch HNO-ärztliche Diagnostik und Therapie notwendig, so daß der *Heilungsverlauf* signifikant kompliziert und verlängert wurde.

Dies unterstreicht noch einmal die Forderung, auf die pulmonale Situation des Patienten in der Akutklinik noch mehr zu achten und die Notwendigkeit einer sachgerechten Tracheotomie in den Vordergrund zu stellen.

Weitere 60 % des Gesamtkollektivs boten *ausgeprägte Lagerungsschäden* mit Atrophien der Muskulatur, Sehnenverkürzung, Kalkeinlagerungen im Bereich der Gelenke bis hin zu ausgedehnten Dekubiti. Auch in dieser Gruppe verzögerten oder erschwerten diese *Komplikationen* in fast allen Fällen den *Rehabilitationsverlauf.* Selbstverständlich sind diese Problemkreise in der Akutklinik nicht voll zu vermeiden.

■ **Praxis-Tip**
Aus Sicht der Rehabilitation scheint es unumgänglich, schon während der Akutphase entsprechend gezielte und umfassende krankengymnastische Therapien durch ausgebildete Fachkräfte sowie intensive aktivierende Pflege durchzuführen.

Wie die Erfahrung der Frührehabilitationsphase zeigt, ist es hierdurch möglich, sowohl den Grad der *Kalkablagerungen* als auch das Ausmaß der *sekundären Atrophien* von Muskeln und Sehnen zu *verringern.* Gleichzeitig erfährt der Patient in der Akutklinik durch die physikalischen Maßnahmen eine *positive aktivierende Stimulation.* Neben den *pulmonalen Störungen* bilden *Lagerungsschäden* die Hauptursache von verzögertem oder negativem Verlauf im Rahmen der Rehabilitationskette.

Die Zahl der *endokrinen Dysfunktion* ist mit 5 % nicht sehr hoch anzusetzen, zeigt jedoch, daß bei entsprechend traumatisierten Patienten die Basisdiagnostik regelmäßig durchzuführen ist, um Störungen zu erkennen und frühzeitig eine Substitution durchführen zu können.

51 % der Patienten boten schon bei der Aufnahme gestörte bis *aufgehobene Schutzreflexe* des Hirnstamms. 29 % waren jedoch mit einer *Magensonde* oder *PEG* versorgt. In vielen Fällen war im Verlegungsbrief vermerkt, daß Patienten mit diesem Störungsbild schon ausreichend orale Nahrung zu sich genommen haben.

■ **Praxis-Tip**

Die Diskrepanz zwischen den neurologischen Störungen mit aufgehobenen bis gestörten Schutzreflexen sowie der geringen Zahl von liegenden Magensonden muß eindringlich darauf hinweisen, daß frühzeitig die Sondenernährung eingeleitet werden muß und diese bis zur ausreichenden und sicheren oralen Nahrungsaufnahme fortzuführen ist. Die Aspiration bei gestörten Schutzreflexen ist neben den beschriebenen Ventilationsstörungen eine wesentliche Komplikation im Verlauf der Nachbehandlung.

40% der Patienten entwickelten im Verlauf *urologische Probleme,* im wesentlichen als Folge des Dauerkatheters. Diese äußerten sich in gehäuften Infekten, die in der Regel aufgrund des Antibiogrammes behandelt werden konnten und keinen wesentlichen *negativen Einfluß* auf den Verlauf nahmen.

Sondergruppen sind selbstverständlich *Kombinationsverletzungen mit kompletter oder inkompletter Querschnittsymptomatik.* Diese boten jedoch im Querschnitt des Krankheitsbildes ebenfalls keine wesentlichen Verzögerungen des Heilungsverlaufes. Nach Durchsicht der Unterlagen der in unserer Klinik behandelten Patienten zeigte sich, daß die *Infektionsrate* der *suprapubischen Ableitung* signifikant niedriger als bei transurethraler Ableitung ist. Somit sollte frühzeitig dieser Zugang gewählt werden.

5% der Patienten zeigten *neurochirurgische Komplikationen.* Diese waren im wesentlichen Ausbildung von sekundärer Hydrozephalie oder Subduralergüssen, wobei in 2% entsprechende Shuntsysteme implantiert worden sind. Nur in 1% ist es zu schwerwiegenden Zwischenfällen mit *Infekten des Shuntsystems* oder sekundären *Abszessen* im Bereich von operierten Hirnverletzungen gekommen. Unfallchirurgische *Komplikationen* blieben ebenfalls unter der 5%-Grenze, wobei die größte Häufigkeit im Bereich des *visuellen* und *akustischen* Systems zu sehen ist (Abb. 16.5).

Polytrauma ⟶ negativer Verlauf
n = 479

obere Extremitäten	n = 1	Visus	n = 4
Wirbelsäule	n = 3	Gehör	n = 2
Becken	n = 3	Innenohr	n = 18
untere Extremitäten			n = 24
und Amputationen	n = 7		
	n = 14	total: n = 38 = 7,7%	

Abb. 16.5. Bei einer Gruppe von 479 Patienten konnten die direkten Auswirkungen der unfallchirurgischen, kiefer-, HNO- oder augenärztlichen Versorgung ausgewertet werden. Nur bei 14 Patienten hatten unfallchirurgische Ursachen (z.B. Osteomyelitis, Instabilität, Fraktur) einen negativen Einfluß auf den Heilungsverlauf. Nach Gesichtsschädelverletzungen waren es immerhin 24 Patienten, die einen negativen Heilungsverlauf aufwiesen. Insgesamt waren es 7,7% der Patienten, die aus extrazerebraler Ursache einen negativen Heilungsverlauf boten

■ **Praxis-Tip**

Komplikationen als Folge der direkten akuten neurochirurgischen oder unfallchirurgischen Versorgung haben keinen signifikanten Einfuß auf den Heilungsverlauf. Offen muß jedoch die Frage bleiben, ob erheblich belastende Operatio-
nen nicht doch zu sekundären Schädigungen führen. Diese Frage kann aufgrund
des vorliegenden Materials nicht beantwortet werden.

Mit Sicherheit einen *negativen Einfluß* auf den Heilungsverlauf haben primäre oder
sekundäre *hypoxische Schädigungen*, sei es als Folge des direkten Unfallereignisses
oder auch sekundär im Verlauf der Rettungskette oder der Akutversorgung. Eine
genauere statistische Auswertung ist wegen der Schwierigkeit der Dokumentation
in der Rettungsphase nur schwer möglich, so daß auf eine tendenzielle Wertung
zurückgegriffen werden muß.

16.2
Prognose

Ein weiterer Abschnitt der Untersuchung galt der Frage, ob aus den gewonnenen
Parametern wie Tiefe und Zeitraum der initialen Bewußtlosigkeit, Art und Umfang
der Hirnstammschädigung sowie den Begleiterkrankungen eine prognostische
Aussage möglich ist.

Aufgrund der erzielten Befunde können *folgende Gruppen von Patienten* in bezug auf die *Schwere des erlittenen Schädel-Hirn-Traumas*, die *Begleitverletzungen*
und das erzielte *Endergebnis* unterschieden werden.

Gemäß der vorliegenden Literatur wird ein *Barthel-Index* von über 80 bzw. ein
Punktwert in der *Glasgow-* bzw. *DRS-Skalierung* von 1, höchstens 2 als *günstiger bis
sehr guter Ausgang* bezeichnet. Das Erreichen eines Barthel-Index zwischen 70 und
80 bzw. Glasgow- oder DRS-Skalierung bis zu 3 Punkten wird als *deutlich schlechte-
res Ergebnis* angesehen, während das Erreichen des Barthel-Index von unter 35 mit
Glasgow-Skalierungen von unter 3 bzw. DRS-Skalierung unter 5 als *schwerer Defektzustand* angesehen wird. Die Einteilung der *Mittelhirnsymptomatik* erfolgt in
Anlehnung an Gerstenbrandt:

Eine Kontrollgruppe von 557 Patienten konnte gezielt unter dieser Fragestellung
ausgewertet werden.

● *Gruppe 1 – günstige Prognose (n = 101 = 18 %):*
  - isoliertes Schädeltrauma ohne ausgedehnte substantielle Schädigungen in den
    bildgebenden Verfahren (keine bzw. epidurale Hämatome unter 1,5 cm, klei-
    nere intrazerebralen Blutungen, Hirnstamm o. B., keine Polytraumatisierung),
  - Mittelhirnsyndrom Grad I–II,
  - Bewußtlosigkeit unter 3 Wochen
    (Barthel > 80, Glasgow 1 [2], DRS 1 [2]);
● *Gruppe 2 – günstige Prognose bis deutliche Spätschäden (n = 201 = 36 %):*
  - isoliertes Schädel-Hirn-Trauma,
  - mittelgradige substantielle Schädigungen,
  - Mittelhirnsyndrom Grad II–III,
  - Bewußtlosigkeit unter 3 Wochen,

- Beteiligung einer Extremität oder Körperhöhle
  (Barthel > 70, Glasgow 1 – 3, DRS 1 – 3);
- *Gruppe 3 – deutliche Spätschäden bis schwere Defektzustände (n = 189 = 34 %):*
  - Schädel-Hirn-Trauma wie unter 2,
  - Polytraumatisierung mehrerer Extremitäten und/oder Körperhöhlen oder Querschnittsyndrom
    (Barthel < 70, Glasgow 2 – 4, DRS 3 – 5);
- *Gruppe 4 – überwiegend schwere Defekte (n = 33 = 6 %):*
  - Verletzungsfolgen wie unter 2 und 3, jedoch Bewußtlosigkeit über 3 Wochen
    (Barthel < 35, Glasgow 3 – 4, DRS 5 – 6);
- *Gruppe 5 – schwere Defektzustände bis apallisches Syndrom (n = 33 = 6 %):*
  - Schädel-Hirn-Trauma mit oder ohne Polytrauma,
  - Mittelhirnsyndrom Stadium IV,
  - Bulbärhirnsyndrom
    (Barthel < 30, Glasgow < 4, DRS < 6).

Weiterhin führt die *verzögerte Einleitung* der *Frührehabilitation* zu einer *verminderten Remissionsmöglichkeit.*

■ **Praxis-Tip**
Die Rate der erfolgreichen Eingliederung bei Patienten, die erst nach über 8 Wochen zur Rehabilitation aufgenommen wurden, sank auf unter 50 % gegenüber 82 % bei Aufnahme zwischen der 3. und 5. Woche nach Trauma.

Bei gleichzeitig bestehender *Polytraumatisierung* sind die Ergebnisse jedoch deutlich schlechter als bei Patienten nach *isolierter Schädel-Hirn-Verletzung* vergleichbarer Schwere. Dies kommt besonders in den Patientengruppen II und III zum Ausdruck. Hier zeigt sich, daß bei etwa gleichschwerem Schädel-Hirn-Trauma und Beteiligung höchstens einer Extremität oder Körperhöhle der Ausgang deutlich besser als bei Patienten mit Beteiligung mehrerer Extremitäten oder Körperhöhlen oder zusätzlichen Querschnittsyndromen ist.

■ **Praxis-Tip**
In der Gruppe II erreichten nahezu alle Patienten einen Barthel-Wert über 70, bei der Glasgow-Skalierung von 1 – 3 und DRS ebenfalls 1 – 3, während sich in der Gruppe III überwiegend Patienten mit einem Barthel-Index unter 70 und Glasgow-Skalierung von 2 – 4 und DRS von unter 3 fanden.

Weiterhin haben *Komplikationen* von seiten der *Lunge, lagerungsbedingte Schäden,* aber auch *endokrine Entgleisungen* einen nachweisbaren *negativen Einfluß* auf den zeitlichen Verlauf und den Ausgang der neurotraumatologischen Rehabilitation.

■ **Praxis-Tip**
Bei Patienten ohne diese Sekundärschäden durchliefen immerhin über 50 % der Verletzen in 6 Monaten die Frührehabilitation, während es bei Vorliegen von einer oder mehreren Begleitkomplikationen nur 24 % des Kollektivs waren, die nach dieser Zeit aus der Frührehabilitation weiterverlegt werden konnten.

Die Durchsicht der *internationalen Literatur* zeigt, daß für diesen Patientenkreis Zeitpunkt, Umfang und Technik der primären und weiterführenden Beatmung, die Folgen einer Langzeitintubation gegenüber der frühzeitigen Tracheotomie, aber auch direkte Traumatisierung der Lungen oder der zuführenden Atemwege nicht oder nur vereinzelt dargestellt sind.

Vor allem fehlen Untersuchungen über Art, Umfang und Disposition dieses Patientenkreises zu *rezidivierenden schweren bronchopulmonalen Infekten*. Gerade hierdurch werden jedoch sowohl der *Verlauf in der Akutklinik* als auch die Heilungstendenz in der *Rehabilitation* entscheidend negativ beeinflußt. Ebenso weisen verschiedene Untersuchungen nach, daß das posttraumatische progressive Lungenversagen bei diesen Patientengruppen als wesentliche letale Spätkomplikation der Akutphase anzusehen ist. Es läßt sich zum jetzigen Zeitpunkt noch nicht abschätzen, ob durch *Änderung der Diagnose und Therapiestrategien* positive Einflüsse auf diesen gesamten Komplikationsbereich und damit den Heilungsverlauf auch in der Frührehabilitation entstehen.

Unter Würdigung der vorliegenden Literatur sowie der durchgeführten Untersuchungen kann deswegen folgender Schluß gezogen werden:

■ **Praxis-Tip**
Sichere prognostische Faktoren auf den Heilungsverlauf bieten auch heute noch die Länge und Tiefe der initialen Bewußtlosigkeit, Art und Ausmaß der initialen und sekundären Hirnstammschädigung, ferner das Lebensalter sowie der zeitliche Abstand zwischen Verletzung und Aufnahme zur Frührehabilitation.

■ **Praxis-Tip**
Patienten mit einer Bewußtlosigkeit von über 3 Wochen (Gruppe IV) zeigten bei den Nachuntersuchungen überwiegend schwerere Defektzustände als Patienten mit kürzerer Dauer der Bewußtlosigkeit (Gruppe III). Bei Vorliegen eines Mittelhirnsyndroms vom Stadium IV bzw. eines Bulbärsyndroms waren fast ausnahmslos schwere Defektzustände bis bleibende apallische Syndrome zu beobachten.

Aufgrund der vorliegenden Untersuchung haben besonders pulmonale und vegetative Dysfunktionen einen negativen Einfluß auf den Heilungsverlauf, ferner die absteigende Hirnstammsymptomatik, lange und tiefe Stadien der Bewußtlosigkeit sowie höhere Grade der Polytraumatisierung verbunden mit einer hypoxischen Hirnschädigung sowie die unzureichende begleitende Reha in der Akutklinik und ein zunehmendes Intervall zwischen Unfall und Frührehabilitation. Bei einer weiteren Gruppe von Patienten, die zu einem späteren Zeitpunkt in die weiterführende Rehabilitation von auswärtigen Einrichtungen in unsere Klinik aufgenommen wurde, ergab sich, daß die dort fehlenden organisatorischen und personellen Voraussetzungen (Intensivstation, frühzeitige pädagogische und arbeitstherapeutische Betreuung) einen negativen Einfluß auf den Verlauf hatten. Entscheidend ist somit die nahtlose Behandlungskette mit Auswahl der geeigneten Rehabilitationseinrichtung und die persönliche Erfahrung der Behandler.

Zusammenfassend haben auf das Rehabilitationsergebnis einen nachweisbar negativen Einfluß:

- pulmonale und vegetative Dysfunktion,
- absteigende Hirnstammsymptomatik,
- lange und tiefe Bewußtlosigkeit,
- höhere Grade von Polytrauma und zusätzlich Hypoxie,
- unzureichende begleitende Reha (aktivierende Pflege und Krankengymnastik),
- zunehmendes Intervall zwischen Unfall und Reha,
- ungeeignete Reha-Einrichtung mit fehlenden organisatorischen und personellen Voraussetzungen (ICU).

Entscheidend sind die nahtlose Behandlungskette und die persönliche Erfahrung der Behandler.

Eine Reihe von Faktoren hat mit Sicherheit entscheidenden Einfluß auf die Erholungsmöglichkeit nach schweren Schädel-Hirn-Verletzungen. Art und Ausmaß lassen sich jedoch sowohl nach dieser Untersuchung als auch nach Durchsicht der

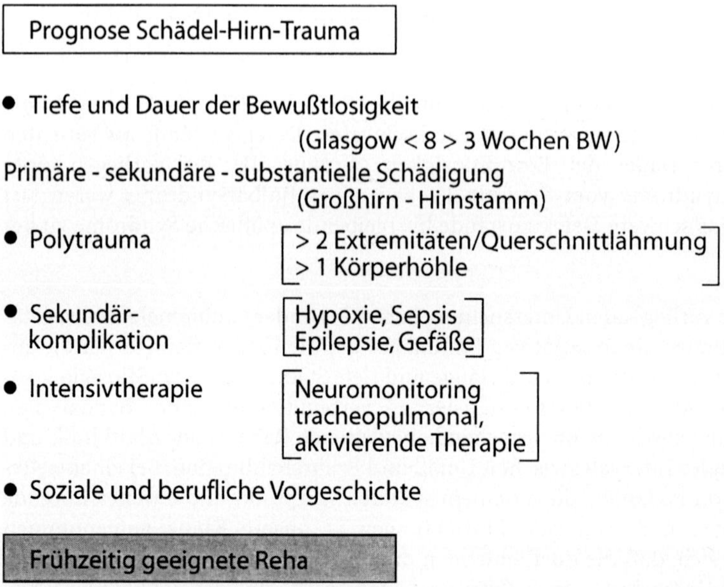

Prognose Schädel-Hirn-Trauma

- Tiefe und Dauer der Bewußtlosigkeit
        (Glasgow < 8 > 3 Wochen BW)
Primäre - sekundäre - substantielle Schädigung
        (Großhirn - Hirnstamm)

- Polytrauma   > 2 Extremitäten/Querschnittlähmung
                      > 1 Körperhöhle

- Sekundär-   Hypoxie, Sepsis
  komplikation   Epilepsie, Gefäße

- Intensivtherapie   Neuromonitoring
                      tracheopulmonal,
                      aktivierende Therapie

- Soziale und berufliche Vorgeschichte

Frühzeitig geeignete Reha

Abb. 16.6. Die Prognose des Schädel-Hirn-Traumas ergibt sich somit aus Tiefe und Dauer der Bewußtlosigkeit, dem Ausmaß der primären oder sekundären substantiellen Hirnschädigung, dem Grad der Polytraumatisierung und dem Auftreten von Sekundärkomplikationen, ferner den Möglichkeiten der neurotraumatologischen Intensivtherapie und aus der sozialen und beruflichen Vorgeschichte. Entscheidend ist, daß der Patient frühzeitig in eine mit dem Krankheitsbild vertraute Rehabilitationseinrichtung verlegt wird

Schädel-Hirn-Trauma und Polytrauma

• Ergebnis abhängig vom Schädel-Hirn-Trauma

jedoch:

• Polytrauma + Hypoxie verschlechtert das Ergebnis

deswegen:

• Diagnose und Therapie bei Kombinationsverletzung
unter dem Leitsymptom:

Schädel-Hirn-Trauma

jedoch:

• nahtlose Behandlungskette: Unfall - Akutversorgung - Rehabilitation

Abb. 16.7. Bei Kombinationsverletzungen von Schädel-Hirn-Trauma und Polytrauma ist das Ergebnis vom Grad und dem Ausmaß des Schädel-Hirn-Traumas abhängig. Deswegen müssen Diagnose und Therapie unter dem Leitsymptom des Schädel-Hirn-Traumas durchgeführt werden. Entscheidend ist die nahtlose Behandlungskette vom Unfall über die Akutversorgung in die geeignete Rehabilitationseinrichtung

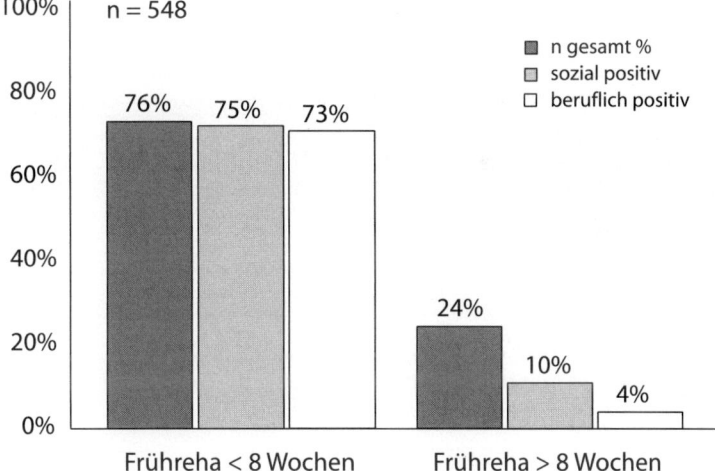

Abb. 16.8. Die Ergebnisse bei direkter und nahtloser Einhaltung der Frührehabilitation in bezug auf die soziale, schulische und berufliche Eingliederung sind deutlich besser als wenn die Behandlung erst zu einem späteren Zeitpunkt (> 8 Wochen) beginnt

Literatur noch nicht sicher übersehen. Hierzu gehören besonders der *Unfall-hergang*, die initiale *Versorgung* wie Rettungskette, *Verletzungsart* und *Polytrauma* sowie *diagnostische und operative Maßnahmen* während der *Akutversorgung* (Abb. 16.6).

Somit muß geprüft werden, ob durch *Optimierung der initialen und klinischen Versorgung* sowie weiterer Verhinderung von Sekundärschäden eine Verbesserung des Ausgangs erreicht werden kann (Abb. 16.7).

■ Praxis-Tip

Wichtige Punkte scheinen nach dieser Untersuchung die Beatmungsführung und Kreislaufstabilisierung am Unfallort und während der Verlegung zu sein, ferner das kontinuierliche Intensiv- und Neuromonitoring – auch während diagnostischer und therapeutischer Eingriffe- sowie Fragen des Umfangs der operativen Versorgung, vor allem nicht lebensbedrohlicher Verletzungen. Weiterhin wichtig ist die Vermeidung von Sekundärschäden als Folgen der Lang-zeitintubation, der langdauernden Immobilisation, der vegetativen Dysfunktion, aber auch der notwendigen künstlichen Langzeiternährung (Abb. 16.8).

17 Zeitpunkt der Deckelung von Knochendefekten

Dieses Problem ist in der neurochirurgisch/neurotraumatologischen Literatur äußerst kontrovers diskutiert worden. Deshalb haben wir im eigenen Patientengut bei über 100 Patienten versucht, auf diese Frage eine Antwort zu finden. Es wurden Patienten, die innerhalb der ersten 4 Wochen nach dem Ereignis diesem Eingriff zugeführt wurden, einer weiteren Gruppe gegenübergestellt, bei denen dies frühestens ab dem 3. Monat nach Unfall erfolgte. Die Verteilung innerhalb der Gruppen war in etwa homogen, d.h., 49% der Patienten gehörten zur 1. Gruppe (Frühdeckelung), 51% zur 2. Gruppe.

Die Nachuntersuchungen zeigten, daß Patienten, die frühestens ab dem 3. Monat nach dem Ereignis operiert wurden, deutlich günstigere Verläufe in bezug auf den Heilungsverlauf, aber auch die Komplikationsrate hatten. Zu den Komplikationen zählen besonders die Ausbildung von subduralen Ergüssen mit radiologisch und klinisch nachgewiesener raumfordernder Wirkung sowie die Entwicklung eines Hydrocephalus internus.

Während es in der Gruppe I (Spätoperation) zwar bei über 50% dieser Patienten zur Ausbildung von subduralen Liquorkissen kam, wirkten diese in keinem Fall raumfordernd. Wahrscheinlich ist es die Möglichkeit des *Druckausgleiches* durch den fehlenden Knochendeckel, der einer entsprechenden raumfordernden Wirkung vorbeugt. Dagegen zeigte sich bei über *60% der früh operierten Patienten*, daß es zur Ausbildung von erheblichen *raumfordernden subduralen Ergüssen* kam, die aber leider nicht in allen Fällen einer Entlastung zugeführt wurden.

■ **Praxis-Tip**
    Die Erholungszeit mit Auftreten von ersten gezielten Reaktionen, aber auch die vegetative Situation war in der Gruppe der spät operierten Patienten signifikant günstiger als in der Gruppe I.

Dringend muß darauf hingewiesen werden, nach Kraniotomien zunächst mit der *Reimplantation* des Knochendeckels oder der Versorgung mit entsprechender Implantation zu warten, bis sich die *Situation stabilisiert* hat. Dies ist aufgrund unserer Erfahrung *frühestens 3 Monate* nach dem Ereignis gegeben. Andererseits sind erhebliche Komplikationen zu erwarten.

18 Beeinflussung des Heilungsverlaufes

Es erhebt sich die zentrale Frage: Hat die dargelegte Behandlungsmethode tatsächlich einen positiven Einfluß auf den Heilungsverlauf?

Ein Vergleich mit Patienten, die keinen *frührehabilitativen Behandlungen* zugeführt werden, ist schwierig, da es in den letzten Jahren an verschiedenen Zentren zur Einrichtung entsprechender Abteilungen gekommen ist, so daß *unbehandelte Patienten* nur *schwierig zu einem Kollektiv zusammenzustellen* sind.

■ **Praxis-Tip**
Anhand des eigenen Patientengutes kann festgestellt werden, daß Patienten, die nicht innerhalb der dargelegten Frist (etwa 4 Wochen nach dem Ereignis) unserer Klinik zugewiesen wurden und in dieser Zeit keine frührehabilitativen Maßnahmen erfuhren, einen signifikant längeren Heilungsverlauf und deutlich schlechtere Endergebnisse zeigten als mit der dargelegten Methode konsequent und kontinuierlich behandelte Patienten.

Mehrere Patientenjahrgänge konnten gezielt auf spezielle Fragestellungen untersucht werden (J. Kroll).

Das Mobilitätstraining Jahrgang 1997 (n = 358 Patienten) ergab folgendes Ergebnis:
- liegend aufgenommen = 115 Patienten:
  - davon ohne und mit Hilfsmittel gehend entlassen=100 Patienten (87%),
  - davon mit Sitz- oder Liegerollstuhl nicht gehend entlassen = 15 Patienten (13%);
- mit Sitz- oder Liegerollstuhl aufgenommen = 243 Patienten:
  - davon mit oder ohne Hilfsmittel gehend entlassen = 218 Patienten (90%),
  - davon mit Sitz.- oder Liegerollstuhl nicht gehend entlassen = 25 Patienten (10%).

Einen *weiteren Vergleich* kann der Autor mit einer Gruppe von Patients durchführen, die während seiner Tätigkeit an der Essener Neurochirurgischen Klinik statistisch erfaßt wurden. Diese konnte nach einem *einheitlichen Schema* akutmedizinisch versorgt werden mit weitgehend gleicher Beatmungsführung, Ernährung und Medikation, wobei die Überwachung in nahezu allen Fällen auch durch kontinuierliche intrakranielle Druckmessung erfolgte.

Bei etwa vergleichbarer Ausgangslage fand sich in diesem Kollektiv mit fehlender Frührehabilitation nur in etwa 20% der Überlebenden nach Verlegung aus der Neurochirurgischen Klinik oder bei einer späteren Nachuntersuchung der Stand, der als Kriterium zur Beendigung der Frührehabilitation angegeben wurde.

Wenn man einzelne Veröffentlichungen aus der Literatur mit den hier dargelegten Ergebnissen vergleicht, kann gesagt werden, daß durch frührehabilitative Behandlung mit der beschriebenen Methode ein signifikant besseres Ergebnis in bezug auf den Ausgang in intellektuell kognitiver, motorischer, aber auch verhaltensmäßiger Sicht erreicht wird als ohne Frührehabilitation.

Vergleiche mit Patientenkollektiven, die mit anderen als der hier dargelegten Methode frührehabilitativ behandelt wurden, sind schwierig. Grundsätzlich können diese nur erfolgen, wenn die *Ergebnisse dokumentiert* und bei einer größeren Anzahl von Patienten über mehrere *Jahre konstant* gehalten oder sogar *verbessert* werden.

Der Vergleich mit kleineren Gruppen (Einzelfallanalyse) ist bei dem sehr heterogenen Ausgangsmaterial normalerweise nicht statthaft. !

Es muß davon ausgegangen werden, daß bei einigen Behandlungsmethoden, nämlich der sensorischen Stimulation, der sensorischen Regulation, aber auch bei einer Reihe der sonderpädagogischen Behandlungsmethoden innerhalb der Frührehabilitation nicht die beschriebenen relativ differenzierten intellektuell-kognitiven und motorischen Leistungen erreicht werden können, die mit dem dargelegten Behandlungsansatz erzielt und dokumentiert sind.

Dies ist nur möglich, wenn frühzeitig von den rein passiven Stimulationsmethoden auf eine aktive Therapie mit zügigem und gezieltem Aufbau handlungsorientierter Leistungen hingearbeitet wird.

■ Praxis-Tip
Durch den Einsatz neuropädagogischer Methoden sind Patienten innerhalb der Frührehabilitation schon in der Lage, Grundrechenarten durchzuführen sowie bei gebesserten intellektuellen und kognitiven Fähigkeiten auf Wort- und Satzebene zu arbeiten mit zunehmendem Sprachverständnis und verbesserter Sprachwiedergabe. Der Wiedererwerb der Motorik durch Krankengymnastik und Ergotherapie erlaubt innerhalb dieses Behandlungsabschnittes die selbständige Fortbewegung entweder im Rollstuhl, bei den meisten Patienten jedoch mit Gehhilfen oder frei, sowie Schreibvermögen und Durchführung der Lebenspraxis. Die pflegerische Therapie stellt Selbstversorgung und Orientierung unter abnehmender Anleitung sicher. Frühzeitige Eingliederungen in den arbeitstherapeutischen und Hauswirtschaftsbereich reaktivieren die praktischen Fähigkeiten.

Dies ist bei den *überwiegend passiv orientierten Stimulations- und Aktivierungsansätzen nicht möglich*, da in allen Therapiebereichen die notwendige Steigerung der Anforderungen, der didaktische Ansatz und der dazu notwendige Inhalt nicht gegeben sind. Damit kann bei diesen Methoden der notwendige Aufbau von Lese-, Schreib- und Rechenvermögen, Intellekt und Kognition, Sprache, Orientierung, Mobilität, objektbezogenen Handlungen und lebenspraktischer Selbständigkeit nicht oder nur bedingt erfolgen.

Der Wiedererwerb dieser Fähigkeiten innerhalb der Frührehabilitation ist aber Grundvoraussetzung, um in den weiteren rehabilitativen Bereichen eine entsprechend gezielte Therapie zur sozialen, schulischen und beruflichen Wiedereingliederung durchzuführen.

Das heißt, ein wesentlicher Inhalt der Frührehabilitation ist nicht nur die *Besserung der Bewußtseinslage* sowie die *Reaktivierung* von Wahrnehmung und Reaktionsfähigkeit, sondern die *Anbahnung von Grundfähigkeiten* auf intellektuell-kognitivem, motorischem und verhaltensmäßigem Gebiet mit Lesen und Schreiben, Durchführen einfacher Rechnungen, Darstellen kleiner Sätze, Sprachvermögen und Sprachwiedergabe sowie lebenspraktische Selbständigkeit, ausreichende Mobilität und objektbezogene Handlungen. *Dieser Stand ist notwendig, um gleitend, zügig und gezielt die eigentliche soziale, schulische und berufliche Rehabilitation durchführen zu können.*

Wenn diese Fähigkeiten nicht schon in einem frühen Stadium aufgebaut werden, kann dies erst nach Übergang in die nächste Rehabilitationsphase erfolgen. Hiermit ist für den Patienten wertvolle Zeit verloren, wobei in vielen Fällen durch den fehlenden frühzeitigen Trainingseffekt ein Wiedererwerb erschwert oder nicht mehr möglich ist.

! **Zur lebenspraktischen Selbständigkeit gehören neben dem Wiedererwerb der motorischen, kognitiven und verhaltensmäßigen Fähigkeiten eine ausreichende Beherrschung von Rechen-, Schreib- und Lesevermögen und der ausreichende expressive sprachliche Ausdruck.**

Somit ist die beschriebene pädagogisch geführte Therapie auch für Patienten sinnvoll, bei denen die schulisch-berufliche Eingliederung aufgrund des Lebensalters, aber auch des prätraumatischen Standes zunächst nicht das primäre Behandlungsziel der Rehabilitation ist.

Ein weiterer Nachweis für die *Effektivität* der dargelegten Methode ist durch die *Spätergebnisse* zu führen. *Es zeigte sich, daß nach kontinuierlichem Durchlaufen der frühen Rehabilitationsphase mit der beschriebenen pädagogischen Behandlung und anschließender nahtloser weiterer schulischer und beruflicher Förderung ein großer Teil unserer Patienten eine positive Eingliederung erfuhr* (Abb. 18.1–18.3).

Dieser Prozentsatz ist deutlich höher, als es in Vergleichskollektiven angegeben wird, bei denen die Früh- aber auch die weitere Rehabilitation nicht in der dargelegten Weise erfolgen.

■ Praxis-Tip

Entscheidend ist das Vermeiden von längeren *zeitlichen Unterbrechungen*, die normalerweise die Endergebnisse verschlechtern. Somit kommt für die *Intervallbehandlung* nur bedingt in Frage.

Bei Patienten, die nicht nach den dargelegten Kriterien behandelt wurden, zeigten sich erhebliche Spätfolgen, die in den meisten Fällen zu einer sozialen/beruflichen Katastrophe führten. Dies Ergebnis weist noch einmal auf die Wichtigkeit einer zielgerichteten und intensiven Rehabilitationsbehandlung bei Patienten nach schwerem Schädel-Hirn-Trauma hin.

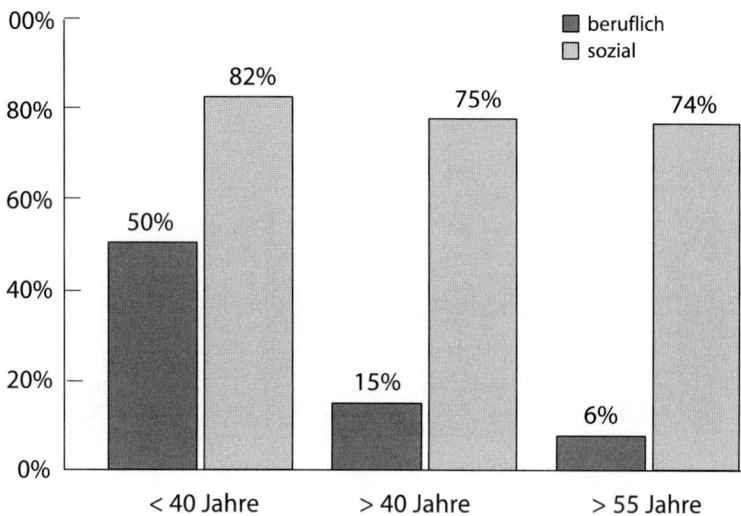

Abb. 18.1. Nachuntersuchungen von Patienten (Erwachsene n = 224), die nahtlos die Rehabilitationskette von der Frührehabilitation bis zur beruflichen Förderung in unserer Klinik durchlaufen hatten, ergaben, daß in bezug auf die soziale Eingliederung bei weitgehend voller lebenspraktischer Selbständigkeit das Lebensalter keinen wesentlichen Einfluß hat. Allerdings zeigt sich hier eine direkte Abhängigkeit der erfolgreichen beruflichen Eingliederung von Lebensalter in dem Sinne, daß jüngere Patienten günstigere Verläufe als älter aufwiesen (positive Verläufe = 71 %)

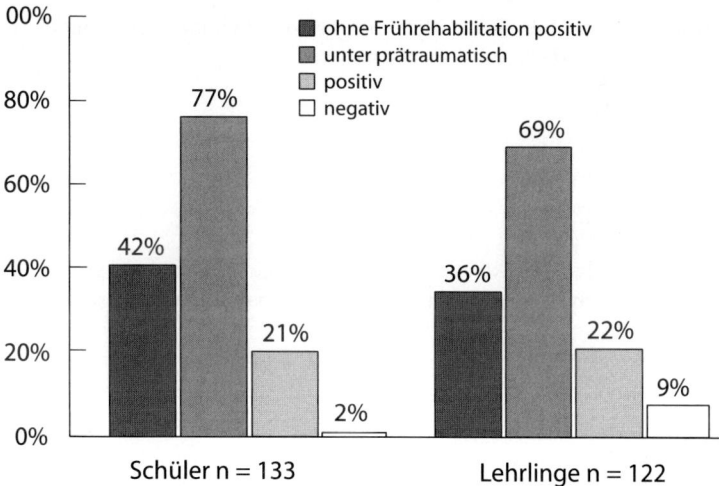

Abb. 18.2. Ohne entsprechende Frührehabilitation kam es nur bei 42 % der behandelten Schüler und 36 % der in unserer Klinik aufgenommenen Lehrlinge zu einer erfolgreichen schulischen und beruflichen Eingliederung. Mit der nahtlosen Behandlungskette von der Frührehabilitation über die weiterführende Rehabilitation und der notwendigen beruflichen Förderung liegt diese Rate für die Schüler bei 77 % und für die Lehrlinge bei 69 % (pos. = ∅ Rehabilitation)

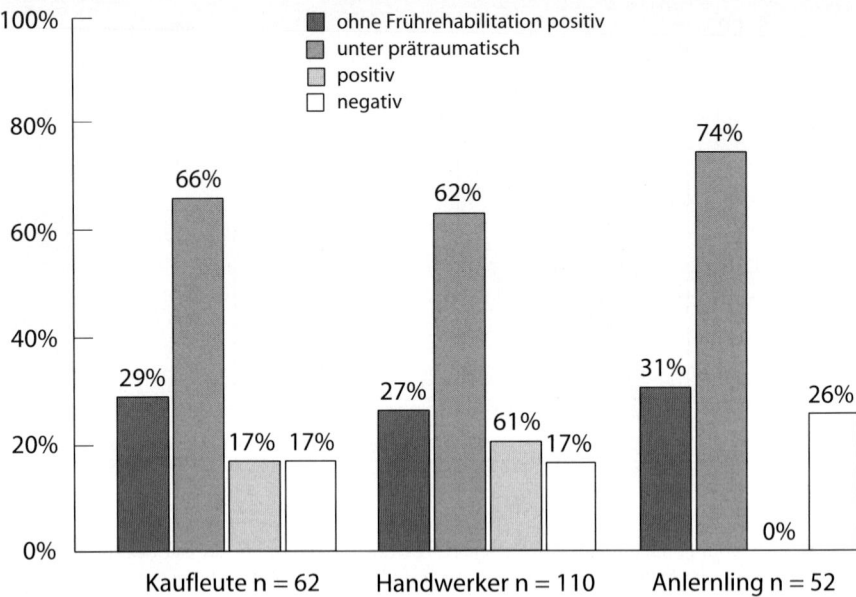

Abb. 18.3. Bei den Heranwachsenden oder erwachsenen Patienten konnten nur 30% der Betroffenen ohne gezielte Frührehabilitation wieder erfolgreich eingegliedert werden. Nach Durchlaufen einer nahtlosen Behandlungskette von der Frührehabilitation über die weiterführende Rehabilitation mit gezielter schulischer und beruflicher Förderung wuchs die erfolgreiche Rate auf über 60% (pos. = ∅ Rehabilitation)

Bleibende Spätfolgen des nicht zielgerichtet behandelten Schädel-Hirn-Traumas sind: Störung der Funktionen von

- Verhalten,
- Intellekt,
- Kognition,
- Verarbeitung,
- Sinnesorgane mit Doppelbildern, Gesichtsfeldausfällen und Schwindel,
- der zentralen und peripheren Motorik,
- ferner allgemein körperliche und geistige Leistungsminderung,
- sowie Somatisierung mit Kopfschmerzen oder kardiovaskulären Symptomen.

Aus den Ergebnissen kann folgender Schluß gezogen werden:

■ **Praxis-Tip**
Intensivierung der Akutversorgung sowie nahtlos inhalt- und patienten-zentrierte ununterbrochene Frührehabilitation mit direkt anschließender Überleitung in die eigentliche Rehabilitationsphase mit weiterer schulischer und beruflicher Förderung verbessern nach Schädel-Hirn-Verletzung den Ausgang signifikant.

Die in unserer Klinik entwickelte Methode zur Frührehabilitation hirnverletzter Patienten gliedert sich in 2 Bereiche. Während des *apallischen Syndroms* kommt es durch direkte, adaptierte und aktive multisensorische Stimulation rasch und zügig zu einer *Reaktivierung des Wahrnehmungsvermögens* mit Aufbau der *Reaktionsfähigkeit* und Stabilisierung der vegetativen Situation. Sobald *erste Handlungen* nachweisbar sind, muß die weitere *Handlungsfähigkeit* auf intellektuell-kognitivem, motorischem und verhaltensmäßigem Gebiet durch weitere intensive *Aktivierung* des Patienten mit *zügiger Mobilisierung* sowie *therapeutischem Zugang* parallel über alle *Sinneskanäle* so rasch wie möglich gesteigert werden um zunächst ungezielte, dann gezielte Grundreaktionen zu erreichen.

Zu einem äußerst frühen Zeitraum, nämlich mit der beginnenden Remissionsphase, müssen schulisch-pädagogische und objektbezogene (Werktherapie und Hauswirtschaft) Inhalte weitere Schwerpunkte der Therapie sein.   **!**

Wird mit Erreichen der sichtbaren Handlungsfähigkeit nicht auf die aktiven Verfahren mit pädagogischen und objektbezogenen Inhalten umgestellt, sind die Ergebnisse in bezug auf die soziale, schulische und berufliche Eingliederung signifikant schlechter.

Zur erfolgreichen Durchführung einer frührehabilitativen Behandlung ist eine Reihe von Faktoren auf organischem Gebiet notwendig. Diese sollten teilweise schon bei Übergang aus der Akut- in die Rehabilitationsklinik, spätestens jedoch innerhalb der Frührehabilitation erreicht werden, da sonst eine erfolgreiche weiterführende Behandlung nicht möglich ist.

Grundlagen der Frührehabilitation (organisch) sind:
- vegetative Stabilität – positive Halte-/Stellreflexe,
- gebesserte Spastik – ausreichende Gelenkbeweglichkeit,
- minimale Atrophie – keine Dekubiti,
- physiologische Lungenfunktion – Frakturen übungs-/belastungsstabil – Willkürmotorik,
- Mobilisierung – sitzende Position,
- orale Nahrungsaufnahme.

---

19   Scoring-Systeme

Im Bereich der *neurotraumatologischen Frührehabilitation* ist die Anwendung von *Scoring-Systemen* äußerst problematisch. Einmal ist es notwendig, den *Grad der Bewußtseinsstörung* zu erfassen, zum anderen ist es auch in einer sehr frühen Phase der Remission notwendig, den Grad der *Fähigkeitsstörungen* zu dokumentieren und zu messen. Auf die Problematik der Beurteilung von Wahrnehmungs- und Reaktionsfähigkeit dieser Patientengruppe wurde in verschiedenen Kapiteln ausführlich eingegangen.

! **Grundlage für die Beurteilung des Grades der Bewußtseinsstörung ist die Reaktion des Patienten nach multimodalen Reizen, später die Ausführung einfacher oder komplexer Handlungsabläufe spontan oder nach Aktivierung.**

Tabelle 19.1. Glasgow-Coma-Scale (GCS). Diese Einteilung hat sich in der Neurotraumatologie zur vorläufigen Beurteilung des Schweregrades bewährt. Hirnstammfunktionen, aber auch der vegetative Status werden dabei nicht berücksichtigt

Item	Bewertung
Augen öffnen	
Spontan	4
Aufforderung	3
Schmerz	2
Nicht	1
Beste motorische Antwort	
Gezielt nach Aufforderung	6
Gezielt nach Schmerz	5
Ungezielt nach Schmerz	4
Beugemechanismen	3
Streckmechanismen	2
Keine	1
Verbale Antwort	
Orientiert, prompt	5
Verwirrt	4
Inadäquat	3
Unverständlich	2
Keine	1

Pat.: ___   Name: _____   Vorname _____   Geb.: _____

Unfalldatum: __.__.__   Erhebungsdatum: __.__.__

Auskunft: Pat ☐ (1)   Angehörige ☐ (2)   Arzt ☐ (3)   sonstige ☐ (4)

Verbleib: zu Hause ☐ (1)   REHA-Neuro ☐ (4)
                REHA ☐ (2)   Krankenhaus ☐ (5)
                Hess.-Old. ☐ (3)   Querschnitt-Zentrum ☐ (6)

Glasgow-Outcome-Scale

Gos 1: ☐ (Tod) Datum: __.__ 19__
         Ort: zu Hause ☐ (1)   Krankenhaus ☐ (5)
               REHA ☐ (2)   Querschnitt-Zentrum ☐ (6)
               Hess.-Old. ☐ (3)   M H H ☐ (7)
               REHA-Neuro ☐ (4)

         ☐ (1A) Tod ohne Wiedererlangen des Bewußtseins
         ☐ (1B) Tod nach Wiedererlangen des Bewußtseins

Gos 2: ☐ (vegetativer Status)
Gos 3: ☐ (schwerer Schaden) [abhängig von täglicher Hilfe]
Gos 4: ☐ (leichter Schaden) [unabhängig aber deutlich geschädigt]
Gos 5: ☐ (gute Erholung)   [nur leichte neurologische/psychosoziale Schäden]

Krampfanfall
Keiner   ☐ (1)   Grand mal ☐ (2)   Fokal ☐ (3)   keine Zuordnung ☐(4)
Unbek. Typ ☐ (5) Kombination ☐ (6) Unbekannt ☐ (7)

Disability Rating Scale

---

1) Wachheit und Ansprechbarkeit (mod. GCS)   **Summe:**

Augen offen: __   0 - 3 (0 = spontan, 3 = nicht)
verbal: __   0 - 4 (0 = orientiert, 4 = keine)
motorisch: __   0 - 5 (0 = Ansprache, 5 = keine Reaktion)

---

2) Kognitive Fähigkeit zur Selbstversorgung (ohne motorische Defizite)   **Summe:**

Ernährung: _____   Körperpflege: _____   Ankleiden: _____
0 = komplett vorhanden   1 = teilweise   2 = minimal   3 = nicht vorhanden

---

3) Abhängigkeit von anderen   **Summe:**

☐ 0 = vollständige Unabhängigkeit
☐ 1 = Unabhängigkeit in spezieller Umgebung
☐ 2 = leichte Abhängigkeit (kontinuierliche Hilfe nicht nötig)
☐ 3 = mittlere Abhängigkeit (benötigt bei einigen Tätigkeiten immer Hilfe)
☐ 4 = schwere Abhängigkeit (benötigt bei allen wichtigen Aktivitäten immer Hilfe)
☐ 5 = totale Abhängigkeit (24 Stunden Betreuung durch das Pflegepersonal nötig)

---

4) Arbeitsfähigkeit (bzw. Schul-/Ausbildungsfähigkeit)   **Summe:**
☐ 0 = keine Einschränkungen
☐ 1 = nur ausgewählte Beschäftigung möglich
☐ 2 = starke Einschränkung der Beschäftigung, benötigt maximale Unterstützung
☐ 3 = nicht arbeitsfähig

Abb. 19.1. Kombinierte Einteilung zur Bewertung nach der Glasgow-Outcome-Scale (GOS) und der Disability rating scale (DRS) umfaßt. Obgleich eine genauere Beurteilung sowohl des motorischen als auch des intellektuell-kognitiven Status nicht möglich ist, erlaubt sie doch eine gute Beurteilung der Situation des Patienten zum Zeitpunkt der Entlassung

Zur Beurteilung der *Komatiefe* hat sich in der internationalen Literatur die *Glasgow-Coma-Scale* (GCS) durchgesetzt (Tabelle 19.1, Abb. 19.1). Hier werden die Items wie *Augenöffnen* nach verbaler Aufforderung oder nach Schmerzreizen, die beste *motorische Reaktion*, ebenfalls auf Aufforderung oder Schmerzreize, und die *verbale Antwort* auf sprachliche Aufforderung hin beurteilt. Diese Skala bietet auf den ersten Blick *erhebliche Vorteile*. Einmal ist sie übersichtlich und in der Anwendung sowie Beurteilung einfach. Somit hat sie sich in der *Akutversorgung* hirnverletzter Patienten weitgehend durchgesetzt. Wenn man jedoch die vorher gemachten Ausführungen berücksichtigt, fehlen aber wichtige *Parameter* zur Beurteilung des *Gefährungsgrades* der Patienten wie *Hirnstammfunktionen* und *vegetativer Status*.

! **Bei tieferen Graden der Bewußtseinsstörungen sind Reaktionen erst bei gleichzeitigem und parallelem multisensorischen Zugang zu erwarten.**

Diese Tatsache ist in der *GCS nicht berücksichtigt*. So können periphere oder zentrale unfallbedingte Störungen des *visuellen* oder *optischen* Systems bei einem nur mittelgradig bewußtseinsgetrübten Patienten *massiv fehlerhafte Beurteilungen* ergeben.

■ **Praxis-Tip**
Als orientierende Untersuchung ist GCS brauchbar, wenn man sich der Einschränkungen in der Aussage bewußt ist.

Um eine *feinere Abstufung* der Beurteilung und Aussage zu erreichen, wurde deswegen von der Bundesarbeitsgemeinschaft medizinisch/beruflicher Rehabilitationszentren die *Koma-Remissionsskala* (KRS) entwickelt (Abb. 19.2). Hier werden die *6 Gruppen* wie *Erweckbarkeit* und *Aufmerksamkeit*, *motorische Reaktion* auf *akustischen*, *visuellen* und *taktilen Reiz* und Reaktion auf visuellen Reiz, Reaktion auf taktilen Reiz sowie *sprechmotorische Antwort* abgefragt und mit einer Skala von 0 aufsteigend beurteilt. Die maximal erreichbare Punktzahl ist 24, wobei bei Tetraplegie, Taubheit und Blindheit sowie im Fall einer liegenden Trachealkanüle Punktabzüge erfolgen.

Gegenüber der GCS erlaubt die KRS eine *feinere Abstufung* bei der beobachteten Reaktion. Allerdings muß beachtet werden, daß die KRS im Gegensatz zur GCS eine Skala der *möglichen Reaktionen* ist. Allerdings gelten auch für die KRS die gleichen Bedenken, die auch der GSC gegenüber erhoben wurden. *Hirnstammfunktion* sowie *vegetativer Status* werden nicht erfaßt, und es erfolgt kein paralleler multisensorischer Zugang.

! **Das Hauptproblem bei der Anwendung der Scoring-Systeme in der Frühphase besteht darin, daß ausschließlich der subjektive Eindruck des Untersuchers gewertet wird.**

Abb. 19.2. Die Koma-Remissionsskala (KRS) bewertet die Reaktionsmöglichkeit des bewußtseinsgetrübten Patienten entweder unter spontaner Beobachtung oder nach externer Stimulation. Gegenüber der GCS ist eine feinere Abstufung der Skala möglich. Allerdings erfolgt hier weder ein multisensorischer paralleler Zugang, noch wird die medizinische Situation des Patienten erfaßt. Letztere beeinflußt jedoch die Reaktionsmöglichkeit des Patienten erheblich

Neurologische-
Neurochirurgische
Frührehabilitation

Koma-Remissions-Skala
(KRS)

Bundesarbeitsgemeinschaft
medizinisch-beruflicher
Rehabilitations-Zentren
Phase II

Patientenname:

Datum									
Untersucher (Kürzel)									

1. Erweckbarkeit / Aufmerksamkeit (auf beliebigen Reiz)

Aufmerksamkeit für 1 Minute oder länger	5								
Verweilen am Reiz (länger als 5 Sek.)	4								
Hinwendung zum Reiz	3								
Augenöffnen spontan	2								
Augenöffnen auf Schmerzreize	1								
keine	0								

2. Motorische Antwort (6 Pkte. von der Gesamtsumme abziehen falls tetraplegisch)

spontanes Greifen (auch im Liegen)	6								
gezielte Abwehr auf Schmerzreize	5								
Körper-Haltereaktion erkennbar	4								
ungezielte Abwehr auf Schmerzreize (vegetatives oder spastisches Muster)	3								
Beugesynergismen	2								
Strecksynergismen	1								
keine	0								

3. Reaktion auf akustischen Reiz (z.B. Knackfrosch) (3 Pkte. von der Gesamtsumme abziehen falls taub)

erkennt vertraute Stimme, Musik etc.	3								
Augenöffnen, Kopfwenden, evtl. Lächeln	2								
vegetative (Schreck-) Reaktion (startle)	1								
keine	0								

4. Reaktion auf visuellen Reiz (4 Pkte. von der Gesamtsumme abziehen falls blind)

erkennt Bilder, Personen, Gegenstände	4								
verfolgt gezielt Bilder, Personen o. Gegenst.	3								
fixiert Bilder, Personen oder Gegenstände	2								
gelegentliches, zufälliges Anschauen	1								
keine	0								

5. Reaktion auf taktile Reize

erkennt durch Betasten/Fühlen	3								
tastet spontan, greift gezielt (wenn „blind"), jedoch ohne Sinnverständnis	2								
auf passive Berührung nur vegetativ	1								
keine	0								

6. Sprechmotorische Antwort (Trachealkanülenträger = 3 wenn über Lippenmotorik Sprachlaute/"Buchstaben" erkennbar)

mind. ein verständlich artikuliertes Einzelwort	3								
unverständl. (unartikulierte) Äußerungen (Laute)	2								
Stöhnen, Schreien, Husten (emot., veget. getönt)	1								
keine Phonation oder Artikulation hör-/erkennbar	0								

e r r e i c h t e P u n k t e									
für diesen Patienten maximal erreichte Punktzahl (von 24)									

Abb. 19.2. (Legende s. S. 274)

Selbst äußerst erfahrene Behandler sind jedoch oft nicht in der Lage, *feinere Abgrenzungen* innerhalb der Skalen *reproduzierbar* vorzunehmen. Dies liegt einmal an der Schwierigkeit der *objektiven Beurteilung* von *Reizart und Intensität* sowie der beobachteten und erfolgten Reaktion oder Handlung. Weiter spielen hier die oft *massiven Schwankungen in der Wahrnehmungs- und Reaktionsfähigkeit* dieser Patienten physiologisch über den Tag oder durch äußere Einflüsse wie Medikamente, Infekte oder Belastung eine große Rolle. Somit ist es zwar möglich, die Ergebnisse der beschriebenen Scoring-Systeme statistisch auszuwerten. Da jedoch für diese statistische Auswertung wegen der beschriebenen Probleme sowohl die Reliabilität (Zuverlässigkeit) als auch die Validität nicht eindeutig gegeben sind, haben auch statistische Auswertungen nur einen begrenzten Wert und können nicht auf ihre Signifikanz hin untersucht werden.

Bei der Beurteilung der *Fähigkeitsstörungen* werden der *Barthel-Index*, der *erweiterte Barthel-Index*, der *Früh-Reha-Barthel-Index*, der FIM und der DRS angewandt (Abb. 19.3).

Im wesentlichen beruhen diese Skalen auf der Beurteilung der *Lebenspraxis* und *alltagsrelevanter Leistungen*. Während im erweiterten Barthel-Index noch der Versuch gemacht wurde, diesen um die Beurteilung intellektuell-kognitiver Funktionen zu ergänzen, fehlen hier medizinische Beurteilungen völlig. Hingegen wurde der Früh-Reha-Barthel-Index noch um medizinische Kriterien ergänzt. Allerdings fehlen hier Aussagen zur intellektuell-kognitiven Situation. Beim FIM werden überwiegend alltagsrelevante Fähigkeitsstörungen beurteilt, intellektuell-kognitive Fähigkeiten werden nur ergänzt und unspezifisch mit aufgenommen. Die Beurteilung der medizinischen Situation erfolgt nicht.

Patienten im Bereich der Frührehabilitation sind jedoch als schwerkrank im organisch-medizinischen Sinne anzusehen. Sie bedürfen inhaltlich, aber auch leistungsrechtlich der Krankenhausbehandlung. Die medizinische Situation des Patienten wird jedoch in keiner der beschriebenen Scoring-Systeme berücksichtigt.

Es fehlen auch völlig Hinweise auf *negative Folgen* einer unsachgemäßen Behandlung mit *Sekundärschäden* wie gehäufte Pneumonien und Aspirationen, Dekubiti und Gelenkveränderungen. Somit können durch die dargelegten Scoring-Systeme zwar Hinweise auf den Grad der *Komatiefe* und den Stand der möglichen *Lebenspraxis* gewonnen werden können. Sie dürfen aber nicht *isoliert von den Behandlern* und den *Leistungsträgern* als Kriterium dafür verwandt werden, ob sich ein Patient noch im Bereich der *Frührehabilitation* befindet oder ob schon weitere Behandlungsphasen erreicht sind.

Ebenfalls lassen sich nur bedingt Hinweise auf objektive Therapieerfolge gewinnen.

Ein Patient, der im Barthel-Index einen Wert von über 40 erreicht, kann im medizinischen Sinne noch der ärztlichen, pflegerischen und diagnostischen Versorgung auf einer entsprechend eingerichteten Sonderstation bedürfen, insbesondere bei Neigung zu vegetativen Dysfunktionen, Krampfanfällen, Aspiration oder erheblichen Verhaltensstörungen. Hier würde zumindest der Früh-Reha-Barthel-Index Hinweise auf diese Notwendigkeit geben.

Somit lassen sich vor allem aus den beschriebenen Scoring-Systemen direkte Hinweise zur Einordnung in die verschiedenen Phaseneinteilungen, nach der BAR nicht oder nur bedingt gewinnen.

Frühreha-Barthel-Index (FRB)*   Datum:

Name	Vorname	männlich	weiblich	Alter	Station
SHT	Hypoxie	Schlaganfall/Blutung	Tumor	SAB	ICD
Meningitis/Encephalitis		andere	Beginn der Erkrankung: ___/___/___		

A) FR-INDEX

	nein	ja
intensivmedizinisch überwachungspflichtiger Zustand (z.B. veg. Krisen)	0	- 50
absaugpflichtiges Tracheostoma	0	- 50
intermittierende Beatmung	0	- 50
beaufsichtigungspflichtige Orientierungsstörung (Verwirrtheit)	0	- 50
beaufsichtigungspflichtige Verhaltensstörung (mit Eigen- und/oder Fremdgefährdung)	0	- 50
schwere Verständigungsstörung	0	- 25
beaufsichtigungspflichtige Schluckstörung	0	- 50

B) BARTHEL-INDEX

1) Essen und Trinken (>>mit Unterstützung<<), wenn Speisen vor dem Essen zurechtgeschnitten werden	nicht möglich	0
	mit Unterstützung	5
	selbständig	10
2) Umsteigen aus dem Rollstuhl ins Bett und umgekehrt (Aufsitzen im Bett)	nicht möglich	0
	mit Unterstützung	5
	selbständig	15
3) Persönliche Pflege (Gesichtwaschen, Kämmen Rasieren, Zähneputzen)	nicht möglich	0
	mit Unterstützung	0
	selbständig	5
4) Benutzung der Toilette (An-/Auskleiden, Körperreinigung, Wasserspülung)	nicht möglich	0
	mit Unterstützung	5
	selbständig	10
5) Baden/Duschen	nicht möglich	0
	mit Unterstützung	0
	selbständig	5
6) Gehen auf ebenem Untergrund	nicht möglich	0
	mit Unterstützung	10
	selbständig	15
6a) Fortbewegung mit dem Rollstuhl auf ebenem Untergrund (dieses Item nur verwenden, falls das Item 6 mit >>nicht möglich<< bewertet wurde	nicht möglich	0
	mit Unterstützung	0
	selbständig	5
7) Treppen auf-/absteigen	nicht möglich	0
	mit Unterstützung	5
	selbständig	10
8) An-/Ausziehen (einschl. Schuhebinden, Knöpfe schließen)	nicht möglich	0
	mit Unterstützung	5
	selbständig	10
9) Stuhlkontrolle	nicht möglich	0
	mit Unterstützung	5
	selbständig	10
10) Harnkontrolle	nicht möglich	0
	mit Unterstützung	5
	selbständig	10

BARTHEL-PUNKTZAHL (B): _____

FR-INDEX (A): _____

FR-BARTHEL-INDEX-GESAMTZAHL (A+B): _____

Untersucher: ==========

*Bitte Zutreffendes ankreuen und Gesamtpunktzahl berechnen.

Abb. 19.3. Der Früh-Reha-Barthel-Index (FRB) ist eine Wiedergabe von einfachen Fähigkeiten des Patienten, wobei die medizinische Situation gesondert berücksichtigt wird. Für Patienten mit erworbenen Störungen des ZNS fehlt hier die Beurteilung der intellektuell-kognitiven Situation, so daß nur eine überschlägige Einstufung des Patienten möglich ist

Hier wird es immer noch die *medizinisch-pflegerische Beurteilung* sein, die die Notwendigkeit der *stationären Krankenhauspflege* auf einer entsprechenden Sonder- oder Normalstation begründet. Da andererseits in allen gebräuchlichen Skalierungen die intellektuelle kognitive Beurteilung mit einer äußerst geringen Sensibilität erfaßt wird, können die Skalierungssysteme ebenfalls nur bedingt zur Beurteilung der Ergebnisse der Qualität der *Frührehabilitation* herangezogen werden.

Dies bedeutet, daß die Beurteilung von Bewußtseinsstörung sowie Wahrnehmungs- und Reaktionsfähigkeit sowie die erreichten Fortschritte im Bereich der intellektuellen und kognitiven, motorischen und verhaltensmäßigen Störungen *unter Berücksichtigung der medizinisch-pflegerischen Situation* keine *signifikanten Aussagen* zulassen. Als *orientierende Hinweise* sind sie jedoch durchaus brauchbar. Es ist unumgänglich, neben diesen Systemen *deskriptiv Art und Umfang des Zuganges* in bezug auf *Stimulationsart* und *Intensität* sowie die *beobachteten Reaktionen* und Handlungen zu beschreiben. Hier ist die Videodokumentation hilfreich, da eine Beurteilung durch Dritte möglich ist.

! **Auch die Videodokumentation kann selbstverständlich nur die Handlungen und Fähigkeiten des Patienten wiedergeben, die durch eine intensive und sachgemäße Stimulierung und Aktivierung hervorgerufen wurden.**

Das heißt, bei einem Patienten, der zwar *reaktions- oder handlungsfähig* ist, kann auch die Videodokumentation nur eine Handlungs- und Reaktionsfähigkeit dokumentieren, wenn es dem Untersucher gelingt, *durch einen sachgerechten Zugang diese Fähigkeiten abzurufen.*

Einen Sonderfall stellen Skalen zur Beurteilung der *motorischen Situation* des Patienten dar. Die gebräuchlichsten Systeme setzen eine gewisse bis gute Kooperation des Patienten voraus, so daß sie in der Frühphase ausscheiden. Dies trifft auch auf Skalierungen zum Grad der bestehenden spastischen Tonuserhöhung der Muskulatur zu. Allerdings ist es möglich, eine Beurteilung entsprechend diesem Scoring-System (z.B. Asworth-Skala) auch bei nicht kooperationsfähigen Patienten durchzuführen, wenn der Untersucher die erhobenen Befunde in die Skala überführt.

20 Sozialdienst

■ **Praxis-Tip**

Im Bereich der Frührehabilitation hat der Sozialdienst eine wichtige Schlüsselposition. Bei der oft schwierig zu durchschauenden rechtlichen Position in der Abgrenzung der einzelnen Leistungsträger während der Frührehabilitation, aber auch bei einer evtl. Verlegung in eine geeignete Einrichtung sind hier fachspezifische Kenntnisse der rechtlichen, sozialen, aber auch krankheitsbedingten Situation des Patienten und seiner Familie notwendig.

Hierzu gehört besonders:
- Beratung bei wirtschaftlichen Schwierigkeiten,
- Klärung gesetzlicher Ansprüche,
- Einleitung der familiären Reintegration,
- Vorbereitung der weiteren Rehabilitationsabschnitte,
- Auswahl und Einleitung geeigneter Langzeiteinrichtungen,
- Klärung der Kostenfrage, aber auch des inhaltlichen und organisatorischen Konzepts einer solchen Einrichtung,
- Begleitung der Angehörigen bei der ersten Kontaktaufnahme mit der Langzeiteinrichtung,
- vorbereitende Schritte im Bereich der vorberuflichen und beruflichen Förderung, hier besonders Ansprache und Klärung der rechtlichen und finanziellen Situation mit dem zuständigen Kostenträger,
- Zusammenarbeit mit der Arbeitsverwaltung in bezug auf Einleitung von vorberuflichen und beruflichen Reha-Maßnahmen einschließlich Auswahl einer geeigneten weiterführenden Einrichtung,
- Begleitung des Rehabilitanden bei Beratungsgesprächen in der Arbeitsverwaltung oder bei den entsprechenden Kostenträgern,
- Beratung und Einleitung von Rentenverfahren, aber auch deren Verhütung bei vorzeitiger Antragstellung,
- Vorbereitung der Entlassung mit Klärung der häuslichen Situation und der notwendigen ambulanten therapeutischen Behandlung.

Zur Durchführung dieser umfangreichen Aufgaben ist ein erheblicher Einsatz und eine sehr gute Motivation der Mitarbeiter im Sozialdienst notwendig. Grundlegende Kenntnisse des Rehabilitationsablaufes, aber auch Einblick in die medizinischen Erfordernisse sowie die Grenzen der Therapie stellen neben Kenntnissen der gesetzlichen Grundlagen, vor allem dem Sozialgesetz, die wesentliche Basis für die Tätigkeit des Sozialdienstes dar.

Da ein großer Teil der Aufgaben außerhalb der Klinik – auch in größerer Entfernung – erfolgen muß, ist die Sicherung der *Mobilität* durch Bereitstellung entsprechender *Fahrzeuge* von seiten der Klinik unumgänglich.

21 Zusammenfassung

! Das Ergebnis der frührehabilitativen Behandlung kann nur nach den erreichten
Fähigkeiten in bezug auch auf die Selbständigkeit und Lebenspraxis, den grundlegenden intellektuell-kognitiven und schulisch-beruflichen Fähigkeiten, der
selbständigen Mobilität, der Sprachwiedergabe und dem Sprachverständnis sowie
einem angemessenen Verhalten gewertet werden.

Mindestens $^2/_3$ der Patienten sollten die dargelegten Kriterien innerhalb der
Frührehabilitation erreichen. Wenn dies nicht der Fall ist, müssen Organisation und
Methodik überprüft und den Notwendigkeiten des Krankheitsbildes sowie dem
Behandlungsziel angepaßt werden. Die Beendigung der Frührehabilitation darf
frühestens nach einer Behandlungsdauer von 1 Jahr unter konsequenter Anwendung der dargelegten oder vergleichbaren Methoden bei weitgehend störungs-
freiem Verlauf vorgenommen werden. Wenn trotz aller Bemühungen der Patient im
ausgeprägten zerebralen Defektzustand verbleibt, müssen zwingend geeignete Einrichtungen der aktivierenden Pflege gesucht werden. Bei einigen Patienten wird
auch eine häusliche Versorgung möglich sein. Allerdings ist hier ein umfassendes
pflegerisches und therapeutisches Umfeld zu schaffen, um der schwer belasteten
Familie entsprechende Hilfen zu geben.
   Die Frührehabilitation hirnverletzter Patienten kann inzwischen auf Erfahrungen zurückgreifen, die in verschiedenen Zentren gewonnen wurden. Wie in diesem

---
➤

Abb. 21.1 a–g. Heilungsverlauf bei einem 22jährigen Patienten mit schwerem Schädel-Hirn-
Trauma. Unter spontaner Beobachtung zeigt der Patient keine Wahrnehmungs- und Reaktionsfähigkeit. (**a**). Nach zielgerichteter multisensorischer Aktivierung zeigt der Patient deutliche
Zeichen der Handlungs- und Reaktionsfähigkeit unter Sichtkontakt zum Therapeuten und der
geforderten Handlungen. Kopfkontrolle ist noch nicht gegeben. Deswegen erfolgt die Therapie
in halbsitzender Position. Der Patient wurde aufgefordert, einfache Farben zu zeigen (**b**). Danach erfolgen die ersten Aufgaben aus dem abstrakten Bereich mit Durchführung einfacher
Rechnungen. Bei ausgeprägter Okulomotoriusparese beiderseits ist das Fixieren des Patienten
erschwert. Wegen der massiv gestörten Motorik wäre ein Schreiben noch nicht möglich (**c**). Mit
weiterer Kooperationsfähigkeit erfolgen einfache Zuordnungsübungen. Der Patient benutzt die
linke Hand, da der rechte Arm durch eine komplette Plexusparese gebrauchsunfähig ist. Zu diesem Zeitpunkt ist das Fixieren gut möglich, die Kopfkontrolle ebenfalls voll gegeben (**d**). Danach schließen sich die ersten Schreibübungen an (**e**). Es können schon komplexere Rechenaufgaben schriftlich durchgeführt werden. Dies wäre mit Methoden, die sich ausschließlich auf die
Reaktivierung der Wahrnehmung und Motorik beschränken nicht möglich (**f**). Gleichzeitig ist
das freie Gehen erreicht. Jetzt kann die Überleitung in die nächste Phase der Rehabilitation
erfolgen. Zwischen dem Anfangsbild und der letzten Abbildung (**g**) liegt eine Zeitspanne von
9 Monaten

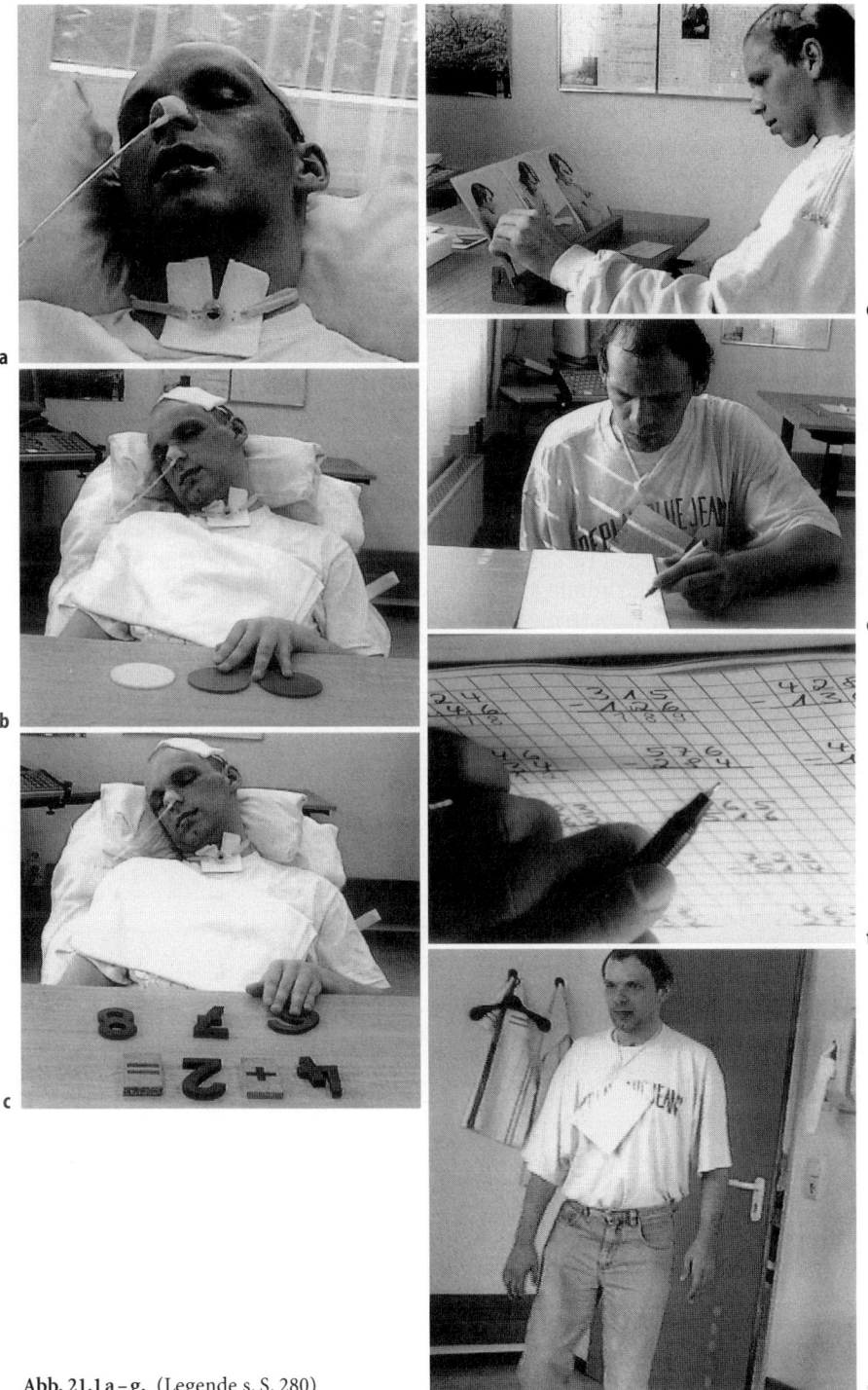

Abb. 21.1 a–g. (Legende s. S. 280)

Buch dargelegt, ist eine aktive didaktisch aufgebaute Therapie mit der Prophylaxe von Sekundärschäden bei Rückgriff auf prätraumatische Fähigkeiten notwendig, um eine erfolgreiche Genesung zu erreichen (Abb. 21.1).

Elemente der Frührehabilitation sind:
- Stimulation und Reaktivierung zentraler Speicher und Synapsen,
- Förderung der spontanen Remission,
- Rückgriff auf prätraumatische Fähigkeiten,
- aktive didaktische Therapie,
- Prophylaxe von Sekundärschäden.

Die Therapie von Patienten nach erworbener Hirnschädigung unterscheidet sich grundlegend von der Situation nach einer angeborenen Behinderung. Die Patienten durchlaufen weder Phasen einer frühkindlichen Entwicklung noch bietet sich die in der sonderpädagogischen Literatur beschriebene Hierarchie der Wahrnehmungsqualitäten. Technische Untersuchungen sind in der Beurteilung des Therapieansatzes und der Prognose nur bedingt hilfreich. Neben den medizinisch therapeutischen Inhalten ist ein möglichst früher Beginn der Behandlung in einer geeigneten Einrichtung unumgänglich.

22 Literatur

Als Orientierungshilfen:

M = Primär medizinischer Bezug.
R = Schwerpunkt Rehabilitation.

Adler J (1975) Pädagogische Hilfen für Kinder mit einem Hirntrauma. Marhold, Berlin **R**
Aeschlimann B, Aeschlimann U (1980) Beobachte und überlege. 1 und 11. Profax, Zürich **R**
Affolter F (1989) Wahrnehmung, Wirklichkeit und Sprache. Neckar-Verlag, Villingen-Schwenningen **R**
Anstötz C (1987) Grundriß der Geistigbehindertenpädagogik. Marhold, Berlin **R**
Ansved T, Odergren T, Borg K (1997) Muscle fiber atrophy in leg muscles after botulinum toxin type. A treatment of cervical dystonia. Neurology 48 (5) : 1440 – 1442 **R**
Antor G, Bleidick U (1995) Recht auf Leben – Recht auf Bildung. Aktuelle Fragen der Behindertenpädagogik. Mit Beiträgen von Urs Haeberlin, Rainer Seifert, Otto Speck und Ansgar Stracke-Mertes. Edition Schindele/Winter, Heidelberg **R**
Ayres A (1979) Lernstörungen. Sensorisch-integrative Dysfunktionen. Springer, Berlin Heidelberg New York **R**
Ayres A (1992) Baustein der kindlichen Entwicklung. Springer, Berlin Heidelberg New York **R**
Bach H (1997) Geistige Behinderung unter pädagogischem Aspekt: Begriff, theoretische Grundlegung, praktische Konsequenzen. Studienbrief 04029 der FernUniversität Hagen. Hagen **R**
Barolin GS (1986) Rehabilitation 1986. Enke, Stuttgart **R**
Bause H, Prause H, Schultham FJ (1995) Indikation und Technik der perkutanen Dilatationstracheotomie für den Intensivpatienten. Thieme, Stuttgart, S 465 – 522 (Anästhesiologie – Intensivmedizin, Bd 30) **M**
Bayrisches Staatsministerium für Unterricht und Kultus (Hrsg) (1989) Einführung des Lehrplans für die Werkstufe der Schule für Geistigbehinderte. Amtsblatt 5 : 113 – 180 **R**
Beckers D, Buck M (1988) PNF in der Praxis. Springer, Berlin Heidelberg New York **R/M**
Beyermann G (1992) Sozialwissenschaftliche Theorien in der Praxis. Beschäftigungstherapie und Rehabilitation, Heft 6. Schulz-Kirchner, Idstein, S 6530 – 6534 **R**
Biedert S, Hever W, Zech-Ober G (1989) Akute und subakute Psychosen mit Bewußtseinsstörung. Nervenarzt 160 : 3.4.4 **R/M**
Bienstein C, Fröhlich A (1991) Basale Stimulation in der Pflege. Pflegerische Möglichkeiten zur Förderung von wahrnehmungsbeeinträchtigten Menschen. Selbstbestimmtes Leben, Düsseldorf **M/R**
BMA guidelines on treatment decisions for patients in persistent vegetative state (1996) British Medical Association, BMA House, Tavistock Square, London WC1H9JP. 0171 383 6286 **M/R**
Bobath B (1985) Die Hemiplegie Erwachsener. Thieme, Stuttgart **M/R**
Borchart U (1988) Klinische Pharmakologie der Beta-Rezeptorenblocker. Aesopus, Basel **M**
Bron B (1989) Klinische und therapeutische Aspekte der Trauer. Dtsch Med Wochenschr 34 : 1249 **M/R**
Brosa F (1981) Topische und klinische Diagnostik neurologischer Krankheiten. Urban und Schwarzenberg, München **M**
Bruce DA (1978) Outcome following severe head injuries in children. J Neurosurg 48 : 679 **M/R**

Bruchkrämer G, Fiedler P (1987) Kognitive versus handlungsorientierte Therapie. Nervenarzt 8:481   R

Bundesarbeitsgemeinschaft für Rehabilitation (1982) Arbeitshilfe für die Rehabilitation schädelhirnverletzter Kinder. Eigenverlag   M/R

Bundesarbeitsgemeinschaft für Rehabilitation (1995) Empfehlungen zur neurologischen Rehabilitation von Patienten mit schweren und schwersten Hirnschädigungen in den Phasen B und C. Eigenverlag   R/M

Bushe KA, Weis KH (1982) Schädelhirntrauma. Bibliomed, Melsungen   M

Claus D (1989) Die transcranielle motorische Stimulation. Fischer, Stuttgart   M/R

Cooper PR (1987) Head injury. Williams und Wilkins, Baltimore   M

Cramon D von, Zihl J (1988) Neuropsychologische Rehabilitation. Springer, Berlin Heidelberg New York   M/R

Dank S (1996) Individuelle Förderung Schwerstbehinderter. 5. Auflage. Verlag Modernes Lernen, Borgmann, Dortmund   R

Dank S (1998) Didaktische Aspekte der schulischen Förderung schwerstbehinderter Kinder und Jugendlicher. Studienbrief 04076 der Fern-Universität Hagen. 2. überarb. Aufl.   R

Darmody WR (1981) Die Versorgung des bewußtlosen Patienten. Thieme, Stuttgart   M

Date E (1991) Rehabilitationspflege. Schwester Pfleger 11:958–975   R

Davies PM (1985) Hemiplegie. Rehabilitation und Prävention 18. Springer, Berlin Heidelberg New York   R

Deid T, Delank KW (1995) Kritische Anmerkungen aus HNOärztlicher Sicht zur perkutanen dilativen Tracheotomie. Thieme, Stuttgart, S 465–522 (Anästhesiologie – Intensivmedizin, Bd 30)   M

Delacato CH (1975) Der unheimliche Fremde: das autistische Kind. Freiburg. Zit. n. Dank S (1996) Individuelle Förderung Schwerstbehinderter. 5. Auflage. Verlag Modernes Lernen, Borgmann, Dortmund, S 19 ff   R

Desantis A (1989) Neuropsychological outcome of patients operated upon for an intracranial aneurysm: analysis of general prognostic factors and of the effects of the location of the aneurysm. J Neurol 10:1135   M/R

Deutscher Bildungsrat (1976) Empfehlungen der Bildungskommission: zur pädagogischen Förderung Behinderter und von Behinderungen bedrohter Kinder und Jugendlicher, 2. Aufl. Klett, Stuttgart   R

Dietz H, Umbach W, Wüllenweber R (1982) Klinische Neurochirurgie, Bd 1. Thieme, Stuttgart   M

Doering W (1993) Sensomotorische Integration. Borgmann, Dortmund   R

Dressler D, Schönle B, Conrad B (1988) Transcranielle Hirnstimulation. Nervenarzt 9:504   M/R

Duismann GH, Meschenmoser H (1997) Computereinsatz an Schulen für Geistigbehinderte – Bildungstheoretische schulpädagogische und behindertenspezifische Grundlegungen. Studienbrief 04085 der Fern-Universität Hagen, Hagen   R

Eggers O (1982) Ergotherapie bei Hemiplegie. Springer, Berlin Heidelberg New York   R

Eggert D (1975) Psychomotorisches Training. Beltz, Weinheim   R

Eggert D (1990) Psychologische Theorien der geistigen Behinderung. In: Neuhäuser G, Steinhagen H-C (Hrsg) Geistige Behinderung: Grundlagen, klinische Syndrome, Behandlung und Rehabilitation. Kohlhammer, Stuttgart, S 35–52   R

Empfehlungen der Arbeitsgemeinschaft neurologische – neurochirurgische Frührehabilitation, 2. Aufl (1994) Eigenverlag Neurologisches Reha-Zentrum, Bad Godeshöhe   R/M

Engl EM, Kotten A, Ohlenoff, 1, Posa E (1984) Sprachübungen zur Aphasiebehandlung 1 und 11. Marhold, Berlin   R

Expertenforum Intensivmedizin der DGAI (1997) „Das Schädel-Hirn-Trauma". Zentralbl Neurochir Johann Ambrosius Bart 58:275–296   M

Finsterer O, Mertel M, Betz J, Butz A et al (1988) Die Bilanzierung von Stickstoff, Kalium und Phosphat und die renale Ausscheidung von Kreatinin und Kreatin über 3 Wochen nach schwerem Trauma. Anästh Intensivther Notfallmed 6:316   M

Flügel KA (1987) Neurologische und psychiatrische Therapie. Perimed, Erlangen   M

Fresenius (ohne Jahreszahl) Perkutane endoskopisch kontrollierte Gastrostomie. Eigenverlag, Bad Homburg   M

Fröhlich A (Hrsg) (1991) Pädagogik bei schwerster Behinderung. Edition Marhold im Verlag Spiess, Berlin R
Fröhlich D (1989) Lernmöglichkeiten. Heidelberger Verlag, Heidelberg R
Fröhlich D (1990) Die Förderung Schwerstbehinderter. Graphische Anstalten Schüler, Biel R
Frohwein RA, Brock M, Klinger M (1988) Head injuries. Springer, Berlin Heidelberg New York (Neurosurgery, Bd 27) M
Frostig M (1984) Bewegen – Wachsen – Lernen. Schrödel, Basel M
Frostig M, Horney D (1984) Visuelle Wahrnehmungsförderung. Schrödel, Basel R
Gaab MR (1989) Dokumentation eines neurochirurgischen Eingriffs. MMW 31:14 M
Gaab MR (1989) Ultrahohe Dexamethason-Kurzzeittherapie bei Schädel-Hirn-Trauma. Neurochirurgica 32:93 M
Gang S (1988) Individuelle Förderung Schwerstbehinderter, 4. Aufl. 1992. Beugmann, Dortmund R
Gerstenbrand F (1967) Das traumatische apallische Syndrom. Springer, Wien New York M/R
Gerstenbrand F, Lücking CH (1971) Die akuten traumatischen Hirnschäden. Arch Psychiatrie Nervenheilkd 159:264 M
Gesellschaft für Neuopädiatre (1997) Stellungnahme der Gesellschaft für Neuropädiatrie zur manuellen Therapie. Aktuelle Neuropädiatrie. Novartis, Nürnberg, S 475–489 M/R
Gobiet W (1980a) Grundlagen der neurologischen Intensivmedizin. Springer, Berlin Heidelberg New York M
Gobiet W (1980b) Einfluß der Akutbehandlung und frührehabilitativer Maßnahmen auf den Verlauf beim kindlichen Schädel-Hirn-Trauma. In: Faust C, Müller E (Hrsg) Die Prognose und Rehabilitation des Schädel-Hirn-Traumas. Thieme, Stuttgart M
Gobiet W (1984) Intensivtherapie nach Schädel-Hirn-Trauma. Springer, Berlin Heidelberg New York M
Gobiet W (1986) Frührehabilitation schädelhirnverletzter Patienten. Hefte Unfallheilkd 181:1112 M/R
Gobiet W (1987) Nach Hirntraumen früh rehabilitieren. Ärztl Praxis 5:53 M/R
Gobiet W (1995a) Einfluß der Polytraumatisierung auf die Rehabilitation schädelhirnverletzter Patienten. Johann Ambrosius Barth. Zentralbl Chir 120:544–550 M/R
Gobiet W (1995b) Neurologisch-neurotraumatologische Frührehabilitation. Nervenheilkunde. Schattauer, Stuttgart, S 7302–7310 M/R
Gobiet W (1996) Erfahrung in der Frührehabilitation neurologischer Patienten sowie die Auswirkung auf die Akutbehandlung. Dustrie, München, pp 451–456 M
Gobiet W (1997) Frührehabilitation nach schwerem Schädel-Hirn-Trauma. Ein Rückblick auf 2730 Fälle. Zentralbl Neurochir [Suppl Johann Ambrosius Bart Lpz] 9–10 M/R
Grosser D (1988) Akute Lungenembolie. Dtsch Ärzteblatt 12:587 M
Grothe W (1982) Neurochirurgie. Thieme, Stuttgart M
Grothe W, Clar CE (1984) Neurotraumatologie. Zuckschwert, München M
Grubb A, Walsh P (1996) Survey of British clinicians' views on mangement of patients in persistent vegetative state. Lancet 348:35–40 M/R
Grundschulprogramme, Rechen- und Lesetrainer. Heine Vetter, Hamburg R
Haaf E, Endman B (1997) Kooperation zwischen Ergotherapeuten und Orthoptisten in der Frührehabilitation neurologischer Patienten. Schulz-Kirchner, Idstein, S 4345–4351 (Ergotherapie und Rehabilitation, Bd 4) R
Hacke W (1986) Neurologische Intensivtherapie. Perimed, Erlangen M
Hall ME, MacDonald S, Young GC (1992) The effectivness of directed multisensory stimulation versus non-directed stimulation in comatose CHI patients: pilot study of a single subject design. Brain Injury 6(5):435–445 M/R
Hallerhan D, William M (1979) Lernstörungen beziehungsweise Lernbehinderung. Reinhard, München R
Harenberg J (1988) Thromb-Embolieprophylaxe mit niedermolekularem Heparin. Klinik Arzt 6:526 M
Hassan SM, Jennekens FG, Veldmann H (1995) Botulinum toxin-induced myopathy in the rat. Brain 118 (2): 533–545 M/R
Haupt U, Fröhlich A (1983) Integriertes Lernen mit schwerbehinderten Kindern – Bericht über einen Schulversuch. Teil II. Haase-Köhler, Mainz R

Haupt WF, Prange HW (1997) Postanoxisches Koma. Aktuelle Neurologie. Thieme, Stuttgart, S 24103–24109 **M/R**

Hauptverband der gewerblichen Berufsgenossenschaften (1996) Zur Rehabilitation schwer Schädelhirnverletzter. 52754 St Augustin **M/R**

Hausmann D (1988) Posttraumatische Imbalanzen der Plasma-Aminosäuren. Störfaktoren oder Abwehrmechanismen. Anästh Intensivther Notfallmed 1:14 **M**

Heese G (1979) Rehabilitation Behinderter durch Förderung der Motorik. Marhold, Berlin **R**

Heese G (1979) Was haben Behinderungen mit der Motorik zu tun? Marhold, Berlin **R**

Hentschel WF (1987) Organfunktion unter Intensivtherapie. Zuckschwert, München **M**

Heuer B, Dell A (1998) Früh- und Spätresultate der perkutanen Dilatationstracheotomie. Thieme, Stuttgart, S 289–348 (Anästhesiologie – Intensivmedizin, Bd 33) **M**

Hillekamp U (1996) Metaphorische Sprachverarbeitung bei Hirngeschädigten: Anwendung und Analye eines Metaphern-Tests. Neurol Rehabil 4:232–236 **R**

Hopf CH, Pöck K, Schliack H (1986) Neurologie in Praxis und Klinik, Bd 1–3. Thieme, Stuttgart **M**

Hoppe E (1981) The clinical outcome of patients with severe head injuries. Neurochirurgica 24:17 **M/R**

Hulsegge J, Verheul A (1989) Snoezelen – eine andere Welt, Bd 21. Große Schriftenreihe Lebenshilfe, Marburg **R**

Hummelsheim H (1998) Die Rehabilitation der zentral paretischen Hand: Bewegungswiederholung und sensorische Kopplung. Neurologie, Rehabilitation. Hippokampus 4:64–70 **M/R**

Hunger J, Leplow B, Kleim J (1987) Zur Struktur des hirnorganischen Psychosyndroms. Nervenarzt 10:603 **M/R**

Jochims S (1994) Kontaktaufnahme im Frühstadium schwerer Schädel-Hirn-Traumen. Krankengymnastik 46:1316–1324 **R**

Kephart N (1977) Das lernbehinderte Kind im Unterricht. Reinhard, München **R**

Klarenbach P (1988) Möglichkeiten zur Optimierung der Parkinsontherapie 1988. Sandoz, Basel **M**

Klauer KJ, Reinhartz A (1978) Handbuch der Sonderpädagogik. Marhold, Berlin **R**

Kleinfeld KF, Erdweg W (1983) Der Unfallverletzte. Hippokrates, Stuttgart **M**

Klein-Vogelbach S (1984) Funktionelle Bewegungslehre. Springer, Berlin Heidelberg New York **R**

Koch U, Lucius-Höhne G, Stegier F (1988) Handbuch der Rehabilitationspsychologie. Springer, Berlin Heidelberg New York **R**

Kohlmeyer K (1987) Aktuelle Probleme der Neurotraumatologie und klinischen Neuropsychologie. Regensberg und Biermann, Cloppenburg **M**

Kolb S, Sailer D (1989) Künstliche Ernährung zu Hause enteral und parenteral. Dtsch Ärzteblatt 86:3,4,6 **M**

Kossmann T (1997) Neurochemische Veränderungen und aktuelle pharmakologische Ansätze beim Schädel-Hirn-Trauma. Unfallchirurg 8:613–622 **M**

Krämer G, Besser R (1989) Carbamazepin retard in der Epilepsietherapie. Aktuel Neurol 3:83 **M**

Kretschmar H (1985) Akutbehandlung des Schädel-Hirn-Traumas. Springer, Berlin Heidelberg New York **M**

Kroll J (1989) Das Gipsen als Mittel zur Spasmushemmung und zur Beseitigung von Weichteilkontrakturen. Krankengymnastik 377:377–380 **M/R**

Kroll J (1997) Hilfsmittelversorgung bei Patienten mit Schädel-Hirn-Verletzungen. Krankengymnastik. Pflaum, München, S 3460–3463 **M/R**

Kuratorium ZNS (1987) Computer helfen heilen. Keppner-Druck, Bonn **R**

Kuratorium ZNS (1991) Notwendigkeit und Bedeutung der Frührehabilitation. Neurologische Klinik, Vallendar **M/R**

Lancerath D (1996) Selbstbestimmung und Fürsorge. Z Med Ethik 42:287–305 **R**

Lauster U Lernhilfen (verschiedene Jahrgänge). Enslin und Laiblin, Reutlingen **R**

Lawin P (1989) Praxis der Intensivbehandlung. Thieme, Stuttgart **M**

Lehmann U, Gobiet W, Al-Dhaher S (1997) Funktionelles, neuropsychologisches und soziales Outcome polytraumatisierter Patienten mit schwerem Schädel-Hirn-Trauma. Unfallchirurg 100:552–506 **M/R**

Lehmann U, Regel G, Rickels E (1997) Das initiale craniale Computertomogramm zur Beurtei-
lung der Prognose des Schädel-Hirn-Traumas. Unfallchirurg 9:705–710   M
Leidner O (1997) Forced-use-therapie in der Rehabilitation von Patienten mit Halbseitenläh-
mung. Neurol Rehabil 3:137–144   R
Leischner A (1979) Aphasien und Sprachentwicklungsstörungen. Thieme, Stuttgart   R
Lindgren S (1985) Modern concept in neurotraumatology. Springer, Wien New York   M
Lipp B (1996) Wege von Anfang an. Neckar-Verlag, Villingen   R
List M (1984) Krankengymnastische Behandlung in der Traumatologie. Springer, Berlin Heidel-
berg New York   M
Lowitsch K, Maurer K, Hopf HE (1983) Evozierte Potentiale in der klinischen Diagnostik.
Thieme, Stuttgart   M
Lük-Hefte (verschiedene Jahrgänge). Vogel, Braunschweig   R
Lütschg J (1985) Evozierte Potentiale bei komatösen Kindern. Fischer, Stuttgart   M
Markus E (1987) Strukturen einer optimalen Rehabilitation des Schädel-Hirn-Traumatikers.
Ther Umsch 44:231   R
Masuhr H (1995) Skalen und Scores in der Neurologie. Thieme, Stuttgart   M/R
Matev IB, Bankov DS (1982) Rehabilitation der Hand. Thieme, Stuttgart   R
Mauritz KH (1994) Rehabilitation nach Schlaganfall. Kohlhammer, Stuttgart   M/R
Mitchell S, Bradley VA, Welch JL et al (1990) Coma arousal procedure: a therapeutic intervention
in the traitment of head injury. Brain Injury 4:273–279   R
Möller HJ, Kiessling W, Stoll KD, Wendt G (1989) Psychopharmaka-Therapie. Kohlhammer,
Stuttgart   M
Moore P (1995) Botulinum toxin treatment. Blackwell Wissenschafts-Verlag, Berlin   R/M
Mühl H (1993) Handlungsbezogener Unterricht in der Schule für Geistigbehinderte. Viertel-
jahresschr Heilpäd Nachbargeb 62:409–421   R
Mühl H (1997) Einführung in die Schulpädagogik bei geistiger Behinderung. Mit einem Beitrag
von Arend Lüschen. Zentrum für pädagogische Berufspraxis der Universität Oldenburg,
Oldenburg   R
Mühl H (1994a) Möglichkeiten und Probleme der Eingliederung von Schülern mit geistiger
Behinderung in das allgemeine Schulsystem. In: Baudisch W, Schmetz D (Hrsg) Geistige
Behinderung und Wege zur differenzierten Förderung. Diesterweg, Frankfurt/M, S 12–38
R
Mühl H (1994b) Selbstbestimmung in der Erziehung bei geistiger Behinderung. In: Hofmann T,
Klingmüller B (Hrsg) Abhängig und Autonomie. Neue Wege in der Geistigbehinderten-
pädagogik. Festschrift für Martin Hahn zum 60. Geburtstag. Verlag für Wissenschaft und Bil-
dung, Berlin, S 93–99   R
Müller E (1982) Das traumatische Mittelhirnsyndrom und die Rehabilitation nach schweren
Schädel-Hirn-Traumen. Springer, Berlin Heidelberg New York   M
Nance P, Schryvers O (1995) Intrathecal Baclofen therapy for adults with spinal spasticity:
therapeutic efficacy and effect on hospital admissions. Can J Neurol Sci 22:22–29   M/R
Nau HE, Wiedemayer H, Bohne-Nau R, Pohle G, Kilian F (1987) Zur Validität von Elektroence-
phalogramm und evozierten Potentialen in der Hirntoddiagnostik. Anästh Intensivther Not-
fallmed 6:273   M
Nau R, Prange HW (1989) Respiratorbehandlung in der neurologischen Intensivmedizin. Aktuel
Neurol 3:73–114   M
Ochs G, Weinzierl FX, Gudden W, Struppler A (1989) Intrathekale Baclofentherapie bei Spastik.
Aktuel Neurol 4:133   M
Opderbecke HW (1997) Grenzen der ärztlichen Behandlungspflicht in der Intensivmedizin.
Arzt Krankenhaus 2:234–238   M/R
Piek J, Brachwitz K, Bock WJ (1988) Energieverbrauch von Patienten mit Schädel-Hirn-
Traumen und spontanen intracraniellen Blutungen in der frühen postoperativen/posttrau-
matischen Phase. Anästh Intensiver Notfallmed 6:325   M
Pierce JP, Lyle DM, Quine S et al (1990) The effectivness of coma arousal intervention. Brain In-
jury 4:191–197   R/M
Plum F, Posner JB (1980) Supratentorial lesions causing coma. In: Plum F, Posner JB (eds) The
diagnosis of stupor and coma. Davis, New York, p 120   M

Prekopp I (1980) Förderung der Wahrnehmung bei entwicklungsgestörten Kindern. Teil 1–3.
  In: Lebenshilfe II 1980, Geistige Behinderung III 1980, IV 1980   R
Prosiegel N (1996) Neurogene Dysphagien: Aktuelle Diagnostik und therapierelevante Aspekte.
  Neurol Rehabil 3:4218–4224   M/R
Rappaport M, Hall K, Hopkins HK et al (1982) Disability Rating Scale for severe head trauma
  patients: soma to community. Arch Phys Med Rehabil 63:118–123   M
Regel G, Lobenhoffer P, Lehmann U et al (1993) Ergebnisse in der Behandlung Polytrauma-
  tisierter. Unfallchirurg 96:350–355   M
Regel G, Sturm JA, Pape HC et al (1991) Das Multiorganversagen (MOV) – Ausdruck eines
  generalisierten Zellschadens aller Organe nach schwerem Trauma. Unfallchirurg
  94:487–506   M
Reinhartz A, Sander A (1977) Schulschwache Kinder in der Grundschule. Arbeitskreis Grund-
  schule, Frankfurt/M   R
Remschmidt H, Stutte H (1970) Neuropsychiatrische Folge nach Schädel-Hirn-Traumen bei
  Kindern und Jugendlichen. Huber, Bern   R
Riege R, Has I (1996) Intubationstraumen des Larynx. Thieme, Stuttgart (Anästhesie – Intensiv-
  medizin, Bd 31)   M
Rohmann U, Hartmann H (1988) Autoaggression – Grundlagen und Behandlungsmöglichkei-
  ten. Modernes Lernen, Dortmund   R
Royal College of Physicians of London (1996) The permanent vegetative state. Royal College of
  Physicians of London, London   M/R
Ruff RM, Marshall LF, Crouch J et al (1993) Predictors of outcome following severe head trauma:
  fowwol-up data from the Traumatic Coma Data Bank. Brain Injury 7 (2): 101–111   M/R
Rumpel E, Gerstenbrand F (1985) Verlaufsformen schwerer Schädel-Hirn-Traumen. Intensiv-
  behandlung 3:92   M
Rumpel E, Hackel JM (1987) Neurologische und psychiatrische Erkrankungen. In: Schuster HP
  (Hrsg) Infusionstherapie und klinische Ernährung. Karger, Basel, S 231   M
Sander J, Sander O (1988) Verhütung von Infektionen. Schliehe, Osnabrück   M
Schalch F (1989) Schluckstörungen und Gesichtslähmungen. Fischer, Stuttgart
Schleisiek G (1983) Lesetraining, Heft 1 und 11. Hirschgraben   M
Schlepper M (1988) Ventriculäre Arrythmien. MMW 48 [Beilage 70]   M
Schliack H, Hopf HCH (1988) Diagnostik in der Neurologie. Thieme, Stuttgart   M
Schmidt D (1984) Behandlung der Epilepsien. Thieme, Stuttgart   M
Schmidt S, Greil W (1987) Carbamazepin in der Behandlung psychiatrischer Erkrankungen.
  Nervenarzt 12:719   M
Schmitz JE (1987) Stellenwert der künstlichen Ernährung in der Intensivmedizin. In: Hentschel
  WF (Hrsg) Anästhesiologie, klinisches Fach auf drei Säulen. Zuckschwert, München, S 281
  M
Schmitz JE, Grünert A, Ahnefeld FW (1989) Flüssigkeitszufuhr bei parenteral ernährten Inten-
  sivpatienten. Arzneimitteltherapie 1:44   M
Schölmerich P, Schuster HP, Schönborn H, Baum PP (1980) Interne Intensivmedizin. Thieme,
  Stuttgart   M
Schramm J (1985) Evozierte Potentiale in der Praxis. Springer, Berlin Heidelberg New York   M
Schürmann K (1985) Der cerebrale Notfall. Urban und Schwarzenberg, München   M
Schwörer C (1988) Der apallische Patient. Fischer, Stuttgart   R
Seiler WO (1984) Häusliche Decubitusbehandlung. Dtsch Med Wochenschr 114:1137   R
Siegenthaler W (1982) Klinische Pathophysiologie. Thieme Stuttgart   M
Simon C, Stille W (1985) Antibiotikatherapie in Klinik und Praxis. Schattauer, Stuttgart   M
Sollmann WP (1997) Das Schädel-Hirn-Trauma. Unfallchirurg 11:895–907   M
Speck O (1993) Menschen mit geistiger Behinderung und ihre Erziehung. Ein heilpädagogisches
  Lehrbuch. 7., aktualisierte und ergänzte Auflage. Reinhardt, München   R
Spivack G, Spettell CM, Ellis DW, Ross SE (1992) Effects of intensity of treatment and length of
  stay on rehabilitation outcomes. Brain Injury 6 (5): 419–434   M/R
Statistisches Bundesamt (1988) Todesursachen 1988. Dtsch Med Wochenschr 35:1347   R
Stöhrer M, Palmtag H, Madersbacher H (1984) Blasenlähmung. Thieme, Stuttgart   M
Sullivan PE (1985) PNF – ein Weg zum therapeutischen Üben. Fischer, Stuttgart   R

Tate RL (1989) Psychosocial outcome for the survivors of severe blunt head injury: the results from a consecutive series of 100 patients. J Neurol 10:128   **M/R**

Thees C, Schramm J (1998) Frühextubation nach intracraniellen Eingriffen. Anästhesiologie – Intensivmedizin, Bd 33. Thieme, Stuttgart, S 289–348   **M**

Thoma W, Lehmkul G (1989) Gibt es ein spezifisches hirnorganisches Psychosyndrom nach Schädel-Hirn-Trauma im Kindes- und Jugendalter. Nervenarzt 2:106   **R**

Trapp H, Hohlbach G, Schildberg FW (1989) Derzeitiger Stand der Thromb-Embolieprophylaxe in der Chirurgie. Jahrb Chir 1:189   **M**

Travis S (1988) First seizure in adult life. Lancet 11:36   **M**

Tryba M (1987) Rationale Streßblutungsprophylaxe. Thieme, Stuttgart   **M**

Theunis G (1992) Neuere Ansätze zur Förderung schwerstbehinderter Menschen und Perspektiven über die heilpädagogischen Arbeiten. ZfH 43:16–27   **R**

Vadokas V (1997) Long-term intrathecal application of Baclofen in die treatment of spinal and cerebral spasticity. J Neuro Rehab Demos Vermande 11:61–64   **M/R**

Venninger E (1989) Das akute Schädel-Hirn-Trauma (medikamentöse Therapie). Arzneimitteltherapie 8:218   **M**

Viefhues H, Nylens HG, Kersken-Nylens U (1986) Soziale Dienste im Krankenhaus. Kohlhammer, Stuttgart   **M/R**

Vogel B (1988) Musiktherapie – ein Schlüssel zur Seele. Geistige Behinderung II:117–123   **R**

Vojta V (1984) Die cerebralen Bewegungsstörungen im Säuglingsalter. Enke, Stuttgart   **R**

Voth D (1989) Neurosurgical review, vol 12. De Gruyter, Berlin   **M**

Wild K von (1993) Spektrum der Neurorehabilitation. Zuckschwerdt, München   **M/R**

Wolf P (1989) Erster epileptischer Anfall im Erwachsenenalter. Dtsch Med Wochenschr 31:1226   **M**

Wong PP, Dornan J, Schentag CT et al (1993) Statistical profile of traumatic brain injury: a Canadian rehabilitation population. Brain Injury 7 (4): 283–294   **R**

Wood RL, Winkowski TB, Miller JL, Tierney L, Goldmann L (1992) Evaluating sensory regulation as a method to improve awareness in patients with altered states of consciousness: a pilot study. Brain Injury 6 (5): 411–418   **M/R**

Zieger A (1992) Dialogaufbau in der Frührehabilitation. Beschäftigungsther Rehabil 4:326–334   **R**

Zumkley H, Zidek W (1986) Differenzialdiagnose der Komata. Thieme, Stuttgart   **M**

23 Sachverzeichnis

Druck (computer to plate): Mercedes-Druck, Berlin
Verarbeitung: Buchbinderei Lüderitz & Bauer, Berlin